焦树德医学全书

焦树德医学实践录

焦树德 著

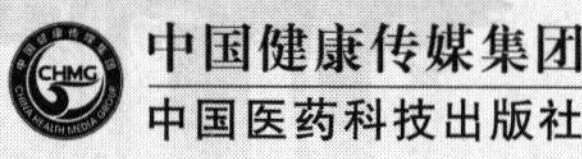

中国健康传媒集团
中国医药科技出版社

内容提要

本书为焦树德生前对自己医学实践的记录，包括医论医话和验案分析两部分。内容涵盖范围广泛，包含专病论治的经验、用药经验、治疗法则、基础理论、经典案例解析等，文风朴实，毫无保留，多为干货，相信读者读来一定有酣畅淋漓的感觉。

图书在版编目（CIP）数据

焦树德医学实践录 / 焦树德著 . —北京：中国医药科技出版社，2017.2

（焦树德医学全书）

ISBN 978-7-5067-8887-8

Ⅰ . ①焦⋯　Ⅱ . ①焦⋯　Ⅲ . ①中医临床 - 经验 - 中国 - 现代　Ⅳ . ① R249.7

中国版本图书馆 CIP 数据核字（2016）第 310917 号

美术编辑　陈君杞

版式设计　也　在

出版　**中国健康传媒集团**｜中国医药科技出版社

地址　北京市海淀区文慧园北路甲 22 号

邮编　100082

电话　发行：010 - 62227427　邮购：010 - 62236938

网址　www.cmstp.com

规格　710 × 1000mm $^{1}/_{16}$

印张　15

字数　212 千字

版次　2017 年 2 月第 1 版

印次　2022 年 9 月第 4 次印刷

印刷　三河市万龙印装有限公司

经销　全国各地新华书店

书号　ISBN 978-7-5067-8887-8

定价　38.00 元

获取新书信息、投稿、为图书纠错，请扫码联系我们。

出版者的话

中医药是我国的国粹之一，她为中华民族的健康保健做出了卓越的贡献。中医药学是一门实践医学，她的传承发展有其自身的规律，历史上多为家传师授，致使目前中医的学术和临床传承也具有很强的个人特色。历代名医都有自己独特的临床经验和理论见解，呈现出一派百花齐放、百家争鸣的气象，虽然各有千秋、各有特色，但百变不离其宗，都不脱离中医基本理论的整体框架和原则，从而实现了同病异治、异病同治、殊途同归的临床效果。

国家高度重视中医药发展，抢救挖掘、继承整理名医经验，是中医学术发展的战略起点和关键。中医的发展主要依靠历代医学家临床经验的积累、整理而提高，而整理名医学术经验并出版成书是保存流传名医绝技的重要手段。阅读老中医临床经验的图书，等于间接积累了经验，增加了几十年的临床功力，是中青年医生提高临床能力的必由之路。

焦树德是全国首批500名名老中医之一，早年向外祖父学习中医，攻读古典医籍，打下了坚实的中医理论基础。后考入天津国医学院、西医专门学校函授学习，1955年冬，到原中央卫生部举办的西医学习中医研究班学习近三年，再次系统深入地学习中医学，亲聆了蒲辅周、黄竹斋、杨树千、秦伯未等全国几十位中医名家的教诲，毕业时荣获银质奖章。焦老一生精研岐黄，博采众长，学贯中西，注重学术，勤于临床，称其为“中医学术泰斗”毫不为过！尤其在风湿病领域更是卓有成就，首创了“尪痹”病名，确立了它的治疗原则和方药，对中医风湿病学的发展做出了巨大贡献，曾有“南朱（良春）北焦（树德）”的美称。

焦老一生著述较多，但亲笔著作主要有以下几种：《焦树德临床经验辑要》《从病例谈辨证论治》《方剂心得十讲》《用药心得十讲》《树德中医内科》《医学实践录》，其中，《焦树德临床经验辑要》一书第一版曾获得“第十届全国优秀科技图书奖三等奖”，《用药心得十讲》和《方剂心得十讲》更曾是一代人学中医的必备读物，一度风靡业界，口碑传扬。

此次再版，主要收录其亲笔著作，合辑为丛书《焦树德医学全书》。一是对一代中医大师的深切缅怀和纪念，更是希望其学术传承能够源远流长，永不停息。分册名字为了突出焦老，都加了“焦树德”的名字，并且将《方剂心得十讲》和《用药心得十讲》合并为一本，命名为《焦树德方药心得》。

为使读者能够原汁原味地阅读名老中医原著，我们在重刊时尽可能遵从保持原书原貌的原则，主要修改了原著中疏漏的少量错误，规范了文字用法和体例层次，在版式上按照现在读者的阅读习惯予以编排。此外，为了方便读者阅读，我们对书中出现的部分旧制的药名、病名、医学术语、计量单位等做了修改与换算；对书中出现的犀角、虎骨等现已禁止使用的药品，我们未予改动，但读者在临证时应使用相应的代用品。

借由本全书的出版，希望能够在一定程度上满足广大临床工作者对名医经验学习的渴求，并为中医药的继承与发扬，奉献自己的绵薄之力。

中国医药科技出版社

2016 年 12 月

前言

中医药学历史悠久，博大精深，它以“阴阳”辩证矛盾的思维规律，构建了独具特色的理论体系，具有强大的生命力。

中医药学器局恢弘而具兼容性，与哲学、文学、地理、天文、数学、农学、气象、音乐、美术、武术、气功、烹饪等多学科相互交织，相互包容、倚伏、渗透、融会而形成了艳美富丽的文化板块，成为中华民族优秀文化的组成部分。

中医药学不仅具有兼容性，而且还深受《易经》的影响，故素有“医易相通”之说。《易经》的“易”字，含有“变易”“不易”“简易”等意义，其中“简易”更是中华民族文化的一大特点。例如一支由竹木制成的“管子”（民族乐器）可以吹奏出悠扬悦耳、怡情快志、非常动听的雅乐；一支竹杆毛笔可以描绘出龙飞凤舞、竹兰梅菊、妙趣横生的书画……。但是，这“简易”当中，却包涵着深厚的理论基础和长期实践锻炼的纯熟技巧，没有多年的实践是做不到的。

中医药学也具有中华民族文化中“简易”的特点，例如中医运用望、闻、问、切等“简易”手段，却能把握疾病发生、发展、进退、变化的本质；用“简易”的草根树皮调合成剂，却可解除患者的痛苦，挽救垂危的生命等等。岂不知这些看似“简易”的伟大成就，来之于深邃奥妙的理论指导和长期不懈的实践功夫，没有坚苦卓绝的大量实践是完不成的。记得我幼年跟随外祖父学习中医时，他老人家曾经多次嘱告我：“熟读王叔和，不如临症多。”要求我一定要多看患者，多进行临床实践，认为没有长时间和大量的实践，没有多年、昼夜在患者床边精心观察病情变化的坚毅苦功，是不能当好医生的。

“实践出真知”“实践是检验真理的唯一标准”。我们在蓬勃发展的“继承发扬中医学”这伟大而艰巨的工作中，也同样需要密切结合实践，多临床，多看患者，从长期、大量的临床实践中去逐渐加深理解，领悟中医学理论的高深涵义，深入研究其博大的内容及其宝贵的老经验和新经验，为拓创新学说、新理论打好基础。俗话说“熟能生巧”，但于生巧的同时要注意继承发扬，古人有古人的重点，今人有今人的重点，不能完全照搬前人的一套学习、研究方法，而是要在深入继承中随时汲取现代多学科的最新成果和西医学中的先进内容，取长补短，丰富自己，壮大自己，使中医学更好地发扬光大，加速其现代化的步伐，迎接21世纪的到来，使中医药学走向世界，为全人类的卫生保健事业做出更大贡献。

本书命名为《医学实践录》，其用意也包涵着希望读者多多实践，使中医理论密切结合临床，从大量的实践中，悟出新知，促进其发展的意思。由于个人水平所限，其内容又多注重了实用性，难免出现顾此失彼、挂一漏万等各种缺点和错误，希望读者与同道多提宝贵意见，以便再版时改进。

在本书的稿件整理过程中，冯世伦和肖丹二位教授付出了很多精力，既要整理讲课录音，又要核查原始病历，还要誊清草稿、手稿，在这里致以衷心感谢！

焦树德

1998年7月1日于自勉斋

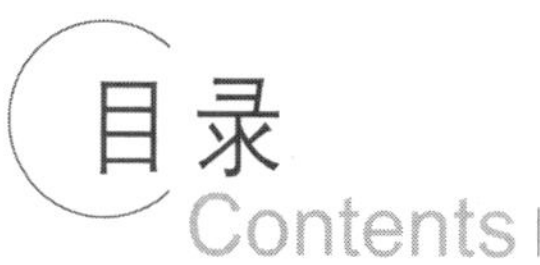

目录

医论医话 / 1

验案分析 / 189

医论医话

从病例谈辨证论治体会

辨证论治是中医学独特医疗体系的具体体现，是中医学治疗艺术的核心，也是中医学极其重要的组成部分。中医必须学习好与运用好辨证论治，才能提高医疗效果，为提高人类健康水平做出更多更好的贡献。今结合3个验案，谈谈个人在临床上学习与运用辨证论治的肤浅体会，谨供诸位同道临床参考。现分两部分来谈。

一、验案报告

验案1　韦某某，女，16岁，学生，北京某医院住院会诊病例，会诊日期1973年8月10日。

问诊：因头痛、发热、昏迷而第二次住院，经抢救治疗后已2个多月，神志虽清楚，但尚不能起、坐、下床活动。

患者于1973年2月9日因晨起突然头痛、意识不清而急诊入院，经腰穿等检查，诊断为蛛网膜下腔出血，原因待查，颅内脑血管畸形待除外，因对做脑血管造影检查有顾虑而未做。自觉症状消除后于4月4日出院，共住院54天。出院后，一般尚好。5月底因情绪激动，休息较少，并每日做甩手疗法数百次。6月1日发热，体温37℃至38℃以上，在附近医院检查无特殊发现。6月2日与3日两天于午睡中出现头胀痛、呕吐，症状一直加重，于6月4日又来急诊。经检查并做腰穿，诊断为“蛛网膜下隙出血”复发，第二次住院。住院后，经两次脑血管造影，诊断为“双侧脑动静脉血管畸形”（左颞部、顶部、枕部，右枕部）。脑外科会诊意见：“血管畸形为双侧性，部位深在，并已近中线及视丘部，主要是大脑中动脉，手术危险性太大，可致严重的残疾，尤其是影响到视丘部位，这种情况不建议手术，主要是预防。注意不要有引起血压波动的因素，以免再出血，再出血的可能性还是存在的，将来也有可能发生癫痫，或肢体运动不能。”把这种严重的病情与家长说明，家长提出请中医会诊。在问诊过程中，其母补充说，这两次发病均在月经应潮而过期不来潮的情况下发生。过去也有在月经应来不来而发生鼻出血的情况。这次发病前又两个月未来月经，自觉脑后部发凉，颈项部发硬，脊背亦发凉，继之头痛（头后部及头顶偏左侧处），呕吐，鼻出血，渐至昏迷而来住院。

望诊：面色青白，卧床不起，意识清楚，精神不振。舌质红，舌苔正常。

闻诊：言语清楚，声音低弱。

切诊：左脉弱，余脉沉略细。

辨证：后头及脊背部属足太阳膀胱经，足太阳膀胱经与足少阴肾经相表里，后头部亦属督脉，督脉与肾相联，头顶部属足厥阴肝经，肝肾同源，肝、肾、督脉主冲、任、血海，与女子月经有密切关系，《素问·上古天真论》篇曰："女子二七而天癸至，任脉通，太冲脉盛，月事以时下，故有子。"今月经不能按时而下，上攻而头痛，脑后、项背发凉且发硬，呕吐，鼻血，此乃肝肾失调，月经不潮，冲任气血上逆所致之倒经病，为肝肾不足兼有瘀血之证。

治法：通经活血，兼益肝肾。

处方：桃红四物汤加味。

当归 12g	川芎 9g	赤芍 15g	生地 15g
茜草 12g	羌活 3g	牛膝 9g	桃仁 9g
红花 6g	香附 6g	刘寄奴 9g	白茅根 24g

水煎服，6 剂。

另：大黄䗪虫丸 14 丸。每日 2 次，每次 1 丸，温开水送服。

1973 年 8 月 17 日：自 8 月 10 日开始服中药，现已能坐起，同室病友反映说坐得很好，并能下地站一会儿。舌苔舌质均正常，脉象沉滑数，再加减前方。

处方：

当归尾 12g	赤芍 15g	桃仁 9g	红花 9g
牛膝 15g	茜草 30g	川芎 9g	乌贼骨 9g
酒大黄 6g	苏木 30g	泽兰 12g	香附 12g

水煎服，6 剂。

另：大黄䗪虫丸 12 丸，每次 1 丸，每日 2 次，温开水送服。

8 月 24 日：服上药后，月经次日即来潮。现在自觉症状已不多。再加减前方（药方略）。

8月31日：用中药后，月经已来，约7天结束，如正常时一样。无头痛、头晕，一般情况均佳，25日已能下床行走3~7米远。今日能步行13~16米远。神经系统检查无局灶征。

9月1日：患者带着8月10日药方，高兴地步行出院。

自1973年9月18日开始到我院内科门诊治疗。以调经行血之法进行调理，月经多能正常来潮，偶有延期时，经服中药即可来潮。头部症状亦渐轻快，至12月4日，即结合通窍活血汤之意配制丸药，以利常服。药方如下：

桃仁30g	红花30g	赤芍30g	川芎30g
当归45g	牛膝24g	生熟地各30g	黄芩30g
夏枯草30g	生芥穗24g	生大黄12g	香附30g
五灵脂30g	蒲黄30g	远志30g	白蒺藜30g

麝香3g另研入，共为细末炼蜜为丸，每丸重9g，每服1~2丸，1日2次，温开水送服。

此后则以本方稍事加减，配制丸药经常服用。曾随症加减过的药物有：熟地、远志、白蒺藜、玄参、生石决明、蔓荆子、地骨皮、藁本、乌贼骨。

1974年11月8日：有时有些头痛，月经过期不来时偶有鼻出血，经服中药（汤药）月经即可来潮，月经来后，头即舒适。嘱注意只要月经过期不来即加服汤药和大黄䗪虫丸。

1975年4月30日：人已渐胖，能完成中学课程的学习，可以参加考试，舌脉均无大异常，仍以上方稍事出入，配制丸药服用。

1976年10月25日：面色较前润泽，渐胖，精神好，判若两人，无自觉症状，考试成绩好。仍配丸药服用。

1978年10月17日：已工作2年，近来工作累，睡眠差，多梦。已四五年未发病，丸药有时用有时不用。工作一直很好，发育亦佳，未出现过头痛、头胀、鼻血等症，记忆力亦好，英文学习得很好，现搞英文资料翻译工作。

1980年11月28日追访：自1977年以来，月经每月来潮，头未痛过，即使有些上火，也只是有些牙痛，未上过头部，亦未发生鼻血，现在某厂技术科管理外文资料，工作已转正，正常上班工作。

1982年2月追访：人较前胖，面色红润，精神佳，工作正常。

验案2 李某某，女，29岁，河南省某专区医院职工家属，住院会诊病例，初诊日期1969年12月9日。

问诊：左半身麻木，口眼频频抽动，言语不利已七八天。

1969年10月下旬，在抱着小女儿喂奶时，突然全身发抖，不能说话，随即倒地，口吐白沫，眼向上翻，怀中的女儿掉在地上，立即急诊住入某专区医院。查血压150/90mmHg，血象正常，诊断为：①症状性癫痫。②高血压。经用苯妥英钠、降压灵、地巴唑、维生素B_1、青霉素、链霉素、叶酸、维生素B_{12}、维生素B_6等治疗。仍每日抽搐3~12次，每次3~10分钟，即于12月初转到郑州某医院诊治。经神经科等会诊，并做脑电图、腰穿等检查，诊断意见为：脑右侧半球中央顶部有可疑之病灶。治疗5~6天仍无好转，肢体时时抽搐。又经过多科会诊，诊断为：颅内占位性病变（脑肿瘤）？须转上海或北京做开颅手术治疗。患者不同意做脑手术，于12月8日又转回到某专区医院住院治疗，并要求北京中医学院中医会诊。

诊时患者感觉左半身麻木，肢体发抽，口向左歪，口、眼亦发抽，抽搐不分昼夜频频发作，难记次数，用苯妥英钠不能制止发作。舌头发硬，说话不清楚，呈“半语子”状态。脑子不能记事，因抽搐不止，已好几个昼夜不能睡眠，而心情紧张、害怕，两手拉着爱人的手，日夜不放，不让离开一步。

望诊：发育正常，营养一般，急重病容，口眼向左歪，时见抽动，四肢频频抽搐，左侧上下肢较明显。面色晦暗少泽，神情紧张、焦急，舌苔白。

闻诊：言语不清，声音低，在不抽时呼吸均匀，抽搐时则呼吸不匀。

切诊：头颈胸腹未见异常，左上下肢于抽搐时则发硬，阵阵痉挛。脉象，两手均滑而带弦。

辨证：肢体、口眼频频抽动，脉象带弦，是为风动之象，《素问·至真要大论》篇曰“诸风掉眩，皆属于肝”，知病在肝经。健忘、彻夜不眠，为心神失守所致。脉滑、苔白、言语不利，是痰浊随风上犯，痰阻舌本而成。风为阳邪，其性主动，风动筋挛而致时时抽搐。四诊合参，知病涉肝、心、脾三经，而目前以肝为主，故可诊为肝风内动，风痰上扰，发为“瘛疭”病，肝风挟痰上扰之证。

治法：平肝息风，化痰安神。

处方：

生石决明（先煎）30g	生赭石（先煎）30g	香附 12g	钩藤 24g
全蝎 9g	蜈蚣 2 条	清半夏 9g	化橘红 9g
制南星 5g	白芍 12g	桑枝 30g	白蒺藜 12g
远志 9g			

水煎服，3 剂，有效可再服 3 剂。

二诊（12 月 22 日）：服前药后有明显效果，故连服 6 剂。现抽搐完全停止，说话已经清楚，口眼亦不歪，左半身之麻木感亦减轻，稍能入睡，尚有健忘，舌脉同前，仍守上方，再加石菖蒲 5g，水煎服，6 剂。朱砂粉、琥珀粉各 1~2g，分两次，随汤药冲服。

三诊（12 月 28 日）：一直未抽搐，左半身已不麻，左上下肢尚感力量稍弱，说话声音、语调已恢复正常，夜已能睡，健忘大减，精神好转，面色红润，舌苔薄白，脉象略滑，再加减上方。

上方去南星，加天竺黄 6g，茯苓 12g，生赭石 45g，再服 6 剂。

并嘱其服完汤药 6~10 剂后，可改服丸药，丸药方是上方 5 倍量（生赭石、生石决明稍减量），共为细末，炼蜜为丸，每个 9g，1 日 2 次，每次 1~2 丸，温开水送服。

1970 年 7 月 21 日追访：自 1970 年 1 月开始服丸药，至今已有 6 个多月，病早已痊愈，没有再犯过病，并且已怀孕 6 个月。嘱其停服丸药，要注意安胎、休息，并给她开了安胎的药方。

1973 年冬追访：一直未复发过，现在家属连工作。

1974 年 5 月追访：没有犯过病，在“五七”工厂工作，身体很好。

1978 年 3 月追访：身体健康，没有犯过一次病。多年来都能坚持全日工作。尤其令人高兴的是 1970 年病愈后，又生了一个男孩且已入学，身体很健康，学习成绩优良。

1984 年 5 月追访：身体一直很好，在工厂全日工作（我还把她的发言录了音）。

验案3　徐某某，男，41岁，干部。初诊日期1968年6月14日。

问诊：主诉咳血已七八天。

10余年来咳嗽咳痰，经几个医院治疗，均诊为支气管扩张，但未做过支气管造影。近七八天来，不但咳嗽、咳痰加重而且咳血。每晨痰中带血，每晚则大咳血一次，血色鲜红，每次咳血约半痰盂，有时甚至昏厥，虽经多次治疗，均未能止血，故来我院门诊就诊。

自咳血以来，每次大咳血须经注射卡巴克洛并静脉滴注垂体后叶素，咳吐一阵以后，出些虚汗，即能睡一觉。但次日晨起仍痰中带血，白天尚可，到晚上大咳血如前，仍须到急诊室注射垂体后叶素等药物，才能平安过夜。因此七八天来，每晚到某医院急诊室过夜。

现感身体酸软，口发麻木，饮食无味，大便偏干。

望诊：身体发育良好，营养正常。急性焦急病容，体态正常，活动自如。舌苔白厚浮黄。痰色黄白相兼。

闻诊：言语清楚，声音正常，咳嗽声音响亮。

切诊：头颈、胸腹未见异常。脉象：左弦数，右寸部洪大而数，右关、尺弦数。

辨证：朱丹溪有“先痰嗽后见红，多是痰积热”之说，联系本患者素有咳嗽，近来咳血已七八天不止，咳血鲜红，痰带黄色，舌苔黄，大便干，咳声响亮，脉象弦数有力，知为热证、实证。每到晚上即大咳血，是热在血分之象，血热生火，火性炎上，上迫于肺，肺失清肃，肺热气逆，血随气上，血热妄行而致咳血。证之右手寸脉洪大而数，知确有肺热。四诊合参，诊为血热妄行，上溢迫肺，肺失清肃之证。

治法：凉血、清热、降气，佐以化瘀、止血。

处方：

生地黄 13g	生大黄 6g	生石膏（先煎）47g	炒黄芩 12g
黑山栀 9g	旋覆花（布包）9g	焦槟榔 12g	天冬 12g
茅根炭 15g	藕节炭 15g	白及 9g	荷叶炭 12g
当归炭 9g	红花 6g	丹皮 6g	牛膝 9g

水煎服，3 剂。

方义：本方以生地黄甘寒凉血，生大黄苦寒泻血分火热为主药。生石膏、炒黄芩、黑山栀，气血双清为辅药。旋覆花、焦槟榔降气，使痰火随气下降；天冬滋阴、清热、降火；藕节炭、荷叶炭、茅根炭、当归炭，群药止血以治其标；红花、丹皮化瘀生新并防止血药引起瘀血，共为佐药。白及入肺祛瘀止血，兼能生肌收敛；牛膝入血分引上逆之血下行，为使药。

二诊（6 月 17 日）：上次诊后，当日即服了中药，晚上又去某医院急诊室过夜，但一夜未咳血，所以也未再注射止血药。此后 3 天来未再咳血，也未再去某医院急诊室过夜。现在只是有时痰中带些星状小血点儿。舌苔仍有浮黄，脉象尚有弦数之象，但右寸已不洪大。上药已收显效，故再守前方稍事加减。

上方生大黄加到 9g，黑山栀加到 12g，以加强清泄血热之力。去当归炭以免辛温助热。更加玄参 12g、麦冬 12g，以加强滋阴、凉血、降火之力，与生地、天冬相伍，不但凉血，并能补益咳血所伤之阴，不但祛邪并能扶正。再服 3~5 剂。

三诊（6 月 22 日）：上药服 3 剂，咳血已完全止住。又服 2 剂，精神体力明显好转，咳嗽亦明显减轻，已能上班参加一些工作。自觉病已痊愈，准备再服几剂药出差去做一次外调工作，故要求除汤药外，再拿些丸药，以备途中服用。目前尚有些嗓子痛，舌苔渐化为薄白，已不黄，脉象尚较数。再拟凉血、清热、养阴法，处方如下：

生地黄 21g	玄参 15g	天麦冬各 9g	生石膏（先煎）60g
知母 9g	黄芩 12g	黑山栀 12g	板蓝根 9g
桑白皮 9g	地骨皮 9g	白及 9g	生藕节 15g
赤芍 9g	丹皮 6g		

水煎服，3~5 剂。

另：荷叶丸 14 丸，每日 2 次，每次 1 丸，温开水送服。服完汤药后，接服丸药。

1968 年 9 月随访：早已痊愈，正常工作，未再发生咳血。

二、学习与运用辨证论治的体会

（一）中医理论是辨证论治的坚实基础

辨证论治的具体体现是理、法、方、药，若把这四方面分开来看，“理”是指中医理论而言，如果把它们合起来看，则“理”又贯穿在法、方、药三个方面之中，所以说理、法、方、药不可截然分开，其中“理”又占首要地位。因此，学习与运用辨证论治必须研究中医理论，学习中医理论。对以下几个重要的学术观点，要有比较明确的认识，才有利于深入理解与掌握辨证论治。

1. 整体观念

中医理论最大的特点就是整体观念，它通过阴阳、气血、脏腑、经络、五运六气等学说，把人体的生理与病理、内与外、上与下、器质与功能、精神与物质，甚至机体与环境等都统一为一个整体。例如：“心”居胸中，主血（内），其华在面，发乃血之余（外）。舌为心之苗，主神明与脑有关（上），与小肠相表里，下络小肠（下）。藏神，喜伤心（精神），色赤，如倒置未开莲花（物质），行血，主脉（生理），诸痛痒疮皆属于心（病理）等等。只举这一脏，余脏不赘述，可见五脏并不只是形态学上的分类，而是用这种归纳法把人体的功能、器质、上下、内外、生理、病理等都统一了起来，并且通过它们把机体与外在环境也统一了起来，例如脉象有春弦、夏洪、秋毛、冬石，病情有寒伤肾，湿伤脾，长夏善病洞泄，秋善病风症等等，这种把人体看作一个互相联系着的有机整体的观点，不但有效地指导着对疾病的防治，而且也对养生、防老起着重大作用。

这种思想与中国古代哲学家的朴素辩证唯物主义自然观是分不开的，恩格斯在《自然辩证法》中曾高度评价了这些思想，他说：“虽然十八世纪上半叶的自然科学在知识上，甚至材料的整理上高过了希腊古代，但是它在理论地掌握这些材料上，在一般的自然观上却低于希腊古代。”还说：“在希腊人那里——正因为他们还没有进步到对自然界的解剖、分析——自然界还被当作一个整体从总的方面来观察。……如果说，在细节上，形而上学比希腊人要正确些，那么，总的说来希腊人就比形而上学要正确些。”中医理论也有与此相类似之处。总之，中医理论是从整体观念出发的，这与局部观点大不相同，仅仅是把若干局部加起来，并不等于整体观，这一点非常重要。中医在整体观的指导下，把人体当作一个上下、内外、功能、器质都统一起来的整体，一个与自然环境统一起来的整体，以这个整体来考虑问题。验案 1 虽然西医诊断为脑动静脉畸形，中医则从整体出发，认为病变虽然发生在上（头部），而与下的关系非常密切，上部不该出的血（鼻出血、脑出血），与下部该来潮而不来潮的血（月经），是统一的整体。经中医理论分析而诊为倒经之病，治疗也是从整体考虑采用了上病下取，以调经的法则而治愈。验案 2 的病变也在脑部，西医认为需要手术治疗，中医理论分析则认为与肝心脾都有关系，但以肝为主，而进行了重点治肝全身照顾的整体治疗，并未专治脑而收效。所以，在临床上运用辨证论治时，对某一局部症状或某一精神症状，某一脏腑症状或某一功能障碍，都必须从整体出发，全盘考虑。

2. 动变制化思想

中医学运用阴阳五行、五运六气、经络脏腑、气血循环等学说，认为天地间一切物质都在不停地运动变化着，当然人体的生命现象也是在一刻不停地新陈代谢中有规律地运动、有制约地变化着，在一定条件下维持着机体的动态平衡，如《素问·六微旨大论》篇中云："夫物之生从于化，物之极由乎变，变化之相薄，成败之所由也。"又云："成败倚伏生乎动，动而不已，则变作矣。"又云："出入废则神机化灭，升降息则气立孤危。故非出入则无以生长壮老已，非升降则无以生长化收藏。"《素问·天元正纪大论》篇中云："动静相召，上下相临，阴阳相错而变由生也。"并且强调这种运动只有在互相制约、互相促进的互相协调之中，才能保持正常的变化，维持在一定条件下的动态平衡。所以《素问·六微旨大论》篇也指出："亢则害，承乃制，制则生化。"根据这种思想，认为疾病也是在不停地传变转化。所以，对验案 1 则考虑到虽然脑动静脉已发生畸形，但它的存在与发生的功能障碍，是在人体变化过程中有条件地存在着，如使其条件改变，恢复其"承乃制，制则生化"的功能，则可改变其病理情况，即发生功能障碍的情况，而使之能够向有利的方面改变，故此，通过采用通经化瘀、调理冲任、上病下取等治法改变全身的条件，在动变制化中诱导其发生向愈的转变，引发出使疾病痊愈的变化，而达到“阴平阳秘”的目的。对验案2，也是认为既然脑中存在占位性病变，即决非一两天所形成，为什么现在才发生症状呢？这说明它是在一定条件下发生疾病的，所以我们用药物平肝息风、化痰安神，给予整体调理，使其正在动变着的因素转化为对机体有利的条件，以使其失去制化的动变，转化为有制化的动变，恢复整体“承乃制，制则生化”的动变制化，而维持机体在一定条件下的动态，以至痊愈。正如《素问·至真要大论》篇所云：“谨察阴阳所在而调之，以平为期。”

3. 从化理论

中医学不但重视疾病的动态变化，而且注意疾病的性质变化。在长期密切观察疾病性质变化时认识到，不但病邪不同可以引起不同的疾病，即使病邪相同有时也可以出现不同的疾病，通过长期实践总结出从化规律：病邪虽同，从化各异，从阳化热，从阴化寒。譬如有三个人身体健康状况相同，在同样条件下受了寒，得了病。一个人表现为头项强痛、恶寒发热、身痛无汗、气闷微喘、脉象浮紧等症而属于伤寒病的太阳表实证；另一个人表现为畏寒怕冷、不发热、腹满而吐、食不下、腹部阵阵作痛、大便稀泄、口不渴、脉象沉等症而属于伤寒病的太阴里寒证；第三个人初起时微恶风寒，很快即表现为发热而渴、头痛、无汗、微咳、脉象浮数等症而属于温病的风温卫分证。为什么同是受了“寒”邪，而得病却不同呢？中医认为，这是由于寒邪侵入之后，随着每个人当时体内阴阳虚实的不同而“从化各异”。一般规律是“从阳化热，从阴化寒”。上述的第三个人，是阳性体质或当时体内已有积热，故“从阳化热”而形成了温病。第二个人为阴性体质或当时体内已伏有寒邪，故“从阴化寒”而形成了伤寒病的里寒证。第一个人则身体素壮，寒邪自外侵入，人体的卫外之气立即在机体皮表之分与寒邪抗争而形成伤寒病的太阳表实证。这仅是举寒邪为例，其余的各种病邪均有“从化各异”的情况。病邪不但在发病时可以从化各异，即使在疾病的发展变化过程中，也有从化各异的情况。例如伤寒病的少阴证中就有寒化证的附子汤证、四逆汤证等，热化证的猪苓汤证、黄连阿胶鸡子黄汤证等的不同。厥阴证中也有厥热进退、阴阳胜复的变化等。温病、杂病中也有这类情况，均为病邪随着当时机体内外的不同条件而“从化”不同的。正如《医宗金鉴》中云：“六经发病尽伤寒，气同病异岂期然。推其形脏原非一，因从类化故多端。明诸水火相胜义，化寒化热理何难，漫言变化千般状，不外阴阳表里间。”从以上例子说明，中医学很重视由于个体体质和反应性不同，而使疾病过程出现的千差万别的不同情况，故在辨证论治时必须注意到病邪对人体的损害与抗损害斗争中的不同内容及人体在一定条件下如何自己运动的规律中去辨别疾病的证候，预见疾病发展的趋势，帮助和调动人体内部的抗损害因素和功能而战胜疾病。本文验案 2，从其苔白脉滑知为痰浊阻滞舌本，从其健忘不眠知心神不守，但据《内经》“诸风掉眩皆属于肝”的理论来分析，本患者以抽搐为主，痰可从风化风痰，心中相火可从阳从肝化风，故定为“以肝为主”论治。验案 3，据“先痰嗽后见红，多是痰积热”，也知痰浊久郁化热，再结合血色鲜红，右寸脉洪大而数，故按热治而效。

总之，中医很重视从人体内部找出差异、变化而深入地把握病情发展、转化。故在学习与运用辨证论治时，应随时结合从化理论分析考虑，这将会对提高辨证论治水平有很大帮助。

4. 循症求因，治病求本

中医学经过数千年的无数实践，在整体观念的指导下，总结出了一套通过患者症状进一步探究人体全身变化情况的方法，后人称此为“循症求因”，也就是把症与因统一起来。例如“风”的症状是善行数变、痒、抽搐、掉眩、游走，常与肝有关，故有脉弦等；“湿”的症状是病体沉重、缠绵难愈、水肿、胸闷纳呆、身热不易速退、舌苔厚腻、脉滑，常与脾有关等等。医生就可以根据因症统一的规律去“循症求因”，通过分析局部病变的相互关系和症状的特点，而从整体上认识疾病的本质。本文验案 1 本为脑部出血，但经过问诊知道月经不潮时则鼻出血，如鼻不出血则头痛，并且有过一次因月经不来，鼻也未出血而脑出血。这次又是月经两个月未来，所以诊为倒经。总之，学习与运用辨证论治时要注意“循症求因”，不要“头痛医头，脚痛医脚”，搞“对症治疗”。

在“循症求因”的同时，还要注意“治病必求于本”。明代医家李中梓在《内经知要》中对本句注解云："人之疾病，虽非一端，然而或属虚，或属实，或属寒，或属热，或在气，或在血，或在脏，或在腑，皆不外于阴阳。故知病变无穷，而阴阳为之本。"又云："洞察阴阳，直穷病本，庶堪司命。"可见中医把人体各种结构和功能，概括成相互制约、相互促进、对立而统一的阴阳两个方面，认为阴阳在互相消长的运动中保持动态平衡，机体才能进行正常的生命活动，如果阴阳失调，就会发生疾病。因此，中医治病的根本目的，主要是调整人体阴阳的偏盛偏衰，促成"阴平阳秘"以恢复和保持阴阳的相对平衡。所以在治病法则的总体上，古代医学家强调着眼于调整阴阳这个根本。如《素问·阴阳应象大论》篇中云："审其阴阳，以别柔刚，阳病治阴，阴病治阳，定其血气，各守其乡。"唐代王冰云："益火之源，以消阴翳；壮水之主，以制阳光。"明代张景岳云："阴根于阳，阳根于阴，凡病有不可正治者，当从阳以引阴，从阴以引阳，各求其属而衰之。"比如验案 3，本为大咳血，但并未单从止血来治疗，而是辨出其出血是因为热盛；另外，已大咳血数日，每次出血量很大，一般应认为是虚证，但经四诊分析，辨出是血热及痰热壅肺的实证、热证，采用清热凉血、降气佐以化瘀而治愈。

总之，学习与运用辨证论治，必须注意到"治病必求于本"这个最根本的道理。

（二）深入理解"病""证""症"的不同

1. 什么是"证"

"证"是从整体观念出发，把通过望、闻、问、切四诊得来的各种材料进行综合分析，运用八纲辨证、六经辨证、脏腑辨证、经络辨证、病因辨证、卫气营血辨证等各种理论和方法，结合患者的具体情况并联系客观条件等各种有关因素，对疾病进行"去粗取精、去伪存真、由此及彼、由表及里"的分析、归纳、推理、判断工作，进而做出对目前疾病一定阶段综合反应的认识。可以说"证"的确定过程，也就是对疾病的认识过程从感性走上了理性。所以"证"就不是一堆现象的罗列，而是对疾病的各种内部矛盾的认识，对疾病现阶段邪正斗争情况进行分析归纳而得出来的判断结果，综合起来，从而形成了各种"证"的概念。"概念这种东西已经不是事物的现象，不是事物的各个片面，不是它们的外部联系，而是抓着了事物的本质，事物的全体，事物的内部联系了。概念同感觉，不但是数量上的差别，而且有了性质上的差别。”（《实践论》）所以也可以说“证”是“论治”的前提、“论治”的依据。并且还可以通过对“证”的认识和对其变化规律的观察，进一步总结出具有多种“证”候变化规律及不同特点的“病”来。例如本文验案 1 诊为倒经病，肝肾不足兼有瘀血证。验案 2 诊为瘛疭病，肝风挟痰上扰证。验案 3 为咳血病，血热妄行证。这就已经不是卧床不起、面色青白、月经不潮、半身肢体抽搐、神情焦急、健忘、咳嗽吐痰、每晚大咳血等等症状的堆积与罗列了，而是要根据“证”来进行“论治”。

2. 证、症、病的异同

知道了“证”是什么，就已经解决了主要问题。但是还应注意区分“证”与“症”和“病”的不同。有的学者提出症字与证字可以通用，其根据是古代无“症”字，只有“证”字，所以认为无须区别。这对单从一个字的考证来说是对的。但是事物是发展的，古代没有的字现代有了，现在大家已经习惯地把“症”字指症状而言，所以我认为在医学领域里如把症、证、病赋予明确的含义，并逐渐地统一起来，对观察、研究疾病，对医学理论的探讨都是有利的。兹谈点个人看法，仅供参考。

证：前面已经谈过什么是证，故不再赘述。也有时把证说成“证候”，这与“症状”是不同的。

症：“症”指“症状”而言。症状是人体因患病而表现出来的异常状态。一般来说，有自觉的症状和他觉的症状。自觉症状如头痛、恶寒、咳嗽、发热、腹痛、泻吐、胸闷、腹满、眩晕、目花等等。他觉症状如身热炙手、四肢厥冷、腹部压痛、目黄、目赤、口臭、腹胀、舌苔黄腻、脉弦、脉数、无脉等等。这两种症状常同时存在，有的也不能截然分开，例如腹胀、高热、腹中积块等，既是自觉的又是他觉的。总之，这些在疾病过程中表现出来的种种异常状态和不适统称为“症状”。

病：“病”是指包括一群症状，具有一定的特点，有自己的变化规律，包含各种不同阶段的不同证的不健康状况而言。中医把这种状况总称为“病”。例如伤寒病、温热病、疟病、痢疾、中风、霍乱等等。再举例如下图（图 1）：

中医独立诊治时（以伤寒为例）
- 症：头痛项强，恶寒发热，自汗出，脉浮缓
- 证：太阳表虚证
  - 治法：调和营卫
  - 方药：桂枝汤加减
- 病：伤寒

中医诊治西医诊断的疾病时（以急性细菌性痢疾为例）
- 症：腹痛，泻肚，里急后重，大便带脓血，血多脓少，身热身重，口干不欲多饮，舌苔黄厚腻，脉象滑数
- 证：中焦湿热积滞证
  - 治法：清热利湿导滞
  - 方药：芍药汤加减
- 病：痢疾（湿热痢）

图 1　举例说明证、症、病的异同

从以上举例可以看出，辨证论治的中心思想是“证”，有了证才能立法、选方、用药。但是证的确定，需要根据对许多症状进行分析和归纳。

再进一步分析，如果证是属于某病的，则对证的认识和处理以及转化趋势的分析等，就更深刻、更有规律可循。验案 2 病名叫“瘛疭”，如不辨出为肝风挟痰上扰之证，则不能立法、处方、用药。验案 3 为大咳血，中医统称为血病，如不辨出是寒、是热、是虚、是实的“证”来，将不会制订出针对性的治法。如果一味地止血，将不会有理想的效果。辨出了热证、实证，采用了凉血、清热、降气，佐以活瘀的治法，就取得了良好效果。所以说症、证、病，都是人体不健康状态的反映，既互相联系着，又是有区别的。学习与运用辨证论治时，就应注意区别。

（三）治疗西医已确诊的疾病也要辨证论治

中医在诊治曾经西医诊断过的疾病时，仍需要注意运用辨证论治的理论和方法去进行分析、归纳，辨出是中医的何病、何证，然后根据证情立法，选方，选药，组织处方，制订医疗措施，当然也可以根据具体情况和条件，注意吸取西医学知识和现代科研成果，将其有机地结合起来，进行思考、研讨，制订治疗方案，但不要勉强拼凑。实践证明，这样做可以取得较好的疗效。个人体会，在运用中医辨证论治的方法治疗西医确诊的疾病时，要注意以下几点。

1. 不要“对号入座”

所谓“对号入座”，即西医某病即是中医某病，不进行辨证即套用某方。

例如大叶性肺炎对号春温，不加辨证地去套用麻杏石甘汤治疗；流行性乙型脑炎对号暑温而套用白虎汤治疗，溃疡病对号胃脘痛硬套黄芪建中汤或乌贝散治疗……要知道，中医与西医各有自己的特点。中医对疾病的认识、归类和诊断、治疗等，均与西医不同。有的病名虽同，但其含义和概念也不一样，例如疟疾、痢疾、感冒等。

以疟疾和痢疾举例，西医诊断疟疾以找到各种疟原虫为依据，诊断痢疾（细菌性痢疾）以培养出各种痢疾菌来确诊。治疗则以杀灭原虫或细菌为主要措施。中医诊断疟疾和痢疾，则主要根据患者定期寒热多少，寒热先后，但热不寒，但寒不热，下痢赤白，里急后重，喜冷喜热，赤白多少，便如赤豆汁，便如鱼脑等等，以及舌、脉、面色、气味变化等全身反映，运用辨证方法，把它们分为正疟、瘅疟、牝疟、瘴疟以及湿热痢、疫毒痢等不同病证，在治疗方法上也不是针对原虫、细菌这些致病因子，主要的是随症采用和解少阳、调和营卫、清利湿热、调气和血等整体治疗的方法，帮助人体在疾病发生发展过程的不同阶段克服疾病损害，提高抗病能力和代偿能力，调整机体阴阳气血应有的动态平衡，促进机体恢复健康。因此，中医不论是用药物还是用针灸治疗疟疾和痢疾，均可取效。

由此推论，中医在治疗西医诊断的肝炎时并不专治肝，治疗贫血时也不专补血，治疗肺炎并不专治肺，治疗肾炎时也不专治肾，而是运用辨证论治的方法进行整体治疗。如果见到肝炎就专治肝，肾炎就专治肾，胆囊炎就专治胆，一病一方，对号入座，常常效果不理想。验案 1 我就没有单去考虑脑血管出血，而是从整体考虑进行辨证论治，取得了满意的效果。验案 2 也并没有单从脑占位性病变去考虑，而是从整体出发进行了辨证论治，才取了满意的效果。

2. 不要单以西医“病名”作为治疗依据

由于中西医学各有特点，理论体系不同，所以中医不要单以西医的“病名”作为依据进行治疗。如遇有高血压就想去降血压，血小板减少性紫癜就专想去升血小板，风湿性心脏病就专想祛风湿等等，这样常常效果不好。例如我带领西学中班同学实习时，曾治一小舞蹈病，第一诊时同学们根据小舞蹈这一病名去查书找到一张现成的药方，结果吃了 6 剂，毫无效果。二诊时吸取教训，采用了辨证论治的方法，辨证为肝经风动、心经热盛的弄舌风病，改用镇肝、清心、息风之法而愈。本文中的验案1，西医诊断为“蛛网膜下隙出血”，如据此病名用止血药，则不但不能治愈，恐还要转生他病。本文中的验案2被西医诊断为脑占位性病变（脑肿瘤？），我也没有据此病名采用消除肿瘤的药物，而是根据辨证论治运用了平肝息风、化痰安神之法而治愈。可见，运用中医辨证论治比单纯根据西医病名治疗效果明显。

3. 不要“中药西用”

近些年来，国内外不少医药工作者对许多中药进行了现代药理学的观察与研究，取得了不少成果。例如，对不少药物已清楚地了解到其具有抗菌作用，有的药物有抗病毒作用，有的药物能扩张冠状动脉，增加冠脉血流量，有的药物有“适应原”样作用等等，这都是很可喜的成就。对这些科研成果的吸收与运用，也出现了不同的方法。例如有的人认为经过西医诊断是由细菌引起的疾病，则搬用大量具有抗菌作用的中药去抑制细菌；诊断是由病毒引起的疾病，则堆砌许多具有抗病毒作用的中药去抗病毒。而且认为可以舍证（中医的证）从病（西医的病）用药。实质上这种方法是形而上学的“中药西用”。经过了这些年的临床实践证明，这样用药，不如运用辨证论治的方法选用药物、组成方剂的疗效好。

例如西医诊断的传染性肝炎是由肝炎病毒引起，如果不管患者的证候如何，只顾大量地使用蒲公英、败酱草、板蓝根、大青叶等清热解毒、抗病毒之品去治疗，则往往出现不但肝炎症状未见好转，反而增加了舌苔白厚、胃部不适、大便溏泄、食欲减退等症状，因为这些药物都是苦寒之品，大量应用或长期应用，会造成苦寒害胃、伤中伤脾的不良后果。即使所谓具有“适应原”样作用的人参，如不根据辨证论治选择适应的证候去使用，而认为此药力是完全向着对机体有利的方向进行的，就觉得可以大量、长期应用，从而导致不但没有治愈疾病，反而出现了头痛、牙痛、口干、便燥、鼻衄、脘堵、胸闷、性情急躁等气盛火热的症状。我曾治疗东北一位患者，因为用人参6两炖了1只鸡，分两顿吃后即食欲全无，几个月都治不好，人瘦得十分可怜，经我调理，辨证论治服用汤剂30多剂才治愈。这都是不按理、法、方、药的规矩用药，没有考虑中药性味功用“中药西用”的结果。本文3例均是运用辨证论治的方法去用药的，都没有生搬硬套地“中药西用”，故而都取得了良好的效果。

（四）学习辨证论治应注意研读的一些书籍

中医书籍浩如烟海，让人望洋兴叹。所以必须抓住重点，把主要书籍熟读、消化、吸收，并在实践中反复体会，临证才能得心应手；同时再旁采诸家之长，进一步提高诊治水平。对于在临床上已经独立工作了数年的医生来说，多看些前人及近人的医案，是有很大帮助的。医案是医家诊治疾病时的临证记录，也是辨证论治的具体体现。虽然有些写得比较简略，但都能体现出理论与实践的密切结合，以及理、法、方、药的种种灵活变化。例如华岫云在叶天士《临证指南医案》“凡例”中云：“此案用何法，彼案另用何法，此法用何方，彼法另用何方，从其错综变化处，细心参玩。更将方中君臣佐使之药，合病源上细细体贴，其古方加减一二味处，尤宜理会，其辨证立法处，用朱笔圈出，则了如指掌矣。切勿草率看过，若但得其皮毛而不得其神髓，终无益也。”从此段文字可以看出，学习医案对学习与运用辨证论治有很大启发和帮助。

大家比较常看的医案如：《名医类案》《薛氏医案精华》《柳选四家医案》《临证指南医案》《寓意草》《吴鞠通医案》《全国名医验案类编》《清代名医验案精华》《蒲辅周医案》《岳美中医案》《黄文东医案》《老中医医案医话选》等等，可以选择阅读。如果对中医理论、各家学说有了深厚的基础，读这些医案收获就较大。如华岫云说：“然看此案，须文理精通之士，具虚心活泼灵机，曾将《灵》《素》及《前贤诸书》参究过一番者，方能领会此中意趣。”所以我认为，欲学好辨证论治，应熟读《素问灵枢汇纂约注》《灵素集注节要》《内经辑要》《内难选释》之类的书籍，选其中一种熟读为主，如能进而读读全部的《黄帝内经》则更好。其次为《伤寒论》《金匮要略》，可从读陈修园的《伤寒论浅注》《金匮要略浅注》入手。近些年各中医院校均有《伤寒论》《金匮要略》讲义，附有白话注释，可以选用。再如《温病条辨》《温热经纬》以及《各家学说讲义》《叶选医衡》《濒湖脉学》《中药方剂学讲义》《中医诊断学讲义》《本草备要》《医方集解》一类的书籍均应研习。再结合个人专业，选读各专业书籍。通过对医案的学习、理解，逐步深入，不断提高。华岫云在《临证指南医案》中云：“学者苟能默契其旨，大可砭时医庸俗肤浅呆板，偏执好奇，孟浪胆大诸弊。”可见学习好的医案，确有很大帮助。今再录前人两段文字，以作为本文的结束。一段是关于书写医案的要求，一段是一个治验的医案，即现代所说的病历分析。现摘抄如下：

1.《寓意草·与门人定议病式》

某年某月，某地某人，年纪若干。形之肥瘦长短若何，色之黑白枯润若何，声之清浊长短若何，人之形志苦乐若何。病始何日，初服何药，次后再服何药。某药稍效，某药不效。时下昼夜孰重，寒热孰多，饮食喜恶多寡，二便滑涩有无。脉之三部九候，何候独异。二十四脉中，何脉独见，何脉兼见。其症或内伤，或外感，或兼内外，或不内外。依经断为何病，其标本先后何在，汗吐下和寒温补泻何施。其药宜用七方中何方，十剂中何剂，五气中何气，五味中何味……一一详明，务令纤毫不爽，起众信从，允为医门矜式，不必演文可也。（清·喻嘉言）

2.《卫生宝鉴·过汗亡阳治验》（见《杂病广要·中湿》）

中山王知府次子薛里，年十三岁，六月十三日，暴雨方过，池水泛溢，因而戏水，衣服尽湿，其母责之，至晚觉精神昏愦，怠惰嗜卧，次日，病头痛身热，腿脚沉重。一女医用和解散发之，闭户塞牖，覆以重衾，以致苦热不胜禁，遂发狂言，欲去其衾而不能得去，是夜汗至四更，湿透其衾。明日寻衣撮空，又以承气汤下之，下后语言渐不出，四肢不能收持，有时项强，手足瘛疭搐急而挛，目左视而白睛多，口唇肌肉蠕动，饮食减少，形体羸瘦。命予治之，具说前由。予详之，盖伤湿而失于过汗也。且人之元气，起于脐下肾间动气，周于身，通行百脉。今盛暑之时，大发其汗，汗多则亡阳，百脉行涩，故三焦之气不能上荣心肺，心火旺而肺气焦。况因惊恐内蓄，《内经》曰恐则气下。阳主声，阳既亡而声不出也。阳气者，精则养神，柔则养筋。又曰夺血无汗，夺汗无血。今发汗过多，气血俱衰，筋无所养，其病为痓，则项强，手足瘛疭搐急而挛。目通于肝，肝者筋之合也，筋既燥而无润，故目左视而白睛多。肌肉者脾也，脾热则肌肉蠕动，故口唇蠕动，有时而作。《经》云肉痿者，得之湿地也。脾热者，肌肉不仁发为肉痿。痿者痿弱无力运动，久而不仁。阳主于动，今气欲竭，热留于脾，故四肢不用。此伤湿过汗而成坏证明矣。当治时之热，益水之源救其逆，补上升生发之气。《黄帝针经》曰：上气不足，推而扬之，此之谓也。以人参益气汤治之。《内经》曰：热淫所胜，治以甘寒，以酸收之。人参、黄芪之甘温，补其不足之气而缓其急搐，故以为君。肾恶燥，急依辛以润之。生甘草微寒，黄柏苦辛寒，以救肾水而生津液，故以为臣。当归辛温和血脉，橘皮苦辛，白术苦甘，炙甘草甘温，益脾胃，进饮食。肺欲收，急食酸以收之，白芍药之酸微寒，以收耗散之气而补肺金，故以为佐。升麻、柴胡苦平，上升生发不足之气，故以为使，乃从阴引阳之谓也。

人参益气汤

黄芪五分，人参、黄柏（去皮）、升麻、柴胡、白芍药各三分，当归、白术、炙甘草各二分，陈皮三分，生甘草二分。

上十一味㕮咀，都为一服。水二盏半，先浸两时辰，煎至一盏，去滓，热服，早食后、午食前各一服投之。三日后语声渐出，少能行步，四肢柔和，食饮渐进，至秋而愈。（元・罗天益）

通过以上例子，我认为如果我们好好学习前人这种认真负责、一丝不苟、究理探源、全面考虑的治学精神，再结合近代的研究成果及有关内容，随症参悟，分析归纳，深入钻研，定会使我们的辨证论治水平日益提高。

脾胃学说与免疫之关系

金元时代，医学名家李东垣深研《内经》理论，结合自己丰富的临床经验，写出了具有独创性的医学著作——《脾胃论》，经过历代医家的应用与补充，形成了脾胃学说。

脾胃学说是中医理论的重要组成部分，是藏象学说的具体运用和发展。大量临床实践都证明，运用脾胃学说作指导，不仅可以治疗许多消化系统疾病，还能治疗许多其他系统的疑难重病，可以说脾胃学说为中医学做出了重大贡献。今遵《内经》和李氏关于脾胃的论述，结合后世诸家之说以及近代研究，谈谈我在临床上运用脾胃学说的肤浅体会，以及脾胃与免疫的一些联系。

一、脾胃学说内容挈要

（一）脾胃生理功能要点

脾胃在藏象学说中占有重要地位。“藏”是指藏于体内的脏器，“象”是指现于体内外的表象，藏象学说是经过中医学家长期运用阴阳五行、经络气血等理论，见外知内，由表及里，内有变必现于外等整体观的观察方法和抽象思维，做出的符合人体生理、病理各种变化的理论概括。所以中医的脾胃不等同于西医的解剖学、生理学、病理学等关于脾胃的描述。中医学认为，脾胃具有受纳水谷，运化精微，以及生成、转化、敷布精、气、津、液等功能。近些年来，现代基础理论和临床研究认为，中医的“脾”，不仅包括西医中整个消化系统的功能，而且与机体的免疫系统、造血系统、内分泌系统、体液调节系统、神经系统以及物质代谢功能、解毒功能等都有密切的关系。

中医学认为，脾与胃有着非常重要的生理功能，如《素问·玉机真脏论》篇曰：脾为“中央土，以灌四旁”。同书《五脏别论》篇曰：“胃者，水谷之海，六腑之大源也。”所以历代医家均称脾胃为“后天之本”。在阴阳五行学说中，脾胃属土，脾为阴土，胃为阳土，脾喜燥恶湿，胃喜润恶燥。脾胃的主要生理功能是：脾主运化水谷精微，胃主受纳水谷；脾主升清，胃主降浊。脾胃通过受纳、运化、升降、出入以化生精、气、血、津液等而奉养周身，故又称其为“生化之源”。如《素问·玉机真脏论》篇曰：“五脏者，皆禀气于胃。胃者，五脏之本也。脏气者，不能自致于手太阴，必因于胃气，乃致于手太阴也。”同书《经脉别论》篇曰：“饮入于胃，游溢精气，上输于脾，脾气散精，上归于肺，通调水道，下输膀胱，水精四布，五经并行，合于四时五脏阴阳，揆度以为常也。”《灵枢·决气》篇曰：“中焦受气，取汁变化而赤，是谓血。”同书《刺节真邪》篇曰：“真气者，所受于天，与谷气并而充身也。”李东垣则曰：“真气又名元气，乃先身生之精气也，非胃气不能滋之。”“若胃气一虚，无所禀受，则四脏经络皆病。况脾全藉胃土平和，则有所受而生荣，周身四脏皆旺，十二神守职，皮毛固密，筋骨柔和，九窍通利，外邪不能侮也。”李氏这一阐述，把脾胃的生理功能提高到一个新的高度，深受后世医家重视，具有启发后学的深远意义。如明代李中梓曰：“谷入于胃，洒陈于六腑而气至，和调于五脏而血生，而人资之以为生也。”受东垣学说影响颇深的薛立斋也云：“真精合而人生，是人亦借脾土以生。”又云：“凡欲生阴血者，宜六君子汤为主方。”清代叶天士则强调“内伤必取法乎东垣”，因而他治疗内伤疾病皆注重调补脾胃。

《素问·阴阳应象大论》篇曰：“阴味出下窍，阳气出上窍。”同书《六微旨大论》篇曰：“非出入则无以生长壮老已，非升降则无以生长化收藏。是以升降出入，无器不有。”可见人体脏腑经络、气血阴阳各种功能活动和相互之间的变动制化，均须依赖气机不断地升降、上下、出入、变化。脾胃居于中州，主运化水谷，升清降浊，是人体气血阴阳升降的枢纽，故脾胃气机的升降，关系到整个人体气机的升降出入。叶天士曾总结说：“治脾胃之法，莫精于升降……俾升降失宜，则脾胃伤，脾胃伤则出纳之机失其常度，而后天之生气已息，鲜不夭折生民者已。”

综上所述，可见脾胃有脾运、胃纳、胃降、化生气血、滋长精气、奉养周身的生理功能。深入地认识和掌握了这些特点与规律，则会对认识疾病、治疗疾病，以及养生延寿、预防疾病等，有极大的帮助。

（二）脾胃病因病机的三大特点

脾胃病因病机的第一大特点是发生疾病的机会比较多。由于脾胃居于中州，为后天之本，生化之源，对于人体的生命活动关系至大，所以无论外感内伤，皆易导致脾胃疾病。如《素问·调经论》篇云：“夫邪之生也，或生于阴，或生于阳。其生于阳者，得之风雨寒暑；其生于阴者，得之饮食居处，阴阳喜怒。”李东垣深有体会地说：“先由喜怒悲忧恐五贼所伤，而后胃气不行，劳役饮食继之，则元气乃伤。”“百病皆由脾胃而生也。”可见如遇饮食失调、劳役过度，或七情内伤，或六淫外袭，或误治所伤等因，损伤脾胃升降、运化、受纳等功能，使阴阳气血失去平衡，则会酿成疾病。内伤诸因容易导致脾胃病，固不待言，而外感之邪也能导致脾胃病，并且常因波及脾胃而使病情加重。从《伤寒论》《温病条辨》两部以治外感病为主的专著中也可看到有很大比重的脾胃病，并且还可以看到因脾虚而影响他脏者，如脾虚及肺、土木失和、心脾两虚（子病累母）、脾肾俱虚等等。李东垣也曾说：“观《内经》所说，变化百病其源皆由喜怒过度，饮食失节，寒温不适，劳役所伤，然而饮食不节则胃病，形体劳逸则脾病。”以上所述，是脾胃病因病机中的一大特点。

脾胃病因病机的另一特点是肝肾心肺皆可影响脾胃而酿成疾病，其中尤以肝最容易影响脾胃，故临床上经常看到肝胃失和、木郁乘土、肝脾不和等证候。清代叶天士说：“土主四季之末，寒热温凉随时而用，故脾胃有心之脾胃，肺之脾胃，肝之脾胃，肾之脾胃。”这一说法在李东垣提出的肺之脾胃虚与肾之脾胃虚的基础上有所发展和补充，开拓了后世医家辨证论治的思路和眼界。

第三大特点是脾胃病还会使四肢九窍受病。李东垣强调指出，脾胃受病不但能使五脏六腑发生疾病，而且还能导致四肢九窍发生疾病。他说：“胃虚则五脏六腑、十二经、十五络、四肢皆不得营运之气而百病生焉，岂一端能尽之乎？”并特撰《脾胃虚则九窍不通论》，特别指出：“五脏六腑之精气，皆禀受于脾，上贯于目，……故脾虚则五脏之精气皆失所司，不能归明于目矣。”又云：“元气不行，胃气下流，胸中三焦之火及心火乘于肺，上入脑灼髓，火主散溢，瞳子开大。”李东垣把脾胃学说运用于眼科，提出了独创性的见解，理法方药，自成体系，补充了论眼只重于肝肾的不足。过去只把脾胃属之于肉轮，缺乏足够的重视，东垣发前人所未发，补充了眼科理论，具有重大意义。这一病因病机特点，也是值得我们重视的。

（三）脾胃病证候要点

脾胃病的常见证候，撮其要者，可有以下几种：

1. 元气不足

脾胃是元气的来源，元气是人体生命活动的原动力，又是维持生命活动的最基本物质，所以脾胃有病，就会发生元气不足的证候，元气不足，又可导致其他脏腑、经络发生病变。如李东垣云：“脾胃之气既伤，而元气亦不能充，而诸病之所由生也。”近人实验研究证明，气虚与阳虚，脾阴虚与胃阴虚，均可使人体血浆环核苷酸 cGMP、cAMP 的含量与比值发生不正常的变化。还证明益气方药对人体能量代谢、免疫功能均有改善作用。

2. 水湿不化

脾胃有病，水饮入胃，不能输布，则可致使水湿停留不化，而出现泄泻、心悸、小便不利、水肿胀满等证。如《素问·至真要大论》篇云:“诸湿肿满,皆属于脾。”同书《阴阳应象大论》篇云:“湿胜则濡泻。”东垣进一步分析认为,飧泻之发生,乃由“脾胃气衰,不能升发阳气”“清气在阴”所致。明代张景岳亦云:“胃为水谷之海,而脾主运化,使脾健胃和,则水谷熟腐而化气化血,以行营卫。若饮食失节,起居不时,以致脾胃受伤,则水反为湿,谷反为滞,精华之气,不能输化,致合污下降而泄利作矣。”

3. 食纳乖常

脾胃有病,则可引起饮食失常,或消谷善饥,或食纳不进。如李东垣云:“胃中元气盛,则能食而不伤,过时而不饥。脾胃俱旺,则能食而肥;脾胃俱虚,则不能食而瘦,或少食而肥,虽肥而四肢不举,盖脾实而邪气盛也。又有善食而瘦者,胃伏火邪于气分则能食,脾虚则肌肉削,即食㑊也。”食㑊是善食、困倦、形体消瘦的一种病。

4. 痰浊阻滞

脾胃有病,升降失常,运化失职,可致湿聚生痰,痰浊阻滞,常可引起呕、咳、满、痞、喘、眩、晕等多种疾病。如《沈氏尊生书》中记载:“人自初生以至临死皆有痰,皆生于脾、聚于胃……而其为物,则流动不测,故其为害,上至巅顶,下至涌泉,随气升降,周身内外皆到,五脏六腑俱有……火动则生,气滞则盛,风鼓则涌,变怪百端。”又云:“脾胃健运自无痰,故曰治痰先理脾胃。”所以医家常说:“脾为生痰之源。”

5. 木横乘土

肝病最容易侵犯脾胃,有的称之为“木乘土”证,这也是诊治脾胃病时应该注意的。如清代华岫云云:“肝病必犯土,是侮其所胜也……若一犯胃,则恶心干呕,脘痞不食,吐酸水、涎沫;克脾,则腹胀,便或溏或不爽,肢冷肌麻。”又云:“世人但知风痨臌膈为四大重证,不知土败木贼,肝气日横,脾胃日败,延至不救者多矣。”可见木乘土证在临床上是并不少见的,但要注意有肝阳亢盛而犯脾胃,有肝阴、肝阳而犯脾胃,有土虚木乘,有木郁害脾等等不同,临床须辨认清楚,分清主次,才能准确论治,提高疗效。

（四）脾胃病的几项重要治则

1. 升阳

补中升阳是东垣论治脾胃病独创的治则，其目的就在于恢复脾胃运化及升降功能。升发脾胃之阳，以补充元气而生阴血，是《脾胃论》中一种重要的指导思想。东垣认为“善治病者，唯在治脾”“治脾胃以安五脏”。并根据《素问·至真要大论》“劳者温之”“损者益之”和《难经》“损其脾者，调其饮食，适其寒温”的原则，提出“加辛温、甘温之剂升阳，阳升阴长……阳旺则能生阴血”的观点。在升发脾胃阳气治则的指导下，他创立了一组益气升阳的方剂，如补中益气汤、升阳益胃汤、升阳除湿汤、升阳散火汤等等。他创制的当归补血汤，黄芪与当归之比为5∶1，具体体现了他注重“阳升阴长”的思想。

2. 柔润

清代叶天士在《脾胃论》的基础上，进一步发展出柔润养胃的治则，补充了东垣的不足。他说：“太阴湿土，得阳始运，阳明阳土，得阴自安，以脾喜刚燥，胃喜柔润也。仲景急下存津，其治在胃，东垣大升阳气，其治在脾。”常用方剂如益胃汤、增液汤、沙参麦冬汤等。

3. 通降

在升发之中东垣虽也佐些苦降之品，但通降之法在后世更有发展。胃为多气多血之乡，发病后每多实证，所以有“实则阳明”之说。清代叶天士曾说：“阳明胃腑，通补为宜。”选药要有走有守、有动有静，达到通不伤正，补不滞邪。华岫云说：“脾胃之病，虚实寒热，宜燥宜润，固当详辨，其于升降二字，尤为紧要。盖脾气下陷固病，即使不陷，而但不健运，已病矣；胃气上逆固病，即不上逆，但不通降，亦病矣。”又说：“所谓胃宜降则和者，非用辛开苦降，亦非苦寒下夺以损胃气，不过甘平或甘凉濡润以养胃阴，则津液来复，使之通降而已矣。”此说体现了《内经》所说的六腑者传化物而不藏，以通为用的理论。因为和降深契胃腑之生理功能，所以为治疗脾胃病常用的法则。此类方剂如旋覆代赭汤、橘皮竹茹汤、通幽汤、增液承气汤、护胃承气汤等。临床上大家常用的和降中焦法，亦包括在通降之中。

4. 调肝

华岫云在《临证指南医案》“木乘土”门中说：“余另分此一门者，因呕吐不食、胁胀脘痞等恙，恐医者但认为脾胃之病，不知实由肝邪所致，故特揭出，以醒后人之目耳。”由此可见，在治疗脾胃病时，应常常想到调肝。常用方剂如四逆散、逍遥散、越鞠丸、痛泻要方等。

5. 祛湿

《素问・脏气法时论》篇曰：“脾苦湿，急食苦以燥之。”如果脾虚而水湿停留不化，则需用燥湿之剂治疗。但要注意脾是苦湿、胃是苦燥的，因此在应用白术等苦温燥湿之时，要注意不可太过，或稍佐温润之品。东垣在补中益气汤中用白术佐以当归，是深合经旨的。《素问・至真要大论》篇云：“湿淫于内，治以苦热，佐以酸淡，以苦燥之，以淡泄之。”所以还要在苦温燥湿剂之中配以淡渗泄湿之品，稍佐酸以制土之品，方为全面。常用方剂如五苓散、防己黄芪汤、实脾饮、苓桂术甘汤等。

6. 活络

脾胃病年久不愈者，则可波及血分。叶天士在论肝病犯胃时说：“初病在气，久必入血。”所以在治疗年久的脾胃病时，或出现脘腹痛处固定、舌上有瘀斑、大便色黑等证时，需在调治脾胃药中佐用苦辛通降、活络行瘀之品。常用方如丹参饮、失笑散、金铃子散、丹溪玄桂丸（延胡索、官桂、红花、红曲、滑石、桃仁，治死血留胃脘，当心而痛）等等。

二、近代脾胃研究简述

近些年来，应用现代科学方法，对脾胃的实质与生理、病理、免疫等方面的研究蓬勃开展，积累了不少可贵的资料。

（一）脾胃实质方面的探索

1. 关于解剖学的认识

目前多数人认为中医的脾作为解剖单位来看，应该是现代解剖学中的脾和胰，但也有人认为从它的功能来看还应包括神经系统等等。

2. 对脾的功能方面的认识

随着科研工作的不断深入，中西医学的日益发展，对脾的生理功能认识也越来越多。总起来看，脾是多系统多功能的综合。例如有人说其是“指一多系统、多器官的功能单位，可能与消化、血液、内分泌和神经系统有密切联系，且与免疫功能有关”等等。也有人说，“狭义的脾，可指消化系统，广义的脾，则可包括上述各系统的功能”。总之，尚无确切的结论。

（二）关于脾的一些临床与实验观察

1. 消化方面

有人根据“脾开窍于口”“脾主涎”的理论，进行实验与临床观察，发现脾虚患者唾液分泌较多且清稀，淀粉酶活性偏高。还有人报告脾虚者胃蛋白酶活性可低下，经用健脾药后则可提高其活性。有人对 150 例脾胃病患者进行 X 线钡剂造影检查，属于脾虚的 59 例中，功能紊乱 34 例，低张胃 15 例，炎症 4 例，溃疡仅有 5 例，器质性病变占 8.5%。属于实证的（脾胃湿热、寒湿困脾、气滞血瘀等）91 例中，功能紊乱者 20 例，低张胃 3 例，炎症 11 例，溃疡 30 例，肿瘤 16 例，器质性病变者占 50.6%。虚实两证差别极大，说明虚证多为功能性病变，而实证多为器质性病变。我个人认为这与中医理论“精气夺则虚，邪气盛则实”颇相符合。

2. 内分泌系统

有人用测基础代谢率的方法观察到脾虚患者基础代谢率低，同时结合测穴位皮肤温度，发现脾虚患者还有皮温低，不耐寒，对外界适应能力差，尤其是脾胃虚或脾阳虚者，甲状腺功能低下较为明显。有的研究单位测定 24 小时的尿 17 羟 – 类固醇、尿 17 酮 – 类固醇，发现女性脾虚组患者，均明显较正常对照组低，而男性无显著差异。兹不多述。

3. 神经系统

有的医院观察脾虚证 31 例，有副交感神经亢进者 15 例，占 48%。有的研究单位认为，脾与下丘脑的功能有关，慢性低热患者有下丘脑功能失调的问题，而补脾的药物则可能是通过调节下丘脑功能、自主神经系统功能而起治疗作用的等。

4. 代谢功能

通过动物实验观察到，脾气虚时能量代谢、酶活性和蛋白代谢低下，其对肌肉和胃肠黏膜的功能影响将特别突出，表现为骨骼肌和心肌线粒体形状改变，ATP 酶活性低下，糖原减少，而胃肠道黏膜上皮的修复再生能力下降，这既标志着能量物质代谢降低，又反过来影响营养物质的消化吸收，构成了互为因果的恶性循环。另有几个单位观察近 200 例脾虚患者，发现血清白蛋白偏低，γ 球蛋白高于正常值者约占 1/3。有些人报告脾虚患者 D– 木糖排泄率均低于正常人，等等。

（三）脾虚动物模型的研究

前些年曾有人用泻药造脾虚动物模型，提出许多不同的看法。近些年来大家深入复习关于脾和脾虚的理论与临床知识，经过用偏食法、饥饿法、劳役法、破气苦降法与饮食失节法等等，已经能够复制出一些基本能反映脾虚证的大小动物模型，为研究工作的开展提供了方便。

关于脾胃病与免疫方面的报道也不少，拟在下一节讨论。

三、脾胃与免疫功能

中医关于免疫思想的存在，已有两千多年的历史。唐宋时期中国人已将牛痘引种成功，开创了免疫学之先河，可以说中国是免疫学的发源地。

早在古代医籍《黄帝内经》中就有着关于免疫思想的论述。如《素问·刺法论》篇即指出，五疫之至不相染者是因“正气存内，邪不可干”。中医学中的正气就包括人体正常的免疫功能，经过临床与实验研究，也证实了正气虚与免疫功能低下或失常的程度相一致。

卫气是正气的一部分，一旦卫气功能失调，不能温养皮肤肌腠，外邪就容易入侵。近代研究亦证明，卫气有免疫系统的防卫功能。

元气是正气重要的一部分。中医认为，元气藏于肾，李东垣又说元气“非胃气不能滋之”。肾主骨髓，与人体的生长发育有密切关系。西医学认为，免疫活性细胞T淋巴细胞和B淋巴细胞的前身是骨髓干细胞，则免疫活性细胞的化生与骨髓有关，说明也与元气有关，从脾胃学说来看，也与脾胃有关。

汉代张仲景先师继承《内经》的正气说，在总结其临床经验而撰写的《伤寒杂病论》中，又着重提出了“四季脾旺不受邪”的论点，意思是说脾的功能正常，脾气旺盛，则不受其他脏腑传来的病邪影响，人体即可不得病，可见脾是疾病发展、传变、转归中的重要一环。金元时期李东垣著《脾胃论》，强调脾胃是人体营养和能量之源，认为“内伤脾胃，百病由生”，创补中益气汤等治疗脾虚证，把治疗虚证的重点转到了调治脾胃方面。近代有人统计，一般杂病在其发展过程中出现脾虚证者可达87.9%，用补中益气汤可以治疗30多种病。还有人统计，应用温补脾胃法治疗西医各病中的脾虚证，不仅可使临床症状得到缓解或基本消失，还可改善反映在脾虚证中相应的客观指标，疗效在80%以上。据近代文献报道，按照中医学“异病同治”的法则，对西医学认为是全然不同的疾病，当其表现出脾虚证时，运用补中益气汤等调理脾胃的方药，可取得满意的疗效。例如有人用补中益气汤加味治疗胃黏膜脱垂39例，治愈24例，好转14例，总有效率为97.4%。广州某医院报告50例婴幼儿腹泻，其中脾虚者24例（单纯性消化不良急性者6例，慢性者9例；中毒性消化不良轻型者2例，重型者7例）占48%，均使用健脾益胃法，用香砂六君子汤或参苓白术散或补中益气汤治疗，全部有效。另外，还有不少材料报道慢性痢疾、慢性肝炎、慢性结肠炎、放射性直肠炎、胃下垂、脱肛、慢性支气管炎、原发性血小板减少性紫癜、慢性肾炎、低热、重症肌无力、子宫脱垂、功能性子宫出血、神经衰弱、营养不良性贫血等，甚至各种癌症、难治病，在其出现脾虚证时，用调理脾胃的方药治疗，皆有良好效果，在此不一一赘述。

近些年来对益气健脾方药的研究，也取得了不少成绩。例如有人用益气健脾方（四君子汤加补骨脂、五味子、肉豆蔻、柴胡、郁金等）进行治疗慢性肝损伤的实验研究，结果表明益气健脾方对四氯化碳造成的慢性肝损伤动物的肝细胞有较明显的保护作用，并能使坏死区较快得到修复，肝糖原无明显减少，血清转氨酶明显下降。无论对慢性肝损伤或脾虚肝损伤动物或单纯脾虚动物，该方都能改善机体的细胞免疫功能。北京中医药大学做动物实验，认为黄芪建中汤煎剂皮下注射能防止结扎幽门所致大白鼠溃疡的发生。中国中医研究院中药研究所观察到补中益气汤对荷瘤动物机体的蛋白质代谢、防止贫血发展、增强体力，有某些良好影响。北京中医医院以黄芪、党参、白术、茯苓、补骨脂制成药片用于癌症患者，使其巨噬细胞吞噬率从43.6%上升到56.7%，具有非常显著的差异。该单位还用黄芪、党参、茯苓、白术、甘草制成的健脾粉，治疗脾虚证23例，佝偻病患儿54例，呼吸系统疾病易感儿12例，一个月后木糖排泄率均有所改善，而不治疗者木糖排泄率则见恶化。还有人观察到四君子汤对正常小白鼠的作用并不显著，这完全符合中医学“衰者补之，损者益之”的原则。

对益气健脾单味药的研究，也有很大收获。例如有的研究表明，人参皂苷对小鼠、大白鼠及豚鼠等多种动物单核吞噬细胞系统（MPS）吞噬功能均有明显的激活作用，能增强其对血流中惰性胶体炭粒、金黄色葡萄球菌、鸡红细胞等的吞噬廓清能力，剂量加大，给药次数增多，则作用增强。还看到人参皂苷有抗内毒素性休克作用及非特异性抗感染作用，这些作用都是其兴奋MPS的继发效果。MPS具有强大的吞噬活性，它对侵入体内的“外源性异物”如微生物病原体及其毒性产物，以及“内源性异物”如衰老死亡细胞、免疫复合物、前凝血物质、凝血及纤溶产物、脂质等，都具有强烈的吞噬廓清能力，从而在感染、休克、肿瘤、自身免疫病及一些心血管病，如高脂血症及动脉粥样硬化等的发生、发展和结局中起着重要作用。可见MPS的正常功能，在维持机体内环境平衡上具有重大意义，这与中医学正气的概念和功能颇相一致。大量临床观察也看到，在上述多种疾病中，辨证为气虚证者，多有单核巨噬细胞功能降低，应用益气扶正治疗每获良效，且随病情好转，其单核巨噬细胞功能也随之恢复。黄芪、党参、刺五加、灵芝等均有此等作用。中国医学科学院发现正常人服黄芪后，可以提高cAMP、IgE及IgM量，$P<0.01$或$P<0.05$，虚证者疗效100%，但“上火”副反应占25%，非虚证者发生“上火”的情况竟高达60%。

基于这些研究，有人认为中医健脾补气药的治疗原理是相当复杂的，可以远远超过西医学调整消化功能的对症疗法，而成为防御疾病、改善体质、抗衰老、增寿命的一种重要措施。

四、脾胃学说的重要意义

脾胃学说不仅验证了《内经》理论，还形成了具有独创性的系统理论，对后世治疗脾胃病起到了重要的指导作用。尤其是经过历代医家，如薛立斋、李士材、张景岳、叶天士等人的阐发、补充，比较全面系统地总结出一套诊治规律，为诊治脾胃病提供了切实有效、可施可行的方法。如遇到“胃虚则脏腑经络皆无以受气而俱病”的情况，倘若没有脾胃学说作指导，而是见脏病治其脏，见腑病治其腑，见寒治寒，见热治热，其结果必然很难令人满意。反之，此时如果运用脾胃学说的诊治规律，不但对诊治脾胃病有指导意义，而且在它的启示下，对诊治其他疾病，也会起到一隅三反的作用。

近些年的现代研究证明脾胃与免疫有着密切关系，对防病治病、提高健康、长命延寿都有很大作用，尤其是应用健脾方药（白术、茯苓、甘草）对癌肿患者特有的虚证有治疗作用，并取得较为满意的效果，使医患均看到有希望的前景。健脾益气药治疗免疫性疾病，也取得了一定疗效。更有不少疑难重病通过调理脾胃而获得良效。许多复杂疑难重病，也常常以脾胃功能健全与否，作为判断转归和采取措施的依据。因而脾胃学说的研究就更显得十分重要。

今后，我们必须在继承前人脾胃学说的基础上，中西医共同携手，做进一步的深入研究，使之更臻完善，并逐渐形成新的脾胃学说。同时，我们也要学习李东垣先生的治学精神，研究出其他新的学说，如肝胆学说，肾命学说，心脑学说等等，努力发扬中医药学术，提高临床疗效，为全人类的卫生保健事业，为提高人类的健康水平，做出更大的贡献。

五、临床验案举隅

验案 1　张某某，男，33 岁，初诊日期 1958 年 3 月 13 日。

问诊：4 个多月前，因大渴食柿 3 个，并饮茶过骤，致患泄泻，日 4~5 次，时有腹痛、腹胀，经服西药，便数虽减但停药即复发，缠绵数月不愈。每晨 4~5 时许即腹鸣、腹泻，纳食减少，心慌，身倦，小便稍少但不黄，腹部喜热熨。

望、闻、切诊：面色欠泽，舌苔微白、湿润。言语清晰，声音尚不低细。

脉象左手沉滑，右手沉细，两尺无力，右尺较甚。腹部按之不痛，未见异常。

辨证分析：初起因暴食生冷，饮茶过骤而伤脾胃。张景岳云："泄泻之本，无不由于脾胃。"脾胃属土而主湿，脾胃受病，则湿不能化，舌苔湿润，脉见滑象，都是湿盛之征。又脾病乘肾，土来克水，则肾亦虚。《素问·水热穴论》篇曰："肾者，胃之关也。"肾主二阴而司开合，肾虚则下焦不固，故在黎明将交阳分之时则泄泻（俗称五更泻或鸡鸣泻）。两尺脉均无力而右尺弱，按两尺均主肾，右主命门。《灵枢·邪气脏腑病形》篇曰："肾脉……小甚为洞泄。"据此可知有命门火衰之证候。腹部喜热熨，亦是脾肾虚寒之象。脾肾俱虚，又能互为因果。命门火衰不能生脾土，则脾虚；脾虚运化失职，寒湿下流，则肾更虚，故泄泻绵延不愈。脾胃久虚，生化乏源，正气渐虚，故心慌，身倦，面色不泽，工作效率降低。

诊断：脾肾两虚之五更泻。

治法：健脾化湿，补肾助阳。

方药：

野台参 12g	茯苓 12g	白术 9g	补骨脂 9g
炒山药 9g	炒薏苡仁 9g	炙甘草 6g	吴茱萸 6g
肉豆蔻 6g	五味子 5g	制附子 5g	干姜 5g
紫肉桂 3g			

水煎服，3 剂。

进上药后，诸症减轻，精神渐佳，清晨已不泻。10 剂后，泄泻停止，体力增加，食纳旺盛，工作效率提高。共服 13 剂痊愈。

患者诸症主要是因脾肾阳虚而来。阳气虚者补之以甘，参、苓、术、草甘温之品益脾胃，助运化。又以补骨脂之辛燥，补肾阳以行水；佐肉豆蔻之辛温，补脾以制水；五味子之酸温，收肾中耗散之火，使少火生气以培土；吴茱萸之辛温，以顺肝木条达之性，肝平则脾旺；加桂、附补命火而生脾土，干姜辛温升发诸阳之气，更以山药健脾肾，薏苡仁渗湿补脾而止泄利。促使机体功能尽快恢复而达到痊愈的目的。

验案 2　程某某，女，47 岁，初诊日期 1958 年 3 月 21 日。

问诊：胃脘痛已十余日，痛剧时脊背发胀，喜按，饮食不甘，大便略干，小便色黄，月经正常，平素性急，容易生气，此次胃脘痛亦由生气引起。

望、闻、切诊：面色正常，体质中等，舌苔薄白、中厚腻。语言清晰，无呻吟。脉右弦滑，左沉弦滑，两尺沉细；腹部按之无疼痛、癥瘕。

辨证分析：平素肝气易动，近又生气致胃脘疼痛而胀，脉见弦象。右大于左，知为肝郁乘土之象；肝气郁滞，前后走窜，故后背近脊部时时发胀。舌苔中部厚腻，是脾胃受克，消化不佳之征。痛时喜按，知非实证，脉象沉，知无表证，尺脉沉细，知阴血稍有不足。

诊断：肝胃不和之胃脘痛。

治法：疏肝理气，佐以和中。

方药：

柴胡 5g	厚朴 5g	炙甘草 5g	白芍 9g
茯苓 9g	香附 9g	郁金 9g	当归 6g
青皮 6g	枳壳 6g	金铃子 6g	川芎 3g

水煎服，2 剂。

3 月 24 日复诊，胃脘已不痛，大便正常，食欲增加。仍以上方稍事加减，服 2 剂以善后。

肝气动则耗阴血，肝阴不足则肝气更旺，故而横逆、郁结甚，致使胃脘疼痛半月余而不得缓解。治之之法，首应疏肝解郁，使肝气条达，故取逍遥散之柴胡以疏肝，归、芍以养血柔肝，苓、草助脾胃以和中，佐香附、厚朴、青皮、枳壳、郁金、川芎、金铃子畅木郁以调气。使土木不争，胃不受克，脾胃升降之机恢复正常，则胃脘痛自止。

验案 3　史某某，男，30 岁，初诊日期 1962 年 4 月 5 日。

问诊：1958 年 6 月患肝炎，经中西医治疗，自觉症状消除。1961 年 8 月因患痢疾住北京某院，发现肝大、肝功能不正常，诊断为早期肝硬化，同年 11 月出院。出院后继续治疗肝病，症状时轻时重，肝功能一直不正常。近来症状加重，胃脘部有一大痞块，状如覆盘，胃脘发胀，两胁胀痛或刺痛，左侧较重，腹鸣便溏，每日两行。两眼眶疼痛，经常鼻衄，周身倦怠，脊椎上半段疼痛。午后五心烦热，夜难入睡且多梦。

望、闻、切诊：面色晦暗，舌边尖绛红，苔白。言语清楚。脉象右手弦滑，左手弦。心肺无殊，脾未触及，无腹水。肝大：横径（右肋弓下缘和右胸骨旁线交点处，与左肋弓下缘和左中线交点处）12.5cm，直径（剑突下正中线）8cm，质较硬，表面光滑，压痛（±）。

实验室检查：肝功能：血清总蛋白（TP）7.20g/L，白蛋白3.85g/L，球蛋白3.35g/L，麝香草酚浊度（TTT）20U，麝香草酚絮状试验（TFT）++++，谷丙转氨酶（ALT）290U。

辨证分析：患者最突出的症状是肝脏明显肿大，与《难经·五十六难》“脾之积名曰痞气，在胃脘，大如覆盘”的描述相一致，故可诊为痞气积块。再据两胁胀痛或刺痛，左手脉弦，知为肝经气血瘀滞；肝郁犯脾，故见胃胀、腹鸣、便溏；瘀滞既久，故胃脘处形成大如覆盘之积块，目眶疼痛，右手弦滑；中焦运化欠佳，气血生化不足，再兼久病入血，致血虚内热而经常鼻衄，午后五心烦热，舌质红绛，面色晦暗；正气渐虚，则有身倦、脊柱痛等象。

诊断：肝郁犯脾日久之痞气积块。

治法：调肝和中，佐以软坚消积。

方药：

生石决明 15g	生牡蛎 15g	炙鳖甲 15g	焦神曲 12g
夏枯草 9g	地骨皮 9g	银柴胡 9g	乌贼骨 9g
茜草根 9g	三棱 4.5g	莪术 4.5g	

水煎服，6剂。

4月12日二诊、5月5日三诊，均以上方稍事加减。至5月25日四诊，各症减轻，实验室检查肝功能好转，肝亦略见缩小，体力好转，改用丸药，使药力缓行，以消积块。据李东垣痞气丸方加减：黄连15g，厚朴、茵陈、生牡蛎、焦神曲各9g，吴茱萸、炮姜、茯苓各4.5g，大腹皮、白术、黄芩、莪术、三棱、海藻、昆布各6g，茜草根、砂仁、人参、泽泻、皂角各3g，制川乌2.5g，川椒2.4g，巴豆霜1g，枳实7.5g，共为细末，炼蜜为丸，每丸重3g。每天服2次，每次1~2丸，温开水送服。适当配合初诊方稍事加减之汤药。此后长期服用消积丸药。至十二诊，嘱再配1料，服完为止，同时配服香砂养胃丸。至1963年9月10日十三诊，症状全失，肝脏明显缩小，横径7.2cm，直径3.1cm；肝功能亦渐复常，血清球蛋白与白蛋白的比例正常，TTT 5U，

TFT +，ALT 124U（正常值为 130U 以下）。1968 年秋追访，参加全天工作已数年，身体健壮，体检肝仅可能及，质软。1971 年、1975 年再访，身体健壮，面色红润，十余年来一直全天工作，并以体力劳动为主，体检肝脏触诊正常，肝功能也均正常。

中医学没有“肝大”的说法，但有“腹中有硬块，坚而不移者名曰积块”的记载。如《难经·五十六难》中所描述的“痞”，即指有大积块如覆盘痞塞于上腹部正中胃脘之处。从患者肝大的体征和病情来看，与此符合，故以痞论治。因痞积为年久渐积而成，须渐渐消磨，攻急伤正，正伤则积愈痼，所以先用调肝和中，疏达血气为主的治法，待症状、体力、肝功能好转后，再用东垣痞气丸方加减。方中黄连泻热燥湿，善治心下痞满；枳实苦降理气，散结除痞，以此二味作主药。厚朴、砂仁、大腹皮行气除满，疏肝解郁；茵陈、茯苓、泽泻泄利肝脾之湿以实脾；白术、人参、焦神曲健脾扶正，以上助中焦运化为辅药。川椒、吴茱萸、炮姜温脾燥湿，辛散走窜以温通消积；牡蛎、昆布、海藻软坚散结；积在上腹部正中者多有痰，皂角消顽痰老积；茜草、三棱、莪术活血祛瘀，消癥破积；川乌助肾阳而生脾土，通阳退阴，以上共为佐药。黄芩苦泄中上二焦之热作反佐药。更以巴豆霜大热大毒，斩将夺关，推荡肠胃滞积，消除有形积块为使药。七诊时又加槟榔（去大腹皮）、香附、鳖甲、红药、乌贼骨、穿山甲、山楂核、桂枝、木通以助行气活血、消积散结之力。在服法及用量方面，以药后大便微泻为度，不可大泻。长期服用则积块潜消默化而不伤正气，遂使肝肿渐渐缩小，由硬变软，肝功能也随之恢复正常。经追访十余年，一直健康。

本文是我 1991 年在美国北加州（旧金山）加州中国医学研究院讲学期间，应洛杉矶免疫疾病研究所的邀请到该所去做学术报告的讲稿。当时他们提出希望讲讲中医脾胃学说与免疫的关系，故此我临时在美国赶写了这篇讲稿，由于当时手边资料缺乏以及种种原因，所以此稿写得不够深入。虽然报告以后受到了全所和中医药学会同道们的热烈欢迎，但我总觉得此稿在脾胃学说方面，虽谈了个人多年的临床体会，但在免疫学方面谈得却不够理想，所以回国后多年来未再讲过此稿，今天发表于此，愿把当时的情况介绍清楚，敬希鉴原，仅供同道参考。

从验案谈伤寒、温病理论的临床运用

《伤寒论》和《温病条辨》都是中医学治疗急性热病的专著，运用恰当则取效神速，为学习中医学必读之经典性著作。今结合验案，谈谈个人运用伤寒、温病理论指导临床实践的肤浅体会，仅供同道们参考。

一、验案报告

验案1 张某某，男，38岁，干部，会诊日期1961年4月21日。

问诊：主诉高烧4日不退。

4月16日晚饭吃过蒸菜后，上腹部感到不适，至夜12时，上腹部胀满疼痛，并泻稀大便3次，均为消化不好的食物，无脓血，无里急后重，虽恶心欲呕，但吐不出，即于17日晨5时，送北京某医院急诊，经验血、查大便，诊断为急性肠炎而收住医院治疗。

入院后，经口服呋喃唑酮及静脉补液等积极治疗，腹痛、腹泻很快得到缓解。但次日体温很快即自37.5℃~38℃升到39.3℃，高热不退。3日来虽用青霉素、链霉素、合霉素等多种抗生素以及乙醇拭浴、灌肠，并肌内注射复方奎宁，口服复方氨非那林、阿司匹林等多法治疗，高热仍有升无退，有时高达40℃以上，每天下午病情加重，至19日夜，患者神昏谵语，寻衣摸床，不能安睡。请某医科大学西医师会诊，查白细9.0×10^9/L，中性粒细胞85%，血沉26mm/h，肥达试验（-），外斐试验（-）。当时考虑为：①沙门氏菌感染。②高热待诊。加强抗生素治疗，仍未效。于21日下午邀余会诊。

现症头痛头胀，烦躁不安，高热口渴，喜冷饮，胸脘痞满，欲呕不出，饮食不进，大便4日未行，小便黄赤，下午4时以后，神志渐不清，夜间谵语，不认亲疏，并有寻衣摸床、撮空引线之症，已两夜不眠。

望诊：发育正常，面红目赤，高热病容，神志轻度不清。舌苔黄厚少津，中部褐黄略黑，恶热，不愿盖衣被，身无汗，只头上有汗。

闻诊：气粗声高，口有热臭味。

切诊：脘腹部痞满拒按，腹部发胀，肝脾未触及，四肢正常。脉象洪滑而数。

辨证：据其面赤壮热，但恶热不恶寒，大便数日未行，口渴喜冷饮，胃满不欲食，日晡神蒙，夜间谵语，寻衣摸床，舌苔黄厚，脉象洪数，知为阳明实热之证。但再观其尚有恶心欲呕，头痛、头胀，胸脘痞闷，头汗出，脉洪等症，知表邪及阳明经热邪尚未完全清解，化热之实邪尚未全部内结于阳明之腑。四诊合参，诊为阳明实热，经表之邪未全罢之证。

治法：先拟辛凉清解，继以急下存阴。

处方：

金银花 12g	连翘 12g	桑叶 9g	菊花 6g
荆芥 6g	薄荷（后下）3g	生石膏（先煎）30g	知母 6g
黄芩 9g	栀子 9g	焦三仙各 9g	焦槟榔 6g

水煎服，1 剂。

二诊（4 月 22 日）：药后全身有汗，身热渐退（曾一度降至正常，但很快又升至 37.8℃ ~38.0℃），头已不痛，口渴引饮，腹部痞满拒按，手足濈然汗出，今晨进稀米汤一小碗，大便秘结，5 天未行，舌苔黄厚腻，脉象滑而略数，重按有力。据此脉症，知病邪已内结于阳明之腑，成为阳明腑实之证，可用急下存阴法，以大承气汤加味治之。

处方：

生大黄 24g	川厚朴 15g	枳实（切）21g	芒硝（后下）21g
焦三仙各 12g	川黄连 9g	槟榔 12g	清半夏 15g
陈皮 12g			

1 剂。煎至 400ml，分两次服。嘱服第一次药后，过 4~5 小时如泻下大便，则停服第二次药，如无泻下，即继服第二次药。

三诊(4 月 23 日)：上药服第一次后，大便一次，量不多，通过电话联系，嘱其将第二次药服 1/2 量，药后共泻下 3 次。体温已降到正常，夜已能安卧，亦能进食，口中渐和，但有时嗳气，小便深黄，舌苔渐化，脉象右手滑，已不数，左手脉已近正常，右手脉稍大于左手。拟再调和中焦，处方如下：

生代赭石（先煎）18g　旋覆花（布包）9g　清半夏 9g　焦三仙各 9g
炒枳实 9g　陈皮 6g　竹茹 9g　厚朴 6g
知母 6g　炒黄芩 9g　生甘草 3g

水煎服，2 剂。

四诊（4 月 27 日）：体温一直正常，脘部重按微有发堵，偶有右侧头昏，大便一日两次，色黄成形，饮食渐近正常，小便深黄。舌苔右半边尚白厚，脉略滑。再拟调理中焦，以善其后。

处方：

厚朴 6g　枳实 6g　枳壳 9g　陈皮 6g
竹茹 9g　清半夏 6g　葛根 9g　炒川黄连 3g
制香附 6g　菊花 6g　大腹皮 6g

竹叶、灯心为引，2 剂。

4 月 29 日痊愈出院。

5 月中旬与 6 月下旬两次追访：出院后，身体健康，一直上班工作。

验案 2　程某某，女，48 岁，邯郸纺织二厂工人，初诊日期 1980 年 5 月 31 日。

问诊：主诉发热 50 天。

1980 年 4 月初，突然高热，体温高达 39℃以上，咽痛。白天体温稍降，晚间则增高。本厂医务室查血沉 80mm/h，白细胞正常，左侧颈淋巴结肿大，疑为淋巴结核，经用阿司匹林、链霉素等治疗，体温有下降趋势（37.8℃ ~38.5℃），则于 5 月初住入某医院诊治，经肌内注射青霉素、链霉素，口服红霉素、阿司匹林、氢化可的松等治疗，体温仍不能控制而且血沉又上升到 102mm/h，血红蛋白 93g/L，白细胞数为 11.4×10^9/L，分类：中性粒细胞 64%，淋巴细胞 36%。抗“O”1∶625。血中未找到狼疮细胞。尿常规：红细胞 7~8/HP，白细胞 5~7/HP。肝功能正常。心肺检查（–）。因未能确诊而于 1980 年 5 月底以“发热待查”出院，1980 年 5 月 31 日来我院门诊就诊。

现仍每日发热，体温白天 37.8℃ ~38.5℃，夜间 38.5℃ ~39℃，发热之前先感到有些怕冷，很快即发热。口苦，呕恶欲吐，汗出恶风，胸闷，食欲不振，大便干燥。

望诊：发育、营养正常，高热病容，意识清楚，体位自如，舌苔厚腻而黄。

闻诊：言语声音略低，呼吸正常。两肺听诊（–）。

切诊：左侧颈淋巴结肿大，有压痛。肝脾不大。体温 38.5℃。脉象左手滑，右手沉、滑、细。

辨证：定时寒热，月余不解，舌苔厚腻，脉见滑象，食欲不振，胸闷，呕恶欲吐，知为邪伏少阳，膜原伏湿；喉左侧有小结肿痛，知为湿热蕴而生毒，聚而不散。综观脉症，诊为湿热伏于少阳之证。

治法：和解少阳，化湿清热。

处方：柴胡桂枝汤和白虎汤随症加减。

柴胡 15g　　黄芩 10g　　半夏 10g　　党参 10g

川桂枝 10g　　白芍 10g　　焦槟榔 10g　　草果 10g

生石膏（先煎）40g　　知母 10g　　生甘草 3g　　粳米 12g

水煎服，3 剂。

方义：本方以柴胡桂枝汤和解伏于半表半里之邪为主，辅以白虎汤以清弥漫于全身之邪热，又加槟榔、草果以化伏于膜原之湿浊为佐使。

二诊（6 月 3 日）：药后发热减轻，午后及夜间自觉身体温度下降，自汗已止，寒热亦退。舌苔黄，中部厚腻。脉象右手略滑，左手沉滑，右手脉大于左手脉。药已合宜，再守前法出入。

处方：

柴胡 18g　　黄芩 10g　　半夏 10g　　党参 6g

草果 12g　　玄参 15g　　蚤休 12g　　生石膏（先煎）30g

佩兰 10g　　青蒿 15g　　知母 10g　　生甘草 3g

粳米 10g

水煎服，4 剂。

三诊（6 月 6 日）：近 3 天来，白日已不发烧，晚饭后仍有低热（体温 37.1℃ ~37.4℃），睡眠比以前好转，恶心已除。舌苔黄，中部厚腻渐退，食纳已好。脉象沉滑，已见缓、静之意。再守前方出入。

处方：

柴胡 15g	黄芩 10g	焦槟榔 10g	半夏 10g
党参 6g	草豆蔻 6g	草果 10g	玄参 15g
蚤休 12g	青蒿 15g	佩兰 10g	地骨皮 9g
生甘草 3g			

水煎服，5剂。

四诊（6月10日）：没有再发热，体温已正常，面色已现润泽，精神转佳，饮食正常，尚感有些乏力。舌质略暗，舌苔中部及根部略黄、稍厚。再以前方稍事加减。

处方：

柴胡 15g	黄芩 10g	半夏 10g	党参 9g
草果 10g	草豆蔻 8g	槟榔 10g	青蒿 15g
藿香 10g	玄参 20g	蚤休 12g	地骨皮 10g

水煎服，4剂。

五诊（6月17日）：病情稳定，体温一直正常，颈部已不痛，左侧肿大的淋巴结已消退，不肿不痛。活动时尚感疲乏无力。舌质略暗，舌边有轻度瘀斑，舌苔已化为薄白。脉象和缓略沉，两手基本相同。投上方（加红花10g）12剂。

六诊（7月4日）：面已润泽，精神好，身体感到渐有力，舌脉无大变化。再投上方7剂。

7月15日追访：一直未再出现发热，面容光润，精神佳，无自觉症状，舌苔薄白，中部微黄。脉象沉略弦。表里已和解，发热之证已痊愈。准备过两天即回邯郸。

二、理论分析

（一）验案1的辨证根据

《素问·阴阳脉解》篇云："阳明之脉病，……阳盛则使人妄言骂詈，不避亲疏而不欲食，不欲食故妄走也。"《伤寒论·辨阳明病脉证并治》篇云："阳明之为病，胃家实是也。"《温病条辨·中焦篇》云："面目俱赤，语声重浊，呼吸俱粗，大便闭，小便涩，舌苔老黄，甚则黑有芒刺，但恶热，不恶寒，日晡益甚者，传至中焦，阳明温病也。”《中藏经·论胃虚实寒热生死逆顺脉证之法》篇云：“足阳明……热则面赤如醉人，四肢不收持，不得安卧，语狂目乱，便硬者是也。”据此诊断为阳明实热之证。

治热须分辨真假，假热则大便不燥，尿不赤，脉大而虚，身虽热而不炙手，能卧，言语声不高亢，虚烦一阵之后即可安卧，能盖衣被，口干不欲饮，面红如妆，足膝冰冷，舌苔润而不黄焦，脉象沉细、弱、微等。

据以上分析，本患者为真热、实证无疑，据《伤寒论》六经辨证来看，知热邪已转入阳明经，故诊为阳明实热之证。

（二）验案1为什么第一诊时不用下法

仲景先师在《伤寒论》中曾告诫后人：“（伤寒）呕多，虽有阳明证不可攻也。”“胃家实不大便，若表未解及有半表者，先用桂枝柴胡和解之乃可下也。”“阳明病，心下硬满者，不可攻之。”《温病条辨》在中焦篇中也明确指出：“面目俱赤……阳明温病也。脉浮洪燥甚者，白虎汤主之；脉沉数有力，甚则脉体反小而实者，大承气汤主之。”“阳明温病，无汗，小便不利，谵语者，先与牛黄丸，不大便，再与调胃承气汤。”后世医家也有“伤寒攻不厌迟”的经验。细查本患者不但尚有头痛、气粗、无汗、脉洪数等太阳阳明证未全罢之症，而且还有欲呕不出、胸脘痞闷、不欲食等症，说明热邪尚未结实于阳明之腑，未见腹部出现“痞满燥实坚”等急下存阴之证候。综合前人理论与经验，知本患者目前尚不可攻，故先用金银花、连翘、桑叶、菊花、荆芥、薄荷辛凉轻平之品为主解散在表之余邪，辅以生石膏、知母辛凉重剂以清阳明经弥漫之热，佐以黄芩、栀子以助清热，使药焦三仙、焦槟榔助消化而振胃气。药后，果然头痛、气粗、欲呕、胸脘痞闷、脉洪等忌下症已除，并且出现了“濈然汗出，腹部痞满拒按，下午4时以后发热谵语、寻衣摸床，脉象滑而略数、重按有力，大便秘结（5天未行）”等应攻下之症。正如《伤寒论》所云：“手足濈然汗出者，此大便已硬也，大承气汤主之。”“阳明谵语，有潮热……宜大承气汤下之。”细辨脉症并结合古训，故毫不犹豫地投以大承气汤（加味）急下以存阴津。又恐药不胜邪，热邪伤正，很快又变生他证，故重用其量，使其足以胜邪，并且一次煎出足够两次服用之量，以备急需时马上即可服用。方中除了以枳实、厚朴、大黄、芒硝（大承汤）为主以外，还加用了川黄连、清半夏，以清热和胃，并寓“泻心”之意；焦四仙导滞消积；陈皮理气和胃，以助其病始时吃蒸菜所伤之胃气尽快恢复。经过精心组织方药，终于取得了神速的疗效。

（三）从验案1体温变化情况看治法变化

服第一剂清解药后，体温曾一度下降到37℃，但因发病时日已多，并且初病时有伤肠胃之病史，邪气随泻后正虚而内侵，外邪虽清解，但内侵入里之邪尚未清除，故体温很快又升到38℃（恐日晡及夜间还要更高），并辨清已是阳明腑实证，及时投与了大承气汤(加味)，得泻3次。遵照“先解表后清里”之大法治疗，表里之邪俱清除，故自泻后，患者即很快安睡，真出现了“覆杯即卧”的效果。自此体温即降至36℃上下未再升高，脉象左手已近正常，已不数，真出现了前人所说“脉静身凉”的病愈情况，真正体会到古人不欺我（参图2体温变化示意图）。

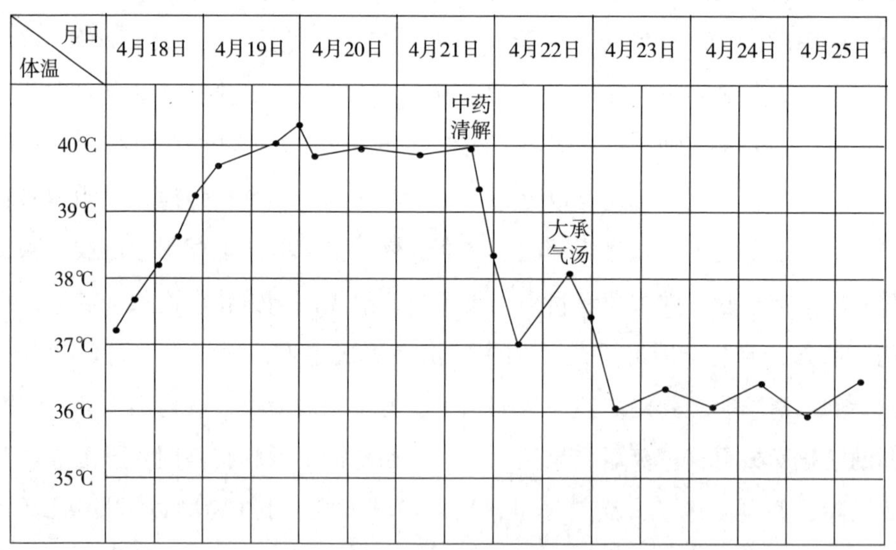

图2　治疗前后体温变化示意图

（四）方药运用

验案2因有“口苦”“呕恶”“嘿嘿不欲饮食”以及“定时寒热”等故用小柴胡汤法，又因还有“头痛、汗出恶风”等症知表未全解，故加桂枝汤。

在定时寒热时，热多寒少，又据仲景先师在《金匮要略》疟疾篇中“有定时寒热，热多寒少者用柴胡白虎汤”的论述，故又结合了白虎汤。更值得深思的是为什么发热 50 多天而缠绵不退，结合其右手脉滑、舌苔腻，知还夹有湿邪，湿热则缠绵难退是其特点。湿热久郁，渐变秽浊毒热之邪，故颈部淋巴结肿大。结合目前患者为半表半里证，正与吴又可《瘟疫论》中达原饮方主治证候之邪客膜原证相符合，膜原亦属半表半里之分，邪客膜原，亦可见憎寒壮热，每日 1~3 次发作，胸闷呕恶，头痛烦躁等症，据此故知本患者湿浊之邪是伏于膜原，共同为患。吴又可先生曾说：“此邪不在经，汗之徒伤表气，热亦不减，又不可下，下之徒伤胃气，其渴愈甚。”故创“达原饮”，用“槟榔能消能磨，除伏邪为疏利之药；草果辛烈气雄，除伏邪盘踞……”因而又把该方中的主药槟榔、草果结合了进来，后又加草豆蔻，芳化开达伏于膜原之秽浊湿热之邪，并助和解半表半里之力。本患者因已发热 50 多天，邪热退后，又遗有 37.1℃ ~37.4℃的低热，故又结合《温病条辨》青蒿鳖甲地骨皮汤的精神，把鳖甲换为玄参，玄参还有解毒消瘰疬之效，养阴而不腻。加蚤休助解毒，加藿香、佩兰芳香化湿浊。经过这样精心组织方药，运用伤寒、温病、瘟疫等理论，使这个发热近两个月的患者三诊即退热，六诊即痊愈。

（五）伤寒理论与温病理论的运用

《伤寒论》是中医治疗急性热病的专书，并且是辨证论治的创始者，为医学之圭臬，医方之鼻祖，但是事物是不断发展的，《伤寒论》问世以后，经过唐、宋、金、元、明、清等历代医家的实践探索，渐渐又总结出温病理论，以《温病条辨》为其代表著作，补充了《伤寒论》的不足，提高了临床疗效，使中医治疗急性热病的理论有了很大进步与发展，使中医学辨治急性热病的规律渐臻完善。《伤寒论》中也曾指出“发热而渴者为温病”，但因其书本为《伤寒论》，故详论了伤寒的辨治规律。《温病条辨》中第一方即是桂枝汤，中焦温病中，也用了白虎汤、承气汤等等，并创拟了宣白承气汤、牛黄承气汤、增液承气汤等许多治疗急性热病卓有良效的方剂。说明伤寒中有温病，温病中也有伤寒，所以说伤寒与温病是统一的，不要人为地分派、分家。

从验案1来看，据其面红目赤，脉数，呼吸俱粗（气粗），谵语，胸腹坚满拒按，喜凉饮，日晡益甚，舌苔焦黑等症，均符合《温病条辨》中焦篇阳明温病的记述；再从其但恶热不恶寒，濈然汗出，腹部痞与燥实，大便秘结（5日未行），夜间谵语，寻衣摸床等症来看，也完全符合《伤寒论》阳明证的论述。从治法来看，无论是《伤寒论》或《温病条辨》，都同样主张表证未清又有里证者要先解表后清里，所以我用的是伤寒法也是温病法，第一方温病法为主又兼伤寒法，第二方伤寒法为主又结合温病的护胃思想以及凉膈散的精神，这是由疾病证情的客观需要而制定的治疗法则，绝对不可主观、刻板地去专遵伤寒或专遵温病，而主要的是要尊重疾病的客观存在和治疗所需，该用伤寒理论就用伤寒理论，该用温病理论就用温病理论，需要两者合用则两者合用。验案2则不但温病、伤寒理论同用，而且还结合了《瘟疫论》中“达原饮”的理论（瘟疫论是温病理论发展过程中，瘟疫名家吴又可独创的，使温病理论更加丰富、更加全面）。正因是一心为患者广收博采，才使这已发热50多天的患者很快得到痊愈。所以再说一句，不可人为地分家、分派，要以提高疗效、治好患者为准则。正如前人所说：“病有千端，法有万变，圆机活法，存乎其人。”总之，伤寒的理论和温病的理论，是经得住临床实践考验的理论，我们都必须精心学习，深入研读，而将其发扬光大，才能为人类的保健事业做出贡献！

再谈治咳七法

过去我曾多次讲过“治咳七法”，这次又加以充实，每法中都介绍治验病例，以帮助理解和实际运用，故称之为“再谈治咳七法”。

咳嗽是临床上常见的症状，它虽然不是一个独立的疾病，但确有不少患者以咳嗽为主诉前来就医。况且，历代医家皆认为：“肺为娇脏，怕寒而恶热，故邪气易伤而难治。”“肺受病易，药入肺难。”再观古人医学著作中，对咳嗽之症，亦多议论详恳，其用心良苦可知。由此可见，肺者，病易而治难。所以，对咳嗽的诊治规律进行研究探讨，是很有必要的。

中医学认为肺主咳。如《素问·阴阳应象大论》篇云：“肺……在变动为咳。”《素问·咳论》篇云：“此皆聚于胃，关于肺。”《素问·脏气法时论》篇云：“肺病者，喘咳气逆。”但是,《素问·咳论》又明确指出：“五脏六腑皆令人咳，非独肺也。”说明不但肺本身受邪时可以发生咳嗽，而且五脏六腑有了病，波及肺时，均可以发生咳嗽（参看图3《内经》咳嗽病机示意图）。清代程钟龄把前人关于咳嗽的论述进行了归纳，结合自己的治疗经验作了一简明的譬喻，他说：“肺譬若钟然，钟非叩不鸣。风寒暑湿燥火六淫之邪，自外击之则鸣。劳欲情志、饮食炙煿之火，自内攻之则亦鸣。医者不去其鸣钟之具，而日磨锉其钟……钟其能保乎。”（参见图4程钟龄咳嗽病机示意图）这一譬喻，对咳嗽之由和治咳之法，均作了扼要的阐述，后人多从其说。清代陈修园又对咳嗽的标本先后，作了简明的阐述，他说：“外感之咳，其来在肺，故必由肺以及他脏，此肺为本而他脏为标也。内伤之咳，先伤他脏，故必由他脏以及肺，故他脏为本而肺为标也。”可见咳嗽一证，包括很广，牵涉面很大，治疗时如不辨病因病机，不探求标本表里，不运用辨证论治的方法，而只用所谓止咳、止嗽的药物去对症处理，则会耽误病情，轻则迁延难愈，重则变症百出。所以治疗咳嗽，必须运用辨证论治的方法，分辨外感、内伤、虚、实、寒、热，才能收到满意的疗效。

中医学对咳嗽的诊治，积有丰富的经验，但文献浩如烟海，方药杂多，初学之人常因无所适从而感到不易掌握，疗效也常不理想。因此我在学习前人论述的基础上，结合个人临床体会，把治疗咳嗽的方法概括为宣、降、清、温、补、润、收七大法则，谈一谈它们的临床运用和变化方法，可作为入门之一助。

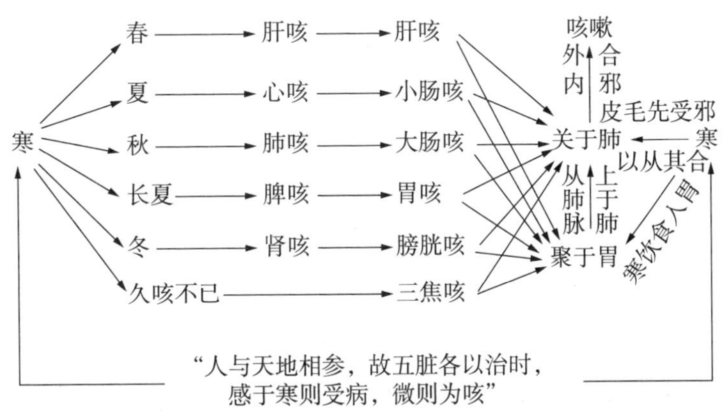

图3 《内经》咳嗽病机示意图

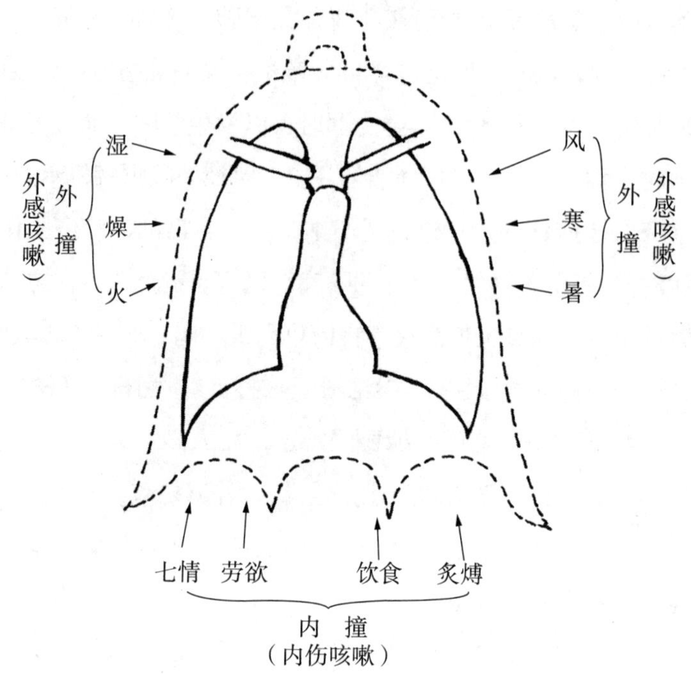

图 4　程钟龄咳嗽病机示意图

一、宣

（一）名义

“宣”寓有宣散、宣发、宣通、宣畅、开宣、通宣、疏宣等意思。宣法是用宣散发表，疏宣肺气，宣通郁壅的方药治疗咳嗽的方法。亦含有前人所说“宣可决壅”之意。

（二）机制

肺窍清虚，喜宣通而恶壅塞。肺感于寒，邪搏于气，壅不得发，故咳喘上气。《诸病源候论》云：“肺主气……气得温则宣和，得寒则否涩。虚则气不足而为寒所迫，并聚上肺间，不得宣发，故令咳而短气也。”朱丹溪亦曾云：“肺主皮毛，人之无病之时，荣卫周流，内气自皮肤腠理宣达于外。一或风寒外束，则内气不得外达，便从中起，所以气升痰上，故咳嗽。宜用辛温辛凉之剂以发散风寒，则邪退正复而嗽止也。”李中梓也曾云：“自表而入者，病在阳，宜辛温以散邪，则肺清而咳愈。大抵治我者，药不宜静，静则留连不解，变生他病。故忌寒凉收敛，如《五脏生成篇》所谓肺欲辛是也。”

另外，肝气不疏，情志不遂，气机久郁，可致肺气膹郁，不得宣畅，而胸闷胁胀，郁气上逆作咳。正如《素问・至真要大论》篇所言：“诸气膹郁，皆属于肺。”亦须治以宣畅气机，除郁壅而咳自止。

（三）宣法方药举例

1. 辛温宣化法

适用于治疗外感风寒、皮毛束闭、肺气不宣的咳嗽。常兼有头痛、身痛、恶寒、发热、无汗、咳吐白痰，脉浮等症。常用的方剂如：①杏苏散：杏仁、苏叶、桔梗、枳壳、前胡、半夏、陈皮、茯苓、炙甘草。②止嗽散：荆芥、白前、桔梗、甘草、百部、陈皮、紫菀。③三拗汤：麻黄、杏仁、甘草。

2. 辛凉宣肺法

适用于感冒风温、风热，温邪袭肺，使肺气失宣所致的咳嗽，常有微恶风寒、发热、口渴、脉浮数等症。常用的方剂如：①桑菊饮：桑叶、菊花、薄荷、杏仁、桔梗、甘草、连翘、芦根。②加减银翘散：金银花、连翘、苦桔梗、薄荷、荆芥穗、牛蒡子、浙贝母、杏仁、豆豉、生甘草。

3. 宣郁理气法

适用于情志不遂，肝气郁滞，胸中气机不得宣畅，影响到肺气失宣所致的咳嗽。症见咳嗽胸闷、脘胁痛胀，生气则加重，喜长吁，性急躁，脉弦等。常用方如：①加减疏气饮子：厚朴、苏梗、青皮、陈皮、大腹皮、瓜蒌皮、桔梗、枳壳、半夏、茯苓、香附、炙甘草。②加减七气汤：厚朴、半夏、茯苓、白芍、紫苏、陈皮、杏仁、桔梗、地骨皮、桑白皮、贝母、黄芩。

余如常用的疏肺、开肺、开胸理肺、通宣理肺等也都属于“宣”的范畴，甚至涌吐、取嚏亦属宣法，这里不再一一详述。

“宣”法最常用的药物一般有桔梗、荆芥、苏叶、马勃、防风、陈皮、前胡、麻黄、桂枝、细辛、金银花、薄荷、牛蒡子、浙贝母、射干、生姜、葱白、豆豉等。

（四）宣法验案举例

王某某，女，61岁，家庭妇女，初诊日期1982年7月31日。

病史：自前年11月感冒后，咳嗽未愈，时轻时重，干咳少痰。每于咳嗽前自觉有似刮风样之感，从左下腹部向上行走，冲至咽喉部即咳嗽不止，一阵过后即不咳。但过一会儿又发作、又咳嗽，每日无数遍地发咳。多次按气管炎治无效，故一听医生说是气管炎就生气，自认为不是气管炎，按气管炎治都无效。食欲不振，易生气，二便正常，腹部喜暖。舌苔剥脱，脉有弦象。

辨证：气郁不畅，肾寒上逆，发为奔豚气嗽。

治法：宣畅气机，温肾疏肺。

处方：

苏子10g	苏梗10g	香附10g	焦槟榔10g
炒川楝子10g	台乌药10g	炒小茴香6g	川桂枝10g
杭白芍10g	炙甘草5g	生姜3片	大红枣4枚
紫肉桂3g	杏仁10g	生牡蛎（先煎）30g	

水煎服，每日1剂，共投5剂。

二诊时，左少腹向上冲之气消失，此气不上冲，即不咳嗽。嘱再服6剂。此后仍守本方，稍加厚朴、香附、半夏、枳壳等调理气机之品，共诊3次而愈。

国庆休息期间，到家中去追访：患者诉多年痼疾已愈，每日带领外孙上街玩耍。

二、降

（一）名义

“降”寓有下降、下顺、下气、下瘀、肃降、降火、降痰、降逆等意思。降法是用肃降下气、降气化咳、降火肃肺、肃降祛瘀等方药治疗咳嗽的方法。

（二）机制

肺主秋令，有肃降功能，喜清虚和降，苦气上逆。如《素问·脏气法时论》篇云：“肺苦气上逆，急食苦以泄之。”“苦”即有降下之意。肺中如有逆气、痰浊、逆火、瘀血等阻滞气道脉络，则导致肺失清肃，气逆不降而生咳嗽，治宜用降法。《心法附余》中曾记载："肺为华盖，凡饥饱劳役、喜怒、忧恐，与夫饮醇醪，食厚味，则火升痰上而伤于肺，亦作咳嗽，宜降火豁痰之剂，则火降痰消而咳止也。"《诸病源候论·久咳逆候》中云：夫气久逆不下，则变身面皆肿满，表里虚，气往来乘之故也。"《仁斋直指方》云："江流滔滔日夜无声，狂澜击石不平则鸣。所以咳嗽者，痰塞胸脘，气逆不下，冲击而动肺耳。"《心法附余》云："肺主气，运行血液，周流一身……有升无降，为咳为喘。"

另外，用力过度，努责伤肺，或胸受跌仆，可致肺部瘀血，气道瘀阻，肺失肃降而生咳嗽，治疗亦须肃降祛瘀之法。

（三）降法方药举例

1. 降气化痰法

适用于膹郁、痰浊不降、肺失肃降而致的气逆咳喘诸证。常用方如：①苏子降气汤：苏子、厚朴、陈皮、半夏曲、前胡、沉香、当归、甘草、生姜。②加味沉香降气汤：香附、陈皮、苏子、桑白皮、砂仁、沉香、桔梗、莱菔子、炙甘草。

2. 豁痰肃降法

适用于咳嗽多痰、胸闷懒食、痰涎壅盛诸症。常用方如：①三子养亲汤：炒苏子、白芥子、炒莱菔子。②加味半瓜丸：半夏、瓜蒌仁、贝母、桔梗、枳壳、知母、杏仁、橘红、葶苈子等。

3. 祛瘀肃肺法

适用于胸背仆跌损伤、瘀血内阻所致的咳嗽。这种咳嗽往往久咳不愈，夜间较多胸背受伤部隐痛等。常用方如：①桃仁散：桃仁、桑白皮、茯苓、橘络、紫苏梗、紫苏叶、槟榔。②加味当归饮：大黄、当归、苏木、生地、赤芍、桔梗、贝母。

另如通腑降痰、泻痰逐饮等，亦均属降法，不一一详举。

"降"法最常用的药物一般有苏子、杏仁、桃仁、旋覆花、白前、沉香、半夏、川贝母、枇杷叶、瓜蒌、地骨皮、槟榔、莱菔子、青礞石等。

（四）降法验案举例

张某某，男，55岁，工人，初诊日期1959年4月。

病史：咳嗽年余不愈。一年前因在东直门外桥上翻车跌到桥下，右胸部被三轮车把戳伤，余处未发生严重跌伤，经住院休养治疗，很快出院。出院后不久患咳嗽，晚间咳多，吐少量灰白痰，咳时胸痛，尤以右胸被摔伤处疼痛明显。虽治疗年余未效，因而不能恢复工作。大便略干，舌质略暗，脉象沉而略弦，舌边有瘀斑。

辨证：跌伤所致瘀血阻滞肺络气道，肺失清肃而致咳嗽，血属阴，故晚间咳多，四诊合参，诊为瘀血咳嗽。

治法：祛瘀肃肺，降气化痰。

处方：

当归5g	桃仁10g	杏仁10g	苏木12g
生大黄3g	制乳没各5g	苏子5g	槟榔12g
赤芍10g	苏梗10g	桔梗6g	丝瓜络5g
桑白皮10g	枇杷叶12g		

6剂后，咳嗽、胸痛著减。又进6剂，诸症痊愈。嘱其再进6剂，则可停药。

国庆节时追访：胸痛未再作，年余久嗽亦痊愈。已恢复原工作。

三、清

（一）名义

“清”寓有清凉、泄热、清燥、泻火的意思。清法即是用清泄肺热、清气化痰、清肺泻火、清燥救肺等方药治疗咳嗽的方法。亦兼有前人所言，“寒可胜热”“泄可去闭”之意。

（二）机制

肺为娇脏，其性飕凉，畏热怕火，易被热邪所伤。如《素问·五运行大论》篇云：“……在脏为肺，其性为凉，其德为清。”故温热、火邪、燥热、暑热、痰热等邪气伤肺，肺体不清，肺失肃降而致咳嗽者，须用清泄肺热、清肃上焦法治疗。朱丹溪曾云："若夫气动火炎，久咳嗽无痰，又当以清热润燥为先……世人徒知肺主皮毛，外感风寒为寒，殊不知传里郁久变为热也。况肺为华盖，而五脏六腑火自内起，熏蒸焚灼作咳嗽者亦良多矣。"《医学入门》中云："新咳有痰者，外感随时解散；无痰者便是火热，只宜清之。久咳有痰者，燥脾化痰；无痰者清金降火。"《嵩崖尊生书》云："肺金本清，虚则温，甘苦清之。"

（三）清法方药举例

1. 清热化痰法

适用于肺热痰多的咳嗽。症见咳嗽，咽痛口渴，痰黄稠难出，便秘脉数等。常用方如：①清咽宁肺汤：桔梗、栀子、黄芩、桑白皮、前胡、知母、贝母、生甘草。②清肺汤：黄芩、桔梗、茯苓、桑白皮、陈皮、贝母、天冬、栀子、杏仁、麦冬、生甘草、当归。③清肺化痰汤：黄芩、栀子、桔梗、麦冬、桑白皮、贝母、知母、瓜蒌仁、橘红、茯苓、甘草。

2. 清燥养肺法

适用于肺燥咳嗽。症见干咳少痰，咽干，咽痒，少津，甚或痰中有少量血丝，舌干唇燥等。常用方如：①桑杏汤：桑叶、杏仁、沙参、浙贝母、豆豉、栀子皮、生梨皮。②四汁膏：雪梨汁、藕汁、生萝卜汁、生薄荷汁，加糖慢火熬膏。

3. 清泻肺火法

适用于火热咳嗽。症见咳嗽声高，痰黄黏稠，甚或味臭，口渴牙痛，唇裂鼻干，咽喉肿痛等。常用方如：①二母宁嗽汤：生石膏、知母、贝母、栀子、黄芩、瓜蒌、茯苓、陈皮、枳壳、生甘草。可去陈皮加玄参。②清肺降火汤：陈皮、杏仁、桔梗、贝母、茯苓、黄芩、前胡、瓜蒌仁、生石膏、枳壳、生甘草。可把陈皮改为桑白皮。③石膏散：生石膏、炙甘草共为细末，冷开水送服3钱。可酌加枇杷叶、贝母、桑白皮、桔梗、黄芩、栀子等。兼有大便秘结者，可重用瓜蒌，并把杏仁捣碎，同时加用生大黄、槟榔、玄明粉等。

4. 清暑益肺法

适用于暑热伤肺，咳嗽气短，脉数，烦热等症。常用方如：①加减洗肺散：天冬、麦冬、五味子、沙参、杏仁、桑白皮、枇杷叶、六一散。②加味玉露散：生石膏、滑石、寒水石、天花粉、生甘草、桑白皮、枇杷叶、麦冬、竹叶、五味子、桔梗。③清肺白虎汤：生石膏、知母、竹叶、党参、桑白皮、地骨皮、桔梗、甘草、乌梅。

余如清化、洗肺、清金、泻白，甚至通下泻火、清肺抑火等，亦属清法，不一一详举。

“清”法最常用的药物一般有桑白皮、栀子、生石膏、寒水石、黄芩、知母、青黛、滑石、青果、桑叶、连翘、大青叶、板蓝根、山豆根、锦灯笼、芦根等。

（四）清法验案举例

胡某某，女，62 岁，初诊日期 1979 年 8 月 21 日。

病史：近 3 个月来咳嗽、胸闷、气短，吐白痰，虽经中西医治疗，均未见效。精神不振，食纳减少，动则气喘。面色晦暗，倦怠少神，言语先重后轻，脉细。自 8 月 21 日至 9 月 3 日，我按内伤阴虚咳嗽治疗后，虽然症状有所减轻，但病情仍较严重。自 9 月 4 日发热 38.4℃，咳痰黄白互见，胸部闷痛，痰稠黏不易吐出，纳少，咽干，喜冷饮，大便日两行，舌红无苔，脉沉数。胸透示左中肺片状阴影，性质待定，疑为肺癌。

辨证：发热咳黄痰，咽干喜冷饮，舌红无苔，脉沉数，诊为阴虚内热，肺失肃降。

治法：养阴清热，化痰肃肺。

处方：

北沙参 10g　麦冬 10g　天花粉 20g　瓜蒌 30g

葛根 10g　生石膏（先煎）25g　桑白皮 10g　地骨皮 10g

杏仁 10g　桔梗 9g　紫菀 12g　枇杷叶 12g

化橘红 10g　五灵脂 10g

水煎服，每日 1 剂。以此方加减共进 50 余剂而痊愈，胸片阴影消失，实验室检查正常，体重增。

1981 年 3 月 3 日追访：1979 年治愈后，食纳好，精神佳，未再咳嗽。

1982 年 9 月 10 日随访：身体一直健康，未发生过咳喘病。

四、温

（一）定义

“温”寓有温肺、温化、温中、温纳等意思。用温肺化痰、温肺理气、温阳化饮、温中化痰、温肾纳气等方药治疗咳嗽的方法，即称温法。前人亦有“热可去寒”之剂。

（二）机制

肺性本凉，易受寒邪侵袭，形寒饮冷皆可伤肺而致咳嗽。脾肺阳虚，痰饮不化，水饮犯肺亦可导致咳嗽。肾阳不振，也可使肺中寒冷，肾不纳气，以致肺气逆上而不降，均可发生咳嗽。以上均须用温法治疗。《素问·至真要大论》篇云：“寒者热之，……劳者温之。”《外台秘要》云：“冷嗽者，年衰力弱，体气虚微，如复寝食伤冷，故成冷嗽。此亦但将息以温，兼进温药，则当平复。”《医心方》中云：“若有本性非热，遇诸冷缘而得嗽，触冷便发，遇热既可，此是冷嗽也。”《痰火颛门》云：“大抵咳证只宜温平，肺号娇，药味少凉即寒，稍燥即热，治咳方禁用辛燥，学者不可不知。”《医说》认为：“寒嗽痰薄，宜服热药。”《杂病广要》引《治病治法密方》云：“伤冷咳嗽，身不憎寒发热，得之脾胃受寒，传入于肺，遂成寒嗽，嗽甚则吐白沫而多呕。此当先用温药，温其脾胃。”肾阳虚者，也可使肺中寒冷，肾不纳气，肺气不降，水饮上犯而咳嗽，治宜温肾纳气、温阳化饮之法。

（三）温法方药举例

1. 温肺化痰法

适用于肺寒咳嗽，吐痰白稀或凉。常用方如：①温肺汤：干姜、半夏、杏仁、陈皮、甘草、细辛、阿胶、生姜、大枣。②八味款冬花散：桑白皮、苏叶、麻黄、款冬花、紫菀、五味子、杏仁、炙甘草。③苏子汤：苏子、干姜、半夏、桂心、人参、陈皮、茯苓、甘草等。

2. 温肺行气法

适用于肺寒、气机不畅而咳嗽上气，胸膈不利。选方如：①加减三奇汤：陈皮、桔梗、青皮、紫苏、半夏、杏仁、枳壳、厚朴、干姜、沉香。②九宝饮：陈皮、杏仁、麻黄、桂枝、桑白皮、薄荷、苏叶、大腹皮、甘草。酌加旋覆花、苏子等。

3. 温中化痰法

适用于形寒饮冷，脾肺俱寒，咳嗽吐凉痰涎。常用方如：①半夏温肺汤：半夏、茯苓、细辛、干姜、桂心、桔梗、陈皮、旋覆花、党参、白术、甘草。②加味理中汤：党参、白术、干姜、甘草、茯苓、半夏、陈皮、细辛、五味子、款冬花等。

4. 温肾纳气法

适用于肾虚寒不能温阳化气，寒邪上犯，肾虚不能纳气而致的咳嗽气喘。症见吸气不能深纳丹田，呼气较易，吸气较难，夜间咳喘加重，腰膝畏冷，面色发黑等症。常用方如：①金匮肾气丸：熟地、山茱萸、山药、茯苓、泽泻、丹皮、肉桂、人参、蜜炙桑白皮、紫菀、黄芪、五味子。②黑锡丹等。

余如温脾安肺，温肾化饮，暖肾益气等法，亦均属于温法，不一一详举。

“温”法最常用的药物一般有白芥子、干姜、紫菀、款冬花、桂心、白蔻衣、百部、薤白等。

（四）温法验案举例

李某某，女，55岁，工人，初诊日期1981年1月29日。

病史：咳嗽则尿裤已3个多月。自1976年地震时，冬季受寒而咳嗽1个多月。此后，每冬咳嗽，咳甚则尿裤，月余渐愈。1980年冬又发咳嗽，日渐加重，至今不愈。咳吐白痰，气短，自觉无底气，吸气较费力，咳则尿出，两个多月来，未在厕所排过尿，都在咳时尿在裤中，裤中经常垫尿布，十分痛苦。虽经服用或注射中西药品，并做脱敏疗法月余，均未见效。舌苔薄白，脉象略滑，尺沉。

辨证：《素问·咳论》篇云："五脏六腑皆令人咳，非独肺也。"又云："人与天地相参，故五脏各以治时，感于寒则受病，微则为咳，甚则为泄为痛。……乘冬则肾先受之。"此人由冬季受寒而咳，已5年之久，《素问·咳论》篇中云："五脏之久咳，乃移于六腑。……肾咳不已，则膀胱受之，膀胱咳状，咳而遗溺。"再参尺脉沉知肾咳已移于膀胱，故诊为膀胱咳。

治法：温肺祛寒，益肾固脬，佐以降气化痰。

处方：

炙麻黄 6g	杏仁 10g	桔梗 6g	紫菀 15g
桑螵蛸 10g	覆盆子 10g	乌药 12g	炒苏子 10g
半夏 10g	炒莱菔子 10g	炒白芥子 3g	化橘红 12g
五味子 5g	炒鸡内金 10g		

水煎服，3剂。

二诊（2月1日）：诸症减轻，再投上方3剂。

服用7剂，各症明显减轻，服8剂后，症状消除，共服11剂即痊愈。

五、补

（一）名义

"补"就是补法。用补肺、补气、健脾益气、补肾纳气等方药治疗咳嗽，就是本篇所谈的补法。前人有"肺无补法"之说，意思是告诫后人，治疗咳嗽不可骤然用补法。所以补法主要用于久咳肺虚，确无实邪之证。

（二）机制

《素问·至真要大论》篇云："衰者补之。"《诸病源候论·咳嗽病诸候》篇云："久咳嗽者，是肺极虚故也，肺既极虚，气还乘之，故连年积月久不瘥。"张景岳云："外感之嗽，可温可散，其治易。内伤之嗽，宜补，宜和，其治难。"《锦囊秘录》云："如久咳脉涩，或虽洪大，按之不鼓属肺虚。宜五味、款冬、紫菀、兜铃之类，敛而补之。"肺虚又多与肾虚脾虚兼见，更有阳虚、阴虚之分，所以运用补法又须与"虚劳""痨瘵"的治法相互参照。但是《沈氏尊生书》中又曾曰："有久咳经年，百药不效，余无他证，与劳嗽异者。"可见补法的应用比较复杂，难度较大，用时必须详细辨证，多方参考，方为全面。

（三）补法方药举例

1. 培补肺气法

适用于肺气虚的咳嗽。症见面白，气短，咳声低，言少声低，神疲，脉虚等。方如：①补肺汤：党参、黄芪、紫菀、五味子、熟地、桑白皮加蜜少许。②黄芪汤：黄芪、白芍、麦冬、五味子、前胡、党参、细辛、当归、茯苓、半夏、大枣、生姜等。

2. 补阴保肺法

适用于肺阴虚咳嗽。症见潮热，盗汗，颧红，少痰，夜间咽干口渴，声哑，痰中带血，脉细数等。选方如：①加味生脉地黄汤：人参、麦冬、五味子、熟地、山药、山茱萸、茯苓、丹皮、泽泻、冬虫夏草、蜜紫菀。②宁嗽膏：天冬、白术、茯苓、百合、款冬花、百部、杏仁、贝母、紫菀、阿胶、饴糖、蜂蜜，熬为膏剂。

3. 补肾益肺法

适用于肾阳虚损而致的咳嗽咽干，五心烦热，盗汗，干咳少痰，午后颧红，腰酸腿软，梦遗滑精，尺脉弱等症。方如：①加减地黄汤：生地、熟地、山药、山茱萸、麦冬、川贝母、茯苓、炙甘草、丹皮、枸杞子、五味子、知母、地骨皮。②加减紫菀汤：紫菀、前胡、麦冬、天冬、桔梗、知母、百合、甘草、杏仁、生地、熟地、女贞子、阿胶等。

4. 补脾益肺法

适用于脾肺俱虚，咳嗽食少，短气虚怯，四肢懒倦。方如：①加味人参黄芪汤：人参、黄芪、白术、陈皮、茯苓、炙甘草、当归、五味子、麦冬、紫菀、款冬花。②加味白术汤：党参、白术、橘红、半夏、茯苓、贝母、炙甘草、前胡、附片、神曲等。

余如常说的益气养肺，生津保肺，培土生金等，亦皆属补法，不多举。

收敛肺气之法，也寓有一定的补意，请参看“收”法。

补法最常用的药物一般有黄芪、党参、人参、白术、山药、冬虫夏草、蛤蚧、石钟乳、甘草、太子参，并可参看润法、收法的一些药品。

（四）补法验案举例

朱某某，女，15岁，甘肃高台县东联村人，初诊日期1967年11月17日。

病史：1个多月以来，咳嗽，吐白稀痰，心悸气短，不能平卧，言语声低，先重后轻，在坑上半卧位，不能下地劳动。曾服止咳糖浆等未效。西医诊断为风湿性心脏病。舌苔白，脉象细数。

辨证：据其咳吐白痰，言语声低，先重后轻，心悸气短，脉细，知为心脾两虚，胸中阳气不振，肺失宣肃之能，水湿不得布化，肺气不利而致咳嗽，诊为虚证咳嗽。

治法：健脾益肺，养心助阳，化湿祛痰。

处方：

党参 9g	白术 6g	茯苓皮 12g	化橘红 6g
当归 6g	生白芍 9g	桂枝 5g	枳壳 9g
丹参 9g	杏仁 9g	炙甘草 9g	生牡蛎（先煎）12g
珍珠母（先煎）20g		远志 9g	

水煎服，6剂。

二诊（12月2日）：上方服后已不咳嗽，心悸气短之症亦愈，能平卧，睡转佳，小便增多，食纳好转，大便3日未行，口干，唇部有微裂。舌苔薄白，脉象细，已不数。仍投上方加半夏9g，车前子9g，全瓜蒌15g，改橘红为9g，改茯苓皮为茯苓12g。再服4剂。

12月16日，到家中追访：服药后12月4日大便通畅，未再咳嗽，现在能吃能睡，病已痊愈，并且已能下地干活。

六、润

（一）名义

“润”寓有濡润、润养、润燥、滋润的意思。润法是运用甘凉清润、润燥养肺、清金润燥、滋阴养肺、清燥润肺、生津润肺等方药治疗咳嗽的方法。前人有“湿可去枯”之剂，湿即有润的意思。

（二）机制

《素问·至真要大论》篇云“燥者润之”“燥者濡之”。濡亦即润的意思。肺属秋金，其性本燥，燥邪最易伤肺。秋季初凉，空气干燥，秋风肃杀，易伤皮毛，感之受病，多为凉燥。若时值燥令，秋阳暴烈，久晴无雨，尘埃飞腾，感之受病，多为温燥。久病、大病伤耗津液，或房劳耗精，或久服金石热性补药而致血燥皆为内燥。燥邪伤肺而生咳嗽，须用生津养阴的药品，滋濡津液，润养肺阴，以除燥邪。《医宗必读》中记载：“自内而生者，病在阴，宜甘以壮水，润以养金，则肺宁而咳愈。”《医门法律·咳嗽》论中曰：“……乃致肺金日就干燥，火入莫御，咳无止息，此时亟生其津，亟养其血，亟补其精水，犹可为也。”《杂病源流犀烛》中云：“故夜咳必用知母，切忌生姜，以其辛散，恐复伤阴也。古人多以六味地黄丸加知、柏、天冬、贝母、橘红治之，所以滋化源也。”运用润法必须按照“治病必求其本”的要求，进行辨证论治，不要只考虑用润肺剂治咳，而是要用整体观念去全面考虑。正如喻嘉言所说：“凡治燥病，不深达治燥之旨，但用润剂润燥，虽不重伤，亦误时日，只名粗工，所当戒也。”此虽指治燥病而言，用润法治咳者，亦当深思。

（三）润法方药举例

1. 甘凉滋润法

适用于温燥咳嗽，气喘咽痒，痰少难出，口渴，声嗄，脉细而数，常用方如：①清燥救肺汤：桑叶、生石膏、甘草、麻子仁、阿胶、人参、麦冬、天冬、杏仁、枇杷叶。②加减安嗽汤：天冬、麦冬、阿胶、黄芩、杏仁、五味子、生甘草、川贝、桑白皮、梨皮、天花粉、蜜炙枇杷叶等。

2. 养阴润肺法

适用于肺燥阴虚、津液不布所致的咳嗽。症见声哑，干咳，盗汗，口渴引饮不解渴，甚或咯少量血丝，口鼻干，皮肤干燥，脉涩等。常用方如：①紫菀散：蜜紫菀、阿胶、白人参、麦冬、川贝母、甘草、茯苓、桔梗、五味子。可加玄参、地骨皮。②二冬膏：天冬、麦冬、蜂蜜等，熬膏服用。

3. 甘寒生津法

适用于热病以后，热伤肺胃阴分而致的咳嗽少痰，口渴引饮，唇舌干燥，舌红瘦，苔剥脱，食少便燥，消瘦，四肢倦怠，饭后迟消，脉细数等证。方如：①沙参麦冬汤：沙参、麦冬、玉竹、生甘草、桑叶、生扁豆、天花粉。②玄霜雪梨膏：雪梨汁、藕汁、生地汁、麦冬汁、生萝卜汁、茅根汁煎炼适度加入白蜜、柿霜收膏，再入姜汁少许。

余如滋肾以润肺、润肠以降气、养血润燥、滋阴清化等，均属润法，不一一详举。

“润”法最常用的药物一般有麦冬、沙参、阿胶、蜂蜜、天冬、梨、梨皮、生地、玄参、杏仁泥、藕、柿饼、柿霜等。

（四）润法验案举例

张某某，女，42 岁，家庭妇女，丰润县医院门诊患者，初诊日期 1972 年 6 月 25 日。

病史：咳嗽 1 年多，口渴舌干，咳嗽少痰，偶有痰中带少量血丝，胸中烦热，大便干秘，数日一行，粪如小球，小便黄，眠差，午后两颧微红，食纳不香。舌质微红，舌苔薄白浮有微黄色，脉象细数。X 线胸部透视示肺纹理略粗糙。

辨证：久咳伤肺，肺阴不足，肃降失职，气逆而咳。

治法：养阴润肺，肃降通腑。

处方：

北沙参 9g　　麦冬 6g　　杏仁泥 9g　　石斛 9g
知母 9g　　蜜紫菀 15g　　蜜炙枇杷叶 15g　　苏子 9g
桑白皮 6g　　地骨皮 9g　　全瓜蒌（用玄明粉 2g 拌）25g
厚朴 9g　　枳实 12g

水煎服 3 剂。

二诊（6 月 29 日）：服上药后，咳嗽减少，口渴减轻，大便一次，仍较干硬，胸中烦热近平。舌质尚微红，舌苔正常，脉象仍细略数。上方去桑白皮、石斛，改瓜蒌（用玄明粉 3g 拌）30g，加生地 12g，玄参 9g。3 剂。

三诊（7 月 6 日）：上方服后效果效好，又自购服 3 剂。咳嗽、口渴均明显减轻，能咳出少量白痰，胸中较前畅快，大便已正常，小便已不黄，饮食增加，午后脸不发红。舌质、舌苔均正常，脉象沉细。上方再服 6 剂。

四诊(7 月 15 日)：已基本不咳，饮食正常，睡眠佳。舌质、舌苔均正常，脉略细。胸部 X 线透视正常。上方去玄明粉、枳实。再服 6 剂。

10 月 5 日到家中追访：病已痊愈，已能干农活。

七、收

（一）名义

“收”寓有收敛、收涩、合敛、敛肺、敛气等意思。收法是用收肺敛气、合敛益肺、敛补肺气、敛阴清气等方药治疗咳嗽的方法。但因收法也有补的意思，故只可用于久咳而肺中确无实邪者。

（二）机制

《素问·脏气法时论》篇云：“肺欲收，急食酸以收之，用酸补之，辛泄之。”《嵩崖尊生书》中说：“肺喜清敛，以酸收之，以酸补之。”久咳则肺张叶举，肺气浮散，治宜收敛肺气，使肺合降。《古今医统》中曰：凡治咳嗽，当先各因其病根，伐去邪气，而后以乌梅，诃子、五味子、罂粟壳、款冬花之类，其性燥涩，有收敛劫夺之功，亦在所必用，可一服而愈，慎勿越其先后之权衡也。”《病机汇论》曰：“敛者，谓收敛肺气也。散者，谓解散实邪也。宜散而敛，则寒邪一时敛住，为害非轻；宜敛而散，则肺气弱，一时发散，走泄正气，害亦匪一。”故须注意，凡外感咳嗽及有实邪者，切勿使用，千万记住。正如《医门法律》所说：“凡邪盛，咳频，断不可用劫涩药。咳久邪衰，其势不脱，方可涩之。误则伤肺，必至咳无休止，坐以待毙，医之罪也。”

（三）收法方药举例

1. 敛肺化痰法

适用于咳嗽日久，声哑失音，痰少气逆。方如：①润肺丸：诃子肉、五倍子、五味子、甘草，蜜丸噙化。②加减人参冬花散：诃子、人参、款冬花、贝母、乌梅等。

2. 收肺敛气法

适用于久咳不止，肺张叶举，肺气浮散而呛咳气短之症。方如：①九味散：党参、款冬花、桔梗、桑白皮、五味子、阿胶、贝母、乌梅、罂粟壳、姜、枣。②加味诃黎勒丸：诃子、海蛤粉、瓜蒌仁、青黛、杏仁、香附、马兜铃、百合、乌梅、五味子。

余如收合肺气、合肺敛气、收涩敛肺、收气润养等，均属收法，不一一列举。

“收”法最常用的药物一般有五味子、乌梅、罂粟壳、百合、马兜铃、诃子、五倍子、白及、白果、白蔹等。

（四）收法验案举例

马某某，男，71岁，甘肃省肃南县祁林公社牧民，初诊日期1967年10月21日。

病史：咳嗽吐血痰已多年，每到冬季加重。近两天咳嗽加重，胸部憋闷，呼吸不畅，并有前头痛。舌苔略白，脉象沉滑细略数。

辨证：年老久咳，肺气浮散，近日受寒，肺失宣肃，气逆咳喘。

治法：宣肺散寒，温阳化饮。

处方：

麻黄 6g	细辛 3g	半夏 9g	化橘红 9g
茯苓 9g	白芷 6g	炒白芥子 9g	炒苏子 9g
五味子 3g	枳壳 9g	桂枝 4.5g	白芍 9g

水煎服，3剂。

二诊（10月25日）：药后呼吸畅通，胸已不闷，头痛减轻，咳喘略减。舌苔正常，脉仍细但已不滑数。再加减前方，佐以收降肺气之品。

半夏 9g	化橘红 9g	茯苓 12g	桂枝 4.5g
白芍 9g	枳壳 9g	炒苏子 9g	炒白芥子 6g
白芷 9g	桑白皮 9g	诃子 6g	五味子 6g

炙马兜铃 9g

水煎服，4 剂。

11 月 15 日到家中追访：第二方服后，各症都明显减轻，故又按原方服 3 剂。现在病已痊愈，并可到院中搞清洁卫生。

此患者年高久咳，肺气浮散，失其敛降。近日又受寒侵，故头痛，咳喘、胸闷等加重。第一方用麻黄、细辛宣散寒邪。第二诊时寒邪又散，故加收合肺气、敛降化痰之诃子、五味子、马兜铃等，使肺气不再浮散，而达合敛肃降、恢复布化之能，则饮化痰消，其咳喘自止。注意肺有邪时，不可用收法。

以上七大法则，必须根据患者的具体情况，按照辨证论治的原则灵活运用，不可乱用。如果当“宣”反“润”，可致咳嗽久久难愈，痰腻难出，胸闷少食。如果当“收”反“宣”，可致咽喉燥干，咳甚或咳血失音……这是要求注意辨证论治不可乱用的一个方面。另一方面，根据病情需要，又常把两个或两个以上的法则合并起来使用。例如：宣降合用，润收合用，清中加润，补而兼收，宣、降加清、润，补中佐收等，并且还可以斟酌病情需要而调整用量的轻重，例如在组织药方时可用七分宣三分降，三分润七分收，四温六补，八补二收，五宣二降三清，三清五润二降……这样，七大法则又可以变化出许多法则，以应疾病的变化。正如前人经验所谈：“病有千端，法有万变，圆机活法，存乎其人。”以上各法中所举病例的治法和处方中，也体现着七法互相配合、灵活运用的辨证论治精神，希望同道们在临症中随时注意不要呆板。

三谈尪痹的辨证论治

20 世纪 80 年代，我曾多次在国内外讲过《尪痹的辨证论治》，并在《中医杂志》[1992，21（3）] 和《中国名老中医经验集萃》一书中，都发表了以上题目的文章。因为十余年来又有了新体会，故于前年在中华中医药分会风湿病分会学术年会上，我又对《尪痹的辨证论治》作了些补充，当时把讲稿称作《再谈尪痹的辨证论治》，由于大会发言时间的限定，故只讲了补充的内容，未能与尪痹的辨证论治全文融合起来，未听过《尪痹的辨证论治》或未听过《再谈尪痹的辨证论治》的同道们，都不能把前后两篇文章的内容融合起来去全面理解，对临床使用极为不利。所以，现在我把两篇文章穿插融合起来，并作了些补充和修改，全文发表，谨供同道们参考，故称《三谈尪痹的辨证论治》。

一、尪痹的名义

“尪”字与“尩”“尫”义同。其意指足跛不能行、胫曲不能伸、骨质受损、身体羸弱的废疾而言。例如《辞源》中注解说：“骨骼弯曲症。胫、背、胸弯曲都叫尪”。《金匮要略》中所云“诸肢节疼痛，身体尪羸”，就是指关节肢体弯曲变形、身体羸弱、不能自由行动而渐成的废疾。“痹”即《内经》痹论所谈的痹病。尪痹即指具有关节变形、骨质受损、肢体僵曲的痹病。

对于肢体变形，关节肿大、僵化，筋缩肉卷而不能屈伸，骨质受损的痹病，古代医家尚缺乏系统的论述和统一的名称。有的叫骨痹、肾痹，有的叫历节、顽痹，有的则称鹤膝风、骨槌风等。我在学习继承前人各种论述的基础上，参考近代文献，结合多年临床体会，对这种痹病的因、证、脉、治，进行了归纳整理，统称之为“尪痹”，以区别于行痹、痛痹、着痹。通过临床应用，不但感到应用方便，并且便于认识本病的病因病机及发病特点，而且有利于进一步找出它的诊治规律。1981 年 12 月在武汉“中华全国中医学会内科学会成立暨首届学术交流会”上，我以《尪痹刍议》为题，向全国中医内科同道发表了我的看法和论文。1983 年中华全国中医学会内科学会痹病学组采用了这一新病名，并以我论文中提出的药方为主，稍事加减，制成“尪痹冲剂”，组织全国 27 个省、市中医研究单位，进行了临床观察，疗效满意，经国家批准由药厂成批生产，现已行销国内外，受到尪痹患者的欢迎，并被评为国优产品，曾获得“金杯奖”等等。

从临床实际来看，尪痹不但包括类风湿关节炎，而且也可以包括西医学中其他一些关节疼痛、变形的疾病。如强直性脊柱炎、大骨节病、结核性关节炎等。但其中以类风湿关节炎和强直性脊柱炎最为多见，故本文所谈的尪痹主要指类风湿关节炎和强直性脊柱炎。

二、前人论述撮要

从类风湿关节炎、强直性脊柱炎的临床表现来看，它可以包括在中医学的“痹”病中。古代中医书中，有不少类似二病的论述，积累了丰富的经验和理论。例如《素问·痹论》篇云：“肾痹者，善胀，尻以代踵，脊以代头。”《素问·逆调论》篇云：“肾者水也，而生于骨，肾不生则髓不能满，故寒甚至骨也。……病名曰骨痹，是人当挛节也。”《素问·气穴论》篇云：“积寒留舍，荣卫不居，卷肉缩筋，肋肘不得伸，内为骨痹，外为不仁。”《金匮要略·中风历节病脉证并治》篇云：“诸肢节疼痛，身体尪羸，脚肿如脱。”《三因极一病证方论》谈“历节”时云：“久不治令人骨节蹉跌。”《医学统旨》中云：“肘膝肿痛，臂胻细小，名鹤膝风，以其像鹤膝之形而名之也。或止有两膝肿大，皮肤拘挛，不能屈伸，胻腿枯细，俗谓之鼓槌风，要皆不过风寒湿之流注而作病也。”《医学入门》中云：“骨节痛极，久则手足蜷挛……甚则身体块瘰。”如此等等。

可见古代医家已经认识到有的“痹”病，会使人的“臂胻枯细”，肢节像“鹤膝”或“鼓槌”状而变形，重者可致“挛节”“卷肉缩筋”“肋肘不得伸”“骨节蹉跌”而使关节、肢体失去原有的功能，更甚者则可致“身体尪羸”“尻以代踵，脊以代头”而脊柱弯曲，伛偻不直，成为废疾。这些记载，颇似类风湿关节炎和强直性脊柱炎的症状。

三、尪痹的病因病机探源

（一）先谈“合”字的深刻涵义

《素问·痹论》篇云：“风寒湿三气杂至，合而为痹也。”就是说，风、寒、湿邪，都可以分而各自为病，但不是痹病。若风寒湿三种邪气混合错杂而至，合在一起而致的病，则为“痹”病。这是大家一致公认的。但是，我认为“合而为痹”的“合”字，除上述的意义外，还有以下的含义。①痹病不仅是风寒湿三气杂至合一侵入而为痹，而且还要与皮肉筋骨血脉脏腑的形气相“合”，才能为痹。因有各种不同的“合”，故形成各种不同的“痹”；不能与三气杂至相合者，则不能为痹。例如《素问·痹论》篇所云：“帝曰：荣卫之气亦令人痹乎？”岐伯曰：“荣者，水谷之精气也，和调于五脏，洒陈于六腑，乃能入于脉也，故循脉上下，贯五脏，络六腑也，行于经脉，常荣无已。卫者，水谷之悍气也，其气慓疾滑利，不能入于脉也，故循皮肤之中，分肉之间，熏于肓膜，散于胸腹，逆其气则病，从其气则愈，不与风寒湿气合，故不为痹。”隋代杨上善注曰：“营卫血气循经脉而行，贯于五脏，络于六腑，洒陈和气，故与三气合以为痹也。”“卫之水谷悍气，其性利疾，走于皮肤分肉之间……是以不与三气合而为痹也。”但明代张景岳则注曰：“营卫之气……然非若皮肉筋骨血脉脏腑之有形者也，无迹可著，故不与三气合，盖无形亦无痹也。”以上二说，前者认为营血之气能与风寒湿三气杂至之邪相合而为痹；卫气不能与风寒湿三气杂至之邪相合故不为痹。后者则认为营卫之气，无形迹可著，皆不与风寒湿三气杂至之邪相合，故不为痹。虽然两家之注解不尽相同，但其与三气杂至之邪合者则为痹，不与三气杂至之邪合者则不为痹，这一看法是一致的。②风寒湿三气杂至不但可与皮肉筋骨血脉脏腑之形气合而为痹，并且还因与四季各脏所主之不同的时气相合而为不同的痹。例如《素问·痹论》篇所云：“以冬遇此者为骨痹，以春遇此者为筋痹。”又云：“所谓痹者，各以其时重感于风寒湿之气也。”③合字还有内舍于五脏之“合”的意思。例如《素问·痹论》篇中还载：“五脏皆有合，病久而不去者，内舍于其合也。故骨痹不已，复感于邪，内舍于肾；筋痹不已，复感于邪，内舍于肝。”所以我在反复学习《素问·痹论》篇时，体会到对“合”字要作深入全面的理解，这对分析痹病的病因病机和进行辨证论治，均有很大的启迪和帮助。下面将谈尪痹病因病机的特点，所以先谈谈对“合”字的认识，以便大家理解尪痹的病因病机及其形成与发展。

另外，在临床上也体会到除了重视“合”字的涵义之外，还要注意结合中医学中的“从化理论”。中医学认为，邪气侵入人体后常常发生“从化”而使病证发生转变。即“从阴化寒，从阳化热”。这一疾病转化机制源出于《内经》，仲景先师首先运用于临床，后世医家也有论述。清代《医宗金鉴·伤寒心法要诀》中，对从化理论做了具体完整的概括，并有明确阐述。例如书中所云：“六经发病尽伤寒，气同病异岂期然。推其形脏原非一，因从类化故多端。明诸水火相胜义，化寒化热理何难，漫言变化千般状，不外阴阳表里间。”很明确地说明了同是伤于寒邪却不一定都见寒证的道理。以这一从化理论在临床上指导辨证论治具有非常重要的意义，诊治尪痹，当然也不例外。尪痹虽然以寒湿之邪深侵入肾为主要病机，但是再结合“从化理论”来分析，有的“从阴化寒”而见寒盛证，有的“从阳化热”而见化热证，因此在观察、认识和理解尪痹的病因病机与发生发展、证候变化时，不但要注意深入理解“合”字的深刻涵义，还要注意运用“从化理论”去辨证分析，才能更好地理解尪痹各个不同阶段的不同证候变化特点。

（二）尪痹病因病机的特点

尪痹属于痹病范围，所以“风寒湿三气杂至合而为痹”也是尪痹总的病因病机。在其病因病机中，除上述机制外，更重要的是尪痹还具有寒湿深侵入肾的特点。常见的病因病机，可概括为以下五种：

（1）素体肾虚，寒湿深侵入肾，或先天禀赋不足，或后天失养，遗精滑精，房劳过度，劳累过极，产后失血，月经过多等而致肾虚，正不御邪。肾藏精、生髓、主骨，为作强之官。肝肾同源，共养筋骨。肾虚则髓不能满，真气虚衰，三气之邪，如寒湿偏胜，则乘虚深侵入肾。肾为寒水之经，寒湿之邪与肾同气相感，深袭入骨，痹阻经络，血气不行，关节闭涩，筋骨失养，渐致筋挛骨松，关节变形不得屈伸，甚至卷肉缩筋，肋肘不得伸，几成废人。

（2）冬季寒盛，感受三邪，肾气应之，寒袭入肾。《素问·痹论》篇云：“所谓痹者，各以其时，重感于风寒湿之气也。”“时”指五脏气主之时（季节），肾主于冬，寒为冬季主气，冬季寒盛感受三邪，肾先应之，故寒气可伤肾入骨，致骨重不举，酸削疼痛，久而关节肢体变形，成为尪羸难愈之疾。

（3）复感三邪，内舍肾肝。痹病若迁延不愈又反复感受三气之邪，则邪气可内舍其所合而渐渐深入，使病情复杂而沉重。冬春季节，天气尚为寒冷，此时复感三邪，寒风气胜，内舍肾肝，肝肾同源，互相影响，筋骨同病，渐致筋挛骨松，关节变形，脊柱伛偻，难以行走。

（4）督脉不足，肾督相联，寒湿深侵，肾督同病。督为阳脉之海，起于肾下胞中，肾督相联。三邪入侵，如督脉不足，不但寒湿伤肾，并可伤及督脉，肾督同病而致腰疼痛，腿髂不利，行走不便，渐致脊柱弯曲、僵化、俯仰不利，甚至“尻以代踵，脊以代头”。

（5）湿热之域，阳性体质之人，因热贪凉，风寒湿深侵入肾，从阳化热，湿热蕴蒸，耗伤阴精，肝肾受损，筋骨失养，渐成尪痹。

由以上可见尪痹的发病机制更为复杂、深重，主要是风寒湿三邪已经深侵入肾督，并影响到肝，骨损筋挛，且病程长，寒湿、贼风、痰浊、湿热、瘀血，互为交结，凝聚不散，增重了病情。

四、尪痹的辨证论治

（一）尪痹的临床特点

尪痹除有关节疼痛、肿胀、沉重及游走窜痛等风寒湿痹共有的症状外，且病程长，关节变形，骨质受损，僵曲蜷挛，不能屈伸，重者活动受限，生活不能自理。疼痛多表现为昼轻夜重，痛发骨内，古代称此为“其痛彻骨，如虎之啮”。因病邪在里故脉见沉，因肾虚故常见尺脉弱小，因痛重故脉弦。总之常见脉象沉弦、沉滑、沉弦滑、尺弱等特点。

（二）尪痹的常见证候类型

尪痹也和其他疾病一样，常常因人、因地、因时而出现不同的证候。但归纳起来，我认为尪痹最常见的证候可有以下五种：

1. 肾虚寒盛证

临床表现为腰膝酸痛，两腿无力，易疲倦，不耐劳作，喜暖怕凉；膝踝、足趾、肘、腕、手指等关节疼痛，肿胀，僵挛；晨起全身关节（或最疼痛的关节）发僵，筋挛骨重，肢体关节屈伸不利，甚至变形。舌苔多白，脉象多见尺部弱、小、沉细，余脉可见沉弦、沉滑、沉细弦等象。此乃肾虚为本，寒盛为标，本虚标实之证，临床上最为多见。

2. 肾虚标热轻证

此证患者夜间关节疼痛时，自感把患处放到被外，似乎痛减，但疼痛处在被外放久后又觉疼痛加重，又赶紧收入被窝中；手足心也有时感到发热，痛剧的关节或微有发热，但皮肤不红；肢体乏力，口干便涩。舌质微红，舌苔微黄，脉象沉细略数。此为肾虚邪实，寒邪久郁或服热药助阳而邪欲化热之证。此证时有所见，但较肾虚寒盛证少见。

3. 肾虚标热重证

此证关节疼痛而热，肿大变形，用手扪之，肿痛之局部可有发热，皮肤也略有发红，因而喜将患处放到被外，虽然在被外放久受凉仍可加重疼痛，但放回被内后不久又放到被外；口干咽燥，五心烦热，小便黄，大便干。舌质红，舌苔黄厚而腻。脉象常滑数或弦滑数，尺脉多沉小。本证乍看起来可诊为热证，但结合本病的病机特点和病程来分析，此实为本虚标实之证，标邪郁久化热，或服温肾助阳药后，阳气骤旺，邪气从阳化热，与一般热痹不同（热痹病程短，无关节变形，关节疼处红肿甚剧，皮肤也赤红灼热）。此证临床上虽也能见到，但较之肾虚寒盛证则属少见。本证有时见于年轻、体壮患者的病情发展转化过程，但经过治疗后则多渐渐出现肾虚寒盛之证，再经补肾祛寒、强壮筋骨、通经活络等治法而愈。

4. 肾虚督寒证

此证主要表现为脊柱僵硬、腰脊疼痛，或项背僵痛，或腰胯疼痛，两腿活动受限，喜暖怕寒。甚者可致“尻以代踵，脊以代头”而成尪废之疾。舌苔薄白或白，脉多沉弦或弦细，尺脉多小。

5. 湿热伤肾证

此证多见于我国南方，病程较长，关节肿痛，用手扪之发热，或午后潮热，久久不解；膝腿酸痛无力，关节蒸热疼痛，痛发骨内，关节有不同程度的变形。舌苔黄腻，脉滑数或沉细数，尺脉多小于寸、关。此证多见于气候潮热地域，根据“从化理论”来看，也会有一些寒证，但在湿热地域，确是湿热证多，寒证少见，也可能初起时是寒证，待到请医生诊治时，已成热证。

（三）尪痹的治则与方药

1. 治疗法则

尪痹的治疗大法是补肾祛寒为主，辅以化湿散风，强壮筋骨，祛瘀通络。肝肾同源，补肾亦能养肝、荣筋且能祛寒、化湿、散风，促使风寒湿三气之邪外出。治瘀通络可祛瘀生新。肾气旺，精血足，则髓生骨健，关节筋脉得以淖泽荣养，可使已失去正常功能的肢体、关节渐渐恢复功能。总之，在治疗时要抓住补肾祛寒这一重点，再随症结合化湿、散风、活血、壮筋骨、利关节等，标本兼顾。若见有邪郁欲化热之势时，则须减少燥热之品，加用苦坚清润之品。遇有已化热者，则宜暂投以补肾清热法，俟标热得清后，再渐渐转为补肾祛寒之法，以治其本。另外，还须注意调护脾胃，以固后天之本。

2. 经验方药

根据治疗法则，拟定了以下五方，随症加减，进行治疗。

（1）补肾祛寒治尪汤：川续断 12~20g，补骨脂 9~12g，熟地黄 12~24g，淫羊藿 9~12g，制附片（用量 15g 以上时，需先煎 25 分钟）6~12g，骨碎补 10~20g，桂枝 9~15g，赤白芍各 9~12g，知母 9~12g，独活 10~12g，防风 10g，麻黄 3~6g，苍术 6~10g，威灵仙 12~15g，伸筋草 30g，牛膝 9~15g，松节 15g，炙山甲 6~9g，土鳖虫 6~10g，炙虎骨（已禁用，代用药品写在后面）。水煎服，每日 1 剂，分两次服。虎骨、豹骨、熊骨现为禁用品，我常用透骨草 20g，寻骨风 15g，自然铜（醋淬、先煎）6~9g，三药同用，以代虎骨，有时能取得类似效果，仅供大家参考。

本方以《金匮要略》桂枝芍药知母汤合《太平惠民和剂局方》虎骨散加减而成。方中以川续断、补骨脂补肾壮筋骨，制附片补肾阳、祛寒邪，熟地黄填精补血、补肾养肝为主药。以骨碎补、淫羊藿、虎骨温补肾阳、强壮筋骨，桂枝、独活、威灵仙搜散筋骨肢体风寒湿邪，白芍养血荣筋、缓急舒挛为辅药。又以防风散风，麻黄散寒，苍术祛湿，赤芍化瘀清热，知母滋肾清热，穿山甲通经散结，土鳖虫活瘀壮骨，伸筋草舒筋活络，松节通利关节为佐药。牛膝下行引药入肾为使药。其中赤芍、知母、土鳖虫又有反佐之用，以防温热药助化邪热。

加减法：上肢关节病重者，去牛膝，加片姜黄 10g，羌活 10g。瘀血症明显者，加红花 10g，皂角刺 5~6g，乳香 6g，没药 6g，或加苏木 15~20g。腰腿痛明显者，去松节、苍术，加桑寄生 30g，并加重川断、补骨脂用量，随汤药嚼服胡桃肉（炙）1~2 个。肢体关节蜷挛僵屈者，可去苍术、防风、松节，加生薏苡仁 30~40g，木瓜 9~12g，白僵蚕 10g。脊柱僵直变形、屈曲受限者，可去牛膝、苍术，加金毛狗脊 30~40g，鹿角胶 9g，羌活 9g。关节疼痛重者，可加重附片用量，并再加制草乌 6~9g，七厘散 1/3 管，随药冲服。舌苔白厚腻者，可去熟地，或加砂仁 3~5g 或藿香 10g。脾虚不运、脘胀纳呆者，可去熟地，加陈皮、焦神曲各 10g。本方最常用，主治肾虚寒盛证。

（2）加减补肾治尪汤：生地 15~20g，川续断 15~18g，骨碎补 15g，桑寄生 30g，补骨脂 6g，桂枝 6~9g，白芍 15g，知母 12g，酒炒黄柏 12g，威灵仙 12~15g，炙山甲 9g，羌独活各 9g，制附片 3~5g，忍冬藤 30g，络石藤 20~30g，土鳖虫 9g，伸筋草 30g，生薏苡仁 30g。

本方乃以上方减去温燥之品，加入苦以坚肾、活络疏清之品，但未完全去掉独活、桂枝、附片等祛风寒湿之药。在临床上，本方虽较补肾祛寒治尪汤稍少用，但较之下方尚属多用。本方主用于治疗肾虚标热轻证。

（3）补肾清热治尪汤：生地 15~25g，川断 15g，地骨皮 10g，骨碎补 15g，桑枝 30g，赤芍 12g，秦艽 20~30g，知母 12g，炒黄柏 12g，威灵仙 15g，羌独活各 6~9g，制乳没各 6g，土鳖虫 9g，白僵蚕 9g，蚕沙 10g，红花 10g，忍冬藤 30g，透骨草 20g，络石藤 30g，桑寄生 30g。本方主用于肾虚标热重证。

本方较上两方均为少用，但遇邪已化热者，须先用本方治疗，故主用于肾虚标热重证。标热消退后，仍需根据辨证论治的原则，渐渐以补肾祛寒法为主治其本。

（4）补肾强督治尪汤：熟地 15~20g，淫羊藿 9~12g，制附片 10~12g，骨碎补 15~20g，羌活 12g，独活 10g，桂枝 15g，赤白芍各 12g，知母 15g，土鳖虫 6~9g，白僵蚕 9~12g，防风 12g，金毛狗脊 20~40g，鹿角胶（烊化）9g 或鹿角霜 10~12g，川断 15~18g，杜仲 15g，麻黄 3~6g，炙山甲 9g，怀牛膝 12~15g，生薏苡仁 30g，伸筋草 20~30g。本方主治肾虚督寒证。

加减法：腰胯疼痛、大腿伸屈不利、下蹲困难者，可加泽兰 12~15g，白芥子 6~9g，苍耳子 6~9g，苍术 9g，五加皮 9g。汗多可减麻黄，一般不减也可。腰痛明显而以腰脊强痛为主者，可加补骨脂 12g，制草乌 3g，干姜 3~6g。略见热象（上火）者，改熟地为生地，加炒黄柏 12g，秦艽 12g。骨关节见损者，可加寻骨风 15g，自然铜（先煎）9g。

（5）补肾清化治尪汤：骨碎补 15~20g，川断 10~20g，怀牛膝 9~12g，黄柏 9~12g，苍术 12g，地龙 9g，秦艽 12~18g，青蒿 10~15g，豨莶草 30g，络石藤 30g，青风藤 15~25g，防己 10g，威灵仙 10~15g，银柴胡 10g，茯苓 15~30g，羌独活各 9g，炙山甲 6~9g，生薏苡仁 30g，忍冬藤 30g，泽泻 10~15g。本方主治湿热伤肾证。

加减法：四肢屈伸不利者，加桑枝 30~40g，片姜黄 10g，减银柴胡、防己。疼痛游走不定者，加防风 9g，荆芥 10g，去地龙。痛剧难忍者，可加闹羊花 0.3~0.6g。肌肉痛者，可加晚蚕沙 9~15g。

五、临床研究

（一）治法

“七五”期间我们曾把上述第一、二、三方综合成两个药方，由制药厂制成冲剂两种，其一名尪痹复康（又称Ⅰ号），其二名尪痹清宁（又称Ⅱ号）。“复康”主治寒盛证，“清宁”主治化热证。每日 3 次，每次 1 袋（3 袋等于 1 剂汤药量）。连服 3 个月统计疗效。按全国统一标准，共观察了 401 例。

（二）疗效

临床治愈 31 例（7.73%），显效 132 例（32.92%），好转 184 例（45.88%），总有效率为 86.53%。

（三）病因分析（表 1）

表 1　病因分析表

	寒 冷	湿	风寒湿	其 他
病例数	142	75	80	104
%	35.41	18.70	19.95	25.94

（四）诱因分析（表 2）

表 2　诱因分析表

	风寒湿	劳 累	情 绪	其 他
病例数	287	31	3	80
%	71.57	7.73	0.75	19.95

（五）实验室检查

（1）血沉：统计 373 例，转为正常的比率为 50%。

（2）类风湿因子（RF）：统计 378 例，转常率为 72.5%。

（3）C 反应蛋白（CRP）：统计 239 例，转常率为 28.57%。

（4）抗链球菌溶血素 O（ASO）：统计 354 例，转常率为 51.41%。

（5）抗核抗体（ANA）：统计 116 例，转常率为 51.85%。

（6）毒性试验：本方及其制剂无毒性。

（7）药理试验：本品对实验动物佐剂性关节炎有消炎退肿止痛作用。

（8）免疫试验：补肾祛寒治尪汤：①有显著抑制小鼠免疫功能效应。②对类风湿关节炎患者血清抗 VEC 抗体有消退作用。③对血清溶菌酶含量可能有增高作用，有待大样本检查。④尪痹复康Ⅱ号（即尪痹清宁）有增强实验动物免疫功能的效应。

（六）后续研究

1993~1995 年，我们又把第一方结合第三、第五两方，综合成一个药方，在补肾祛寒的药中加入防止生热的药，并加重止痛药的用量，制成既能治本又能治标，既能祛寒又防化热，既能扶正又能祛邪的少糖冲剂，名叫尪痹舒安。每次服 20g，每日 3 次（等于 1 剂汤药）。服 6 周后做总结，共观察 94 例。疗效：临床治愈率 9.57%，显效率 36.17%，总有效率 88.30%。疗效比尪痹冲剂与尪痹复康Ⅰ、Ⅱ号都有提高，不但止痛效佳，并且起效时间明显增快（过去的药起效约为 3 周左右，本药平均为 11 天左右）。药效学动物试验（消肿、抗炎、止痛）比尪痹冲剂的效果有显著提高。

六、验案举例

验案 1　任某某，男，48 岁，工人，初诊日期 1971 年 10 月 28 日。

主诉：关节疼痛，肿大变形、僵化，肢体不能自己活动已一年有余。

病史：1970 年 9 月间，因挖地道而长时间在地下劳动。一日，突然高热 40℃以上，继而出现左膝、左踝关节红肿疼痛，行走不便。虽经治约半年，但病情日渐加重。两手腕、食指关节亦相继红肿疼痛、变形、僵化，活动严重受限，晨起伸不开。两膝关节肿大、变形，不能自由屈伸，左腿较重。两踝关节肿大如脱。经某医院检查，诊断为类风湿关节炎（当时血沉 55mm/h），即转该院中医科诊治，服中药 80 剂，症状未见改善，血沉增快（118mm/h），遂来我院就医。

现症：除上述两膝、两踝及两手腕、指关节肿大、变形、疼痛、不能自由活动外，两胯关节亦强直僵化、固定成一位置（大腿与躯干成 120° 角，不能屈伸），两肩、肘关节亦僵化不能活动，故来诊时需人背抬。有间断发热，身体畏冷，心中烦热，食欲不振，时有恶心，大便每日 1~2 次，小便黄赤，舌苔白腻，脉象弦数。经我院放射科 X 线摄片，仍诊断为类风湿关节炎。

辨证：地下环境寒湿，久处其地而受风寒湿三邪侵袭致痹。寒湿最易伤肾，肾虚不能御邪，寒湿乘虚深侵，肾主骨，寒邪入骨，久久留舍，骨失所养，则可致骨骼变形，节挛筋缩，肢体不能屈伸，脚肿如脱，温温欲吐，而呈现尪羸之状。脉证合参，诊为尪痹。目前虽有标热之象，但实质仍为寒。

治法：补肾祛寒，散风活络。

处方：补肾祛寒治尪汤加减。

制附片 10g	骨碎补 12g	桂枝 10g	炙虎骨（另煎兑入）6.25g
赤白芍各 10g	麻黄 6g	知母 10g	防风 12g
威灵仙 12g	白术 10g	炙山甲 10g	生姜 10g
甘草 6g			

水煎服，6 剂。

药后诸症均减轻，仍守上方又加伸筋草 30g，虎骨改为 12g，嘱可常服。至 1972 年 3 月 10 日来诊时，已能自己行走，不用扶杖。两手腕及指关节虽仍有变形，但可用力活动，按之亦无疼痛，膝关节尚有肿胀。上方加黄芪 30g。3 月 17 日已能骑自行车上街，仍守上方。

1972 年 5 月 3 日来诊：食欲很好，仅腕、背、踝部有时发胀，偶有轻痛，腕、指、膝、踝关节虽外观尚变形，但均不影响活动。先后共诊 22 次，服药 110 多剂，病情已稳定，改用粉剂常服，处方如下：

制附片 45g	骨碎补 54g	川断 60g	桂枝 36g
炙虎骨 60g	赤白芍各 60g	知母 36g	防风 45g

苍白术各 30g　　威灵仙 120g　　麻黄 36g　　细辛 12g

松节 45g　　伸筋草 120g　　炙山甲 36g　　地龙 45g

皂角刺 21g　　泽泻 30g

共研细末，每服 3g，每日 2 次，温黄酒送服。

1973 年 1 月 27 日来诊：膝肿消退，关节明显变小，仍守上方，加归尾 36g，焦神曲 30g，为细末服。

1973 年 5 月 29 日：四肢功能明显好转，可以自由蹲下、站起，站立 1 小时也不觉疲累，能骑自行车上街行几十公里。脉亦较前和缓有力，舌苔正常。唯左腕及踝关节尚有轻痛。仍予原方以资巩固。

1975 年夏天追访：已全天工作年余，腕、指、左膝关节外形虽未全复正常，但能活动，能工作，无痛苦。

1979 年夏季又约他来复查：血沉 13mm/h，类风湿因子仍为阳性，但一直上全天班，并能胜任比较繁重的工作。

1982 年 7 月追访：精神体力均佳，仍一直上全天班工作。

验案 2　赵某某，女，28 岁，汉族，教师，河北籍，已婚，初诊日期 1982 年 10 月 5 日。

主诉：关节肿痛、变形、僵化 2 年余，加重 3 个月。

病史：1980 年 1 月份因居处潮湿，自觉手指发凉，皮色苍白，麻木疼痛。半年以后，渐及腕、膝、踝关节及足趾关节，均为对称性痛。1982 年 5 月产后延及全身大小关节疼痛变形。近 3 个月来不能起床，不能自行翻身，关节剧痛，不敢用手碰。在宁夏当地医院诊断为“类风湿关节炎”，曾先后口服吲哚美辛、水杨酸钠、泼尼松、布洛芬、昆明山海棠等，症状不减，卧床不起，几成废人。于 1982 年 10 月 5 日抬来我院住院治疗。

现症：四肢大小关节均肿大变形，关节局部怕热、酸胀，有烧灼感，但又不能久放被外，夜间痛重，怕风，有时呈游走性疼痛。四肢末端发凉，言语无力，说话时嘴不能张大，气短倦怠，眩晕耳鸣，咽干口燥，尿黄，月经 50 天一行，量少色黑。舌质正常，舌苔薄白，脉沉细数，尺脉弱，趺阳、太冲、太溪脉均沉细弱。极度消瘦，身高 1.60m，体重仅有 30.5kg，面色㿠白，皮肤脱屑，双臂不能向外伸展抬高，右臂抬高 95°，左臂 70°，双肘仅能伸展

125°，双膝只能屈曲 90°。双颌下及颈部可触及数个肿物，小如豆粒大，大者如枣核，有压痛。实验室检查：血沉 142mm/h，类风湿因子阳性，血红蛋白 63g/L。X 线摄片：骨质稀疏明显，掌指、指间关节及腕关节间隙明显狭窄，双侧小指间关节半脱位畸形，双骶髂关节间隙狭窄融合，符合类风湿关节炎改变。

辨证：风寒湿三气杂至合而为痹。冬季感受寒湿最易伤肾，寒邪久留，内舍于肾，深侵入骨，致骨质疏松变形，肢体不能屈伸，活动障碍。产后血亏，气随血耗，使气血双损，阴阳俱虚，又加重了病情的发展。肾阳虚衰，温煦失职，而见形寒肢冷，昼轻夜重，面色皖白。产后失血，血虚阴伤，故口干舌燥，午后低热，月经量少、后错。肝肾精血不足，筋骨失养，故肢麻筋挛，皮肤干燥脱屑，极度消瘦。兼有风邪，故关节有游走性疼痛、怕风。肾肝脾俱虚，故趺阳、太冲、太溪、尺脉均沉细弱。据此脉症诊为尪痹之肾虚标热轻证。

治法：补肾祛寒，辅以化湿祛风，佐以苦坚退热、化瘀通络。

处方：

制附片 9g	骨碎补 12g	生熟地各 15g	陈皮 12g
砂仁 3g	当归 10g	赤白芍各 10g	桂枝 12g
知母 12g	络石藤 30g	羌独活各 10g	威灵仙 12g
片姜黄 10g	葛根 15g	寻骨风 20g	酒炒黄柏 10g。

另：十全大补丸 1 丸，日 2 次。

治疗 1 个月后，已无眩晕咽干，面色红润。血红蛋白 81g/L，血沉 110mm/h。已能扶拐杖走路，关节痛减，局部已无烧灼感，觉发凉喜暖，说明肾虚寒盛为其本。上方将附片加至 12g，当归加至 12g，改生熟地为各 20g。治疗 84 天，体重增加 7kg，可以扔掉拐杖走 3~4 步远，面色红润，无形寒肢冷自汗症状。以前手不能握物，双手握力为 0，现握力均为 1kg。两臂可上举过头，右肘现可伸展 140°，左肘可伸展 160°，右膝弯曲接近正常水平，生活渐能自理，全身情况好转出院。嘱其回原籍配制药粉长期服用，以再度提高疗效。

处方：

生熟地各 30g	骨碎补 40g	川续断 30g	赤白芍各 24g

知母 30g	制附片 30g	补骨脂 24g	炙麻黄 9g
苍术 24g	桂枝 30g	伸筋草 40g	透骨草 40g
威灵仙 30g	羌独活各 30g	怀牛膝 30g	片姜黄 30g
草红花 25g	苍耳子 25g	五灵脂 25g	炙山甲 20g
炙虎骨 30g	防风 25g		

上药共为细末，每次 3g，每日 2 次，温开水或兑入一些黄酒送服。

于 1982 年 12 月 28 日出院。1983 年 1 月来信："已能完全扔掉拐杖独立行动了，还能织毛衣，比刚回来时又胖了许多。全家人都很高兴。"

验案 3 许某，男，20 岁，初诊日期 1988 年 2 月 25 日。

病史：患者于就诊前半年余自觉腰髋部及双膝关节疼痛，遇热则痛减，伴僵直不舒。曾于当地医院查血沉 70mm/h。予以青霉素、链霉素和吡罗昔康片等治疗无效。近日来腰髋关节疼痛加重，坐时尤著，腰椎僵直变得明显，前弯、侧弯、后仰活动受限，双下肢无力，不能下床活动，生活不能自理。痛甚则用吲哚美辛栓纳肛，汗出痛稍减。并自购服"尪痹冲剂"未见显效，故来我院就诊，收入院治疗。入院后查血沉 45mm/h，类风湿因子阴性，骶髂关节正侧位片示：两侧骶髂关节改变符合强直性脊柱炎。查体：腰椎旁压痛（+），腰痛处肌肉呈板状僵硬，双下肢肌肉萎缩，不能下地行走。舌质淡，舌苔白，脉细滑。诊断为强直性脊柱炎。特约中医会诊。

辨证：四诊合参，知为风寒湿邪乘虚而入，寒邪深侵入肾，督阳不化，伤骨损筋，而成尪痹病肾虚督寒之证。

治法：补肾祛寒，强督壮阳，散风除湿，化瘀通络。方用：补肾强督治尪汤加减。

处方：

骨碎补 15g	桑寄生 30g	川断 15g	金毛狗脊 30g
制附片 10g	桂枝 10g	威灵仙 10g	牛膝 15g
赤白芍各 15g	知母 10g	伸筋草 30g	独活 10g
木瓜 12g	红花 2g	泽兰 15g	鸡血藤 10g
白僵蚕 10g	炙山甲 10g	茯苓 20g	

服用上药约 30 剂后，自觉腰髋疼痛较前减轻，腰椎板直、关节僵硬感均

好转，双下肢自觉较前有力，并能下床推轮椅车行走数十步，应家属要求于3月26日出院。回家后继续坚持服用以上方药。

1988年8月5日复诊：服药后腰、髋、膝关节疼痛明显减轻，僵直感显著好转，活动较前灵活，行走自如，能自行500余米，可自行登楼梯上4层楼，精神好转，体力较前增加，生活能自理，纳食增，两便调。舌苔薄白，脉沉弦细，尺脉沉细。以原方继服。

1989年7月21日再诊：患者述服药后髋关节疼痛消失，生活能自理，仅有轻微腰部酸痛，双膝关节略痛。行走自如，可长达十余千米。能骑自行车远行，能跑步百米以上。患者因自觉症状明显减轻，曾自行停服中药达两个月以上，病情仍稳定。查舌苔略白，脉沉略弦。嘱其继服中药，以巩固疗效。

处方：

补骨脂 10g	杜仲 15g	川断 20g	鹿角胶（烊化）9g
狗脊 30g	淫羊藿 10g	制附片 10g	桂枝 10g
赤芍 15g	知母 12g	红花 10g	牛膝 12g
泽兰 12g	白僵蚕 10g	炙山甲 9g	透骨草 30g
土鳖虫 9g	生地 20g	炒黄柏 10g	

1990年7月3日再诊：患者现已恢复农业劳动，行走一天都不觉累，腰膝关节未发生大疼痛，时有腰部微酸略痛。曾自行停服中药3个月以上，病情一直稳定。仍守7月21日原方加自然铜（醋淬、先煎）9g，熟地20g，骨碎补18g，炙虎骨10g，改川断为30g，改制附片为12g。以上方3剂共为细末，每服3g，每日2~3次，温开水送服，以巩固治疗效果。

七、注意事项

（1）病程既久，故服药亦需较长时间，才能渐渐见效，万勿操之过急、昨方今改。只要辨证准确，服药后无不良反应，则应坚持服用50~100剂左右，观察效果。如见效，还可继续服几十剂。

（2）在比较长时间服用汤药，取得明显效果后，还须按汤药方3~5副剂量，共为细末，每服3g，每日2~3次，温黄酒或温开水送服。以便长期服用，加强疗效。

从病例谈同病异治、异病同治

"同病异治"是中医学理论的重要组成部分，是辨证论治医疗体系中的重要治则。后世医家又总结出"异病同治"，做了补充，使之更为完善。我们在临床上诊治疾病，要注意随时运用，才能提高疗效。今结合3个验案，谈几点肤浅体会，供同道们参考。

一、验案

验案1 杨某某，男，38岁，北京工人，初诊日期1961年12月14日。

主诉：腹痛两天。

问诊：前天晚上从外地回京，腹中饥饿即饱食米面蒸糕约半小盆，食后即睡，未盖被而受了凉。次日晨即觉上腹及脐左处疼痛，上腹痞塞满胀，不思饮食，小便短赤。大便3日未行。今日疼痛难忍，急来诊治。

望诊：发育正常，营养略差，痛苦病容，弯腰捧腹。舌苔白。

闻诊：言语清楚，呼吸及声音正常。

切诊：上腹部及脐左部均有压痛，痛处拒按，腹壁柔软。脉象弦滑。

实验室检查：白细胞计数11.7×10^9/L，中性粒细胞86%。

辨证：《素问·痹论》篇云："饮食自倍，肠胃乃伤。"过饱伤胃，中焦不运，水谷滞塞，气血受阻，故胃脘及脐左处疼痛拒按。升降失常故不思饮食、大便不行。舌苔白主中焦停滞。脉象弦主疼痛，滑主停食。四诊合参，诊为食滞腹痛。

治法：消食导滞。

处方：以大承气汤随症变化。

酒大黄12g　枳实12g　厚朴9g　芒硝6g

焦槟榔9g　焦三仙各9g

水煎服，1剂。

方义：本方以酒大黄推荡积滞为主药。辅以枳实下气除痞，厚朴行气消胀。更佐以焦槟榔、焦三仙消食导滞。以芒硝苦咸涌泄为使，以助消导推荡之力。共成消食导滞、推陈去积之剂。

为了尽快解除疼痛，立即针刺合谷（双）、商阳（双）、内关（双）、天枢（双）。采用中强刺激手法，不留针。针后胃脘及腹部疼痛均有所减轻。

1962 年 5 月 17 日追访：服药后排泄稀臭大便两次，胃脘及腹部疼痛完全消失，病即痊愈，胃、腹疼痛至今未发。

验案 2 殷某某，男，33 岁，农民，甘肃省高台县殷家庄人，初诊日期 1967 年 12 月 2 日。

主诉：上腹部剧痛两日余。

问诊：两天前因吃煮糖萝卜过多，食后又受寒而致剧烈胃痛。曾经当地医生给予内服阿托品片剂等，后来又注射过阿托品针剂两支，均未能止住疼痛，昨晚请医疗队医生诊治，肌内注射哌替啶 100mg 止住疼痛。今晨胃痛又作，上腹部痞闷胀满，不思饮食，疼痛剧烈，辗转不安，大便 3 日未行。要求中医治疗。

望诊：发育正常，急性痛苦病容，侧卧于被窝中，怀抱热砖熨腹。舌苔白且满布，中后部略浮现一些微黄色。

闻诊：语声略低，偶有呻吟。

切诊：脘腹痞痛，疼痛拒按，喜暖。余未见异常。脉象弦滑。

辨证：高寒地带，时值严冬，饱食受寒，食滞中焦，寒食相加，胃腑气血升降、运行受阻而致疼痛。观其胃部喜暖，知有寒邪。疼处拒按，知为实证，脉弦主疼痛，滑而有力亦为食滞之象。舌苔白而满布，亦为中焦有滞。四诊合参，诊为寒食停滞所致的胃脘痛。

治法：温中导滞。

处方：

高良姜 9g	干姜 6g	吴茱萸 9g	木香 5g
枳实 9g	厚朴 9g	酒大黄 9g	焦槟榔 12g
焦神曲 12g	三棱 9g	延胡索 12g	

急煎 1 剂，分两次服。

方义：本方以高良姜、吴茱萸温胃祛寒为主药。辅以干姜温中以助祛寒之力，枳实消痞下气，厚朴行气除满，酒大黄推荡积滞而定温中导滞之势。又以延胡索活血行气而祛痛，神曲、三棱化食消积而导滞，为佐药。以木香行肠胃滞气，槟榔消食、导气下行为使药。共达温中祛寒、消食导滞、通气血而止疼痛之目的。

二诊（12 月 3 日）：胃脘痛已止，脘间痞满亦除，不拒按，且能进些稀粥，喜热饮食。脐左重按之尚有轻痛，大便仍未下。舌苔已化为薄白。脉象滑，重按有力。据此脉症分析，知中寒已祛，滞食下行，故用温下法以荡邪外出。仍以上方出入，结合大黄附子汤和当归通幽汤意，随症加减。

处方：

吴茱萸 6g	干姜 6g	酒大黄 6g	附片 6g
枳实 9g	当归 9g	桃仁泥 9g	焦槟榔 12g
焦神曲 10g	鸡内金 9g	延胡索 9g	

水煎服，1 剂。

三诊（12 月 4 日）：大便已下，胃脘痛未再作，腹部已舒适。舌苔已正常，脉象已和缓。嘱其停药，注意饮食调养。

12 月 6 日、8 日两次追访，已痊愈。

验案 3　张某某，男，38 岁，干部，北京某医院会诊患者，初诊日期 1961 年 4 月 21 日。

主诉：高热三四天不退。

问诊：4 月 16 日下午吃过蒸菜后，即感到上腹部有些不适，至夜 12 时，上腹部胀满疼痛，并泻稀便 3 次，均为消化不好的食物，无脓血及后坠感，恶心欲呕，但吐不出，于次日晨 5 时即到北京某医院急诊。经验血、查大便，诊断为急性肠炎而收住医院治疗。

入院后，经口服呋喃唑酮及静脉补液等积极治疗，腹痛、腹泻很快得到缓解。但自 4 月 18 日起，体温由 37.5℃、37.8℃很快即升到 39.3℃，高热不退。3 天多来虽经用多种抗生素、乙醇拭浴、冰袋、灌肠以及注射复方奎宁、口服复方氨非那林、阿司匹林等多种治疗，高热仍不退，至昨夜，患者神昏谵语，循衣摸床，不能安睡。查白细胞 9.0×10^9/L，中性粒细胞 85%，血沉为 26mm/h，肥达试验（–），外斐试验（–）。当时考虑为：①沙门氏菌感染。②高热待诊。于 21 日下午请中医会诊。

现症头痛头胀，烦躁不安，高热口渴，喜冷饮，胸脘痞满，欲呕不出，饮食不进，大便 4 日未行，小便黄赤，下午 4 时以后，神志渐不清，夜间谵语，不认亲疏，甚则循衣摸床，已两夜未眠。

望诊：发育正常，面红目赤，高热病容，神志轻度不清。舌苔黄厚少津，中部褐黄略黑。喜凉爽，不愿盖衣被。头部汗出。

闻诊：气粗声高，口有热臭味。

切诊：脘腹部痞满拒按，腹部发胀，肝脾未触及，四肢正常。脉象洪滑而数。

辨证：《素问·阳明脉解》篇云："阳明之脉病……阳盛则使人妄言骂詈不避亲疏而不欲食，不欲食故妄走也。"《伤寒论·辨阳明病脉证并治》篇云："阳明之为病，胃家是也。"《温病条辨·中焦篇》亦云："面目俱赤，语声重浊，呼吸俱粗，大便秘，小便涩，舌苔老黄，甚则黑有芒刺，但恶热，不恶寒，日晡益甚者，传至中焦，阳明温病也。"本患者面赤壮热，但恶热不恶寒，大便数日不行，口渴喜冷，胃满不欲食，日晡神蒙，夜间谵语，循衣摸床，舌苔黄厚，脉象洪数，知为阳明实热之证。但再观其尚有恶心欲呕，头痛、头胀，胸脘痞闷，头部汗出，脉洪等症，知表邪及阳明经热邪尚未完全清解，化热之实邪，尚未全部内结于中焦阳明之腑。四诊合参，诊为阳明实热而经表之邪未全罢之证。

治法：先拟辛凉清解，继以急下存阴。

处方：

金银花 12g	连翘 12g	桑叶 9g	菊花 6g
荆芥 6g	薄荷（后下）3g	生石膏（先煎）30g	知母 6g
黄芩 9g	栀子 9g	焦三仙各 9g	焦槟榔 6g

水煎服，1 剂。

方义：本方以银、翘、桑、菊以及荆芥、薄荷辛凉轻平之品为主，散在表之余邪。辅以生石膏、知母辛凉重剂，以清阳明经弥漫之热。佐以芩、栀以助清热，使药焦三仙、焦槟榔助消化而振胃气。

二诊（4 月 22 日）：用药后全身有汗，身热渐退（曾一度退至 37℃，但很快又升至 37.8℃），头已不痛，口渴引饮，腹部痞满拒按，手足濈濈然汗出，今晨进稀米汤一小碗，大便仍未行。舌苔黄厚腻，脉象滑、略数，重按有力。据此脉症可用急下存阴法，以大承气汤加味治之。

处方：

生大黄 24g　川厚朴 15g　枳实 21g　芒硝（后下）21g

焦三仙各 12g　川黄连 9g　槟榔 12g　清半夏 15g

陈皮 12g

1 剂。煎至 400ml，分为两次服。服第一次药后，过 4 小时以上，如泻下大便则停服第二次药，如无泻下，即服第二次药。

三诊（4 月 23 日）：上药服第一次后，大便一次，量不多，通过电话联系，嘱其第二次服药 1/2 量。药后共泻下 3 次，体温已降至正常，夜已能安卧，亦能进食，口中渐和，但有时嗳气，小便深黄。舌苔渐化，脉象右手滑，已不数，左手脉近于正常，右手脉稍大于左手脉。拟再调和中焦，处方如下：

生代赭石（先煎）18g　旋覆花（布包）9g　清半夏 9g

焦三仙各 9g　炒枳实 9g　陈皮 6g

竹茹 9g　厚朴 6g　知母 6g

炒黄芩 9g　生甘草 3g

水煎服，2 剂。

四诊（4 月 27 日）：体温一直正常，脘部重按微有发堵，偶有右侧头昏，大便每日两次，色黄成形，饮食渐近正常，小便深黄。舌苔右半边尚白厚，脉略滑。再拟调理中焦，以善其后。

处方：

厚朴 6g　枳实 9g　陈皮 6g　竹茹 9g

清半夏 6g　石斛 9g　葛根 9g　炒川黄连 3g

香附 6g　菊花 6g　大腹皮 9g

竹叶、灯心为引。2 剂。

4 月 29 日痊愈出院。

于同年 5 月中旬、6 月下旬两次追访：出院后，身体健康，一直上班工作。

二、体会

（一）关于同病异治

同病异治这一治疗原则，最早见于《素问·异法方宜论》，其曰："医之治病也，一病而治各不同，皆愈何也？岐伯对曰：地势使然也。……故圣人杂合以治，各得其所宜，故治所以异而病皆愈者，得病之情，知治之大体也。"《素问·五常政大论》中亦云："西北之气散而寒之，东南之气收而温之，所谓同病异治也。"几千年来，这一治则一直是辨证论治医疗体系的重要组成部分。它既注意了疾病的内外因素的辩证关系，也注意了治疗方法的多样性。因为同一疾病在不同条件下变化又各不一致，所以在辨证论治时，除分辨五脏六腑、虚实寒热等情况外，对于同样疾病还要注意根据患者所处的地区、气候、季节、生活习惯、饮食、体质等的不同，采取不同的治疗方法，使"各得其所宜"，才能更好地治愈疾病，提高疗效。验案 1 与验案 2 均为中年男性，身体条件差不多，发病时间都是 12 月，致病因素同是伤食，主要症状同为腹痛，舌苔都是白苔，脉象均为弦滑，可说是同病。但是由于验案 1 身居北京，虽是冬季发病，但气候较甘肃暖和，且室内取暖条件较好，故虽饱食受凉而并未出现寒证，所以治疗时除用针刺止痛外，只用大承气汤苦咸攻下、推荡食积即愈。验案 2 则身居甘肃西部农村，时值隆冬，气候严寒，虽室内生着火炉，仍甚寒冷，因寒邪侵袭而出现腹部喜暖、喜热饮食等寒证。故在治法上采用了辛温通下、暖胃消食之剂而愈。两例治法用药不同而效果相同。由此可以看出中医的治疗方法既有很大的灵活性，又有着非常明确的原则性。验案 1 与验案 2 的药方，虽然一是苦寒攻下一是辛温通下，但在治疗原则上却都是属于八法中的下法、消导法，必须依法处方，不能脱离原则而灵活无度。

（二）关于异病同治

历代医家经过长期临床实践，认识到不但同病可以异治，而且异病也可以同治。因为在不同的疾病中可以出现相同的病理过程而表现出相同的证候，这时就要运用异病同治的法则，采用相同的治法。例如验案 3 与验案 1，前者高热不退，口渴喜冷饮，傍晚及夜间神昏谵语、循衣摸床，属热证；后者不思饮食，腹部疼痛属里证。一为伤寒，一为杂病，可以说两人病不相同。但是在疾病发展过程中，两人都有病在阳明（肠胃）这一相同的病理过程，一为热结阳明，一为食滞阳明，在临床表现上都具有腹部痞满、拒按，大便数日未行，舌苔厚，脉象滑而有力等阳明里实的相同证候。据此都采用了辛咸苦降的下法，以大承气汤随症加减，都取得了良好效果。再如《伤寒论》阳明病中的阳明腑证与《温病条辨》中焦温病中的热结阳明证，虽然一为伤寒，一为温病，但因为在疾病发展变化过程中出现了相同的病理过程而表现出相同的证候，故都可以采用下法，以承气汤为主进行治疗，这就体现了异病同治的原则。但同时我们还要注意到治疗方法的原则性、确定性，并不排斥治疗方法的灵活性、可变性。例如伤寒病的阳明腑实证与中焦温病的热结阳明证，虽然都用承气汤攻下，但在伤寒病阳明腑证中是因为寒邪已经化热，热久则会伤阴，故用辛苦咸寒的大承气汤急下以存阴。在中焦温病中，则由于温邪一开始就有伤阴的特点，故在邪入气分而出现热结阳明证时，患者阴分已经受伤，所以在古法中又常加用生地、玄参、麦冬甘寒润养之品，合以芒硝、大黄，成为甘寒润下之剂。

从以上诸例中可以体会到，在临床上进行辨证论治时，不但要随时注意运用同病异治、异病同治的原则，还要在依法处方时经常注意同中有异、异中有同、灵活变化的用药方法。

总之，同病异治和异病同治的治疗原则，是中医辨证论治医疗体系的重要组成部分，在临床上随时注意结合运用，才能提高疗效。

（三）同病异治、异病同治的发展运用

目前在临床工作中，经常诊治西医已经诊治过的疾病，这时仍要注意同病异治、异病同治这一治疗原则的结合运用。例如同是消化性溃疡病，要注意分辨有的是肝胃失和证，有的是中焦虚寒证，有的是脾虚肝乘证等；同是痢疾，有的是湿热证，有的是虚寒证，有的是寒热错杂证等。对于同病异证就要异治。反之，不论是脑动脉血栓形成、血管神经性头痛、心绞痛还是心肌梗塞死等，只要临床表现为瘀血阻滞证，就可以用活血化瘀法；表现为气

滞血瘀证，就可用行气活血法；表现为气虚血瘀证，就可用益气活血法；表现为痰浊壅盛证，就可用降化痰浊法；表现为胸阳痹阻证，即可用助阳开痹法；表现为风痰阻滞证，就可用祛风化痰法。对于这些异病，如辨出是同证时，就可以同治。本文中验案 1 与验案 2 均为急性胃炎，但由于验案 2 有明显的寒证，故用了温胃和中的下法，验案 1 未出现寒证，只有食滞证，故用了消食导滞的下法。可见中医同病异治、异病同治的治疗原则，就是要我们因地、因时、因人制宜。如能灵活、准确地把中医学中“同病异治、异病同治”的治疗原则应用到对西医疾病的诊疗中，则不仅发展了这一治则，并且能提高疗效，从而为人类保健事业做出贡献。

治喘两纲六证三原则

喘是一种常见病、多发病，治疗较难，故古人有“内科不治喘”之说。我经多年摸索实践，认为以“两纲六证三原则”指导临床疗效满意，今简述如下。

一、两纲

喘病患者，由于体质、年龄、性别、职业、病因、居住条件、气候影响、生活习惯、医疗当否等等不同，其临床表现也呈现出种种不同。因而在诊治喘病时，面对许多不同的证候，首先要抓住“虚”“实”两大纲，时时注意到“勿虚虚、勿实实”之告诫。

（一）实喘

《素问·通评虚实论》篇云：“邪气盛则实。”故实喘临床表现的主要特点为喘气呼吸有力，胸满气粗，声高息涌，膨膨然若气不能容，欲长呼以为快，两胁胀满，促促气急，喝喝息数，张口抬肩，摇身撷肚，精神不衰，苔厚腻且或黄或白，脉数有力。从这些证候来看，皆为实邪壅塞于肺所致。正如《素问·大奇论》篇所云：“肺之雍，喘而两胠满。”《诸病源候论·气病诸候》亦云：“肺主于气，邪乘于肺则肺胀，胀则肺管不利，不利则气道涩，故气上喘逆，鸣息不通。”

（二）虚喘

《素问·通评虚实论》篇云："精气夺则虚。"可见虚喘主要是正气虚。其临床表现特点为呼吸短促难续，气怯声低，慌慌然若气欲断，欲深吸以为快，精神倦怠，舌苔薄白，脉弱或虚大无力。从这些证候来看，虚喘主要是正气虚所致。正如《景岳全书》中所云："凡虚喘之证，无非由气虚耳。"

一般说来，实证较虚证多见，但实证可以转化为虚证，虚证又可挟有实证。在一定条件下，虚证可以转化为实证。如老年人或久病体虚者又感风寒，表邪束肺，肺实而喘，此为虚证挟实。故曰："虚而受邪，其病则实。"由此可见，虚实之证，不但可以相互交错存在，并且可以互相转化，故在临证时，首先要从复杂的证候中抓住主证，辨清虚实两纲，再结合具体情况分辨出下面所谈的六证而进行辨证论治。

二、六证

分清虚实以后，还要辨认六种不同证候，据证立法选方用药，现将六证分述如下：

（一）实喘

1. 寒盛证

肺主秋令，本性寒凉，易受寒侵，故前人也有形寒饮冷皆易伤肺之说。寒盛喘的临床特点，是每遇寒凉及冬季则易发病或病情加重，痰色白而稀，喜暖喜热饮，多发于久病体虚者或老年人，舌苔白，脉象滑或迟缓。寒主收闭，故治宜温宣肃降法。方用自订麻杏苏茶汤随症出入。

处方：

麻黄 3~9g	杏仁 10g	桔梗 6g	苏子 10g
茶叶 6~10g	诃子 3g	干姜 3~5g	炙甘草 3g

加减法：①兼有恶寒、发热、头痛、脉浮、无汗、身疼痛等风寒表证者，加桂枝、苏叶、荆芥。②气逆胸满痰黏不易出者，加旋覆花、槟榔。胸闷痰不出者，加枳壳、桔梗。③痰盛者，加半夏、化橘红、茯苓。④胸闷舌苔厚腻、食欲不振者，加炒莱菔子、白芥子、枳实（或槟榔）。⑤喉中痰鸣如水鸡

声者，去诃子，加射干、款冬花、紫菀、细辛、五味子。⑥形寒畏冷、腹部喜暖、喜热饮食、大便溏软、痰凉如白沫稀水状者，去诃子、桔梗，加重干姜，再加白芥子、细辛、五味子、桂枝、半夏、茯苓。

上述加减法中，如有二三种证候同时兼见者，可将所加药物同时使用。

2. 热盛证

肺质柔嫩，其性怕热畏火。其位处五脏之上，状如华盖，外之风燥热邪，内之郁火热邪，均能伤肺，使肺失清宣肃降之令而发生喘咳。热盛喘的临床特点是气喘声粗，痰黄口渴，恶热喜凉，每遇受热或夏季则病情加重，舌苔黄，脉数。根据“热者清之”“体若燔炭，汗出而散”“气降则火降”等理论，热盛喘的主要治法是清宣肺热、降气豁痰，以新拟麻杏蒌石汤随症加减，进行治疗。

处方：

麻黄 6g	杏仁 10g	瓜蒌 20~50g	生石膏（先煎）20~50g
桑白皮 10g	葶苈子 6~10g	槟榔 10g	甘草 3g
金沸草 10g	地骨皮 10g		

加减法：①兼有表热证者，去金沸草加薄荷、金银花、桑叶。②痰热壅盛者，重用瓜蒌或改为瓜蒌仁，另加竹沥、天竺黄、桔梗、黄芩。③气逆明显者，加生赭石、旋覆花。④里热重、咽痛、目赤、便秘、口臭、痰黄稠而有热臭味、舌苔黄厚、大便秘结者，去金沸草加栀子、黄芩、知母、玄参、大青叶、牛蒡子、生大黄等，随症选用。

3. 痰盛证

肺失肃降，痰浊不化，阻碍气道，气道失利则喘咳发作。前人有“见痰勿治痰”之说，所以对痰盛证，要注意肃肺降气化湿之法，湿除则痰源竭，气降则痰浊消。可以新订麻杏二三汤随症加减：

处方：

麻黄 3~6g	杏仁 10g	法半夏 10g	化橘红 12g
茯苓 12g	炙甘草 3g	炒苏子 10g	炒莱菔子 10g
炒白芥子 3~6g			

加减法：①胸闷痰黏者，加枳壳、旋覆花、槟榔。②痰黄、舌苔黄腻者，

去半夏，加葶苈子、瓜蒌、黄芩。③大便干秘者，加酒大黄、枳实。④食欲不振者，加焦三仙、香稻芽或生麦芽。可参考寒热两证的加减用药，随症选用。

（二）虚喘

1. 肺虚证

肺主气、主皮毛、主声音。肺虚证的主要特点是：气短而喘，气怯声低胸中冷，易受感冒，面白，脉虚或濡。治宜补肺益气、畅胸平喘。以新拟麻杏补肺汤随症加减：

处方：

麻黄 3g	杏仁 9g	党参 6g	黄芪 9g
五味子 5g	熟地 12g	桑白皮 10g	紫菀 12g
苏子 10g	陈皮 6g	白术 6g	茯苓 10g

如气阴两伤而兼见咽燥口干、舌红少津、痰少、脉细者，可加沙参、麦冬、乌梅、生地。

2. 脾虚证

一般说喘病在肺，但有的病久影响到脾，古人称此为“子病累母”或“子盗母气”。也有的素日脾胃虚弱，中焦湿聚而生痰，痰浊上泛影响肺气的宣畅而为气喘。前人称此为母病不能养子。脾虚证的特点是面黄肢倦、气短少食，饭后迟消，舌胖苔白，脉象濡滑。治宜健脾化痰，畅肺平喘。以新拟麻杏六君子汤随症加减：

处方：

麻黄 3~5g	杏仁 10g	党参 10g	白术 6g
茯苓 12g	陈皮 10g	半夏 10g	炙甘草 5g
焦三仙各 9g	香稻芽 10g		

若舌苔厚腻、胸闷少食，加炒莱菔子、苏子、焦槟榔。浮肿、尿少者，加冬瓜皮、泽泻、桂枝、猪苓；茯苓用大量。

3. 肾虚证

肺主呼气，肾主纳气，肺肾与呼吸均有密切关系。故前人称“呼出心与肺，吸入肾与肝”。肺与肾之间也有相生互助的关系，古人称“金水相生”，尤其是年老久病，常常波及肾脏。肾虚喘的特点是兼有面黑、气短、腰痛、吸气困难，不能深吸把气纳入丹田，舌苔薄白，脉象尺弱。治宜益肾纳气、豁痰平喘。以新拟麻杏都气汤随症加减：

处方：

麻黄 3~5g	杏仁 10g	熟地 12~20g	山茱萸 10g
山药 10~20g	泽泻 6~9g	丹皮 3~9g	五味子 5~10g
灵磁石 12~20g	焦神曲 10g	蛤蚧尾粉（分冲）1g	

若肾虚戴阳，症见气喘、冷汗出，足寒面红（面暗黑而两颧红），气短难续，吸气困难，烦躁不宁，舌苔白腻或黑而润，脉沉细或尺脉微而欲绝者，是为肾阳欲脱之证，宜加肉桂、黑锡丹，引火归原，镇纳肾气。

以上六证，虽然可以单独出现，但临床上常是参差并见，或相互转化，所以在临证时必须抓住主证，照顾兼证，预见传变，注意阶段性，根据当时的具体情况进行诊治。讲述时只好把六证分开来讲，但临床使用时要结合起来用。

以上六个方剂，以前我曾称为“治喘六麻”，即六个方中都用麻黄的意思，但这并不是爱用麻黄或专用麻黄，而是要注意善用麻黄。因麻黄确是治喘良药，虽有时也可不用麻黄，但这多属特殊情况，或在喘不发作时；如喘症发作时，则多加用麻黄，标本同治。例如患者来诊时，以痰盛证为主，兼有脾虚证，在治疗上应先以祛邪为主，用“麻杏二三汤”治喘，待喘症减轻，痰量减少后，再转用健脾化痰法以治其本。反之如肾虚不固，肺肾真气欲断，冷汗满身，气喘难收，足冷面赤，尺脉欲绝者，宜先用黑锡丹镇纳肾阳，参附汤回阳扶正，待正气恢复后，再拟治喘之剂，标本同治。另外，麻黄用量的大小也需要注意。一般说来，南方人用量要比北方人小些，有时还可用苏叶、前胡代麻黄以宣肺发表。由于春夏秋冬气候寒暖不同，用量也有所不同，大体是冬季用量大些，夏季则要小。以上诸点都要注意。六个药方，要灵活加减，不可呆滞刻板、生搬硬套，要求因时因地因人而施，圆机活法，随症变通，不可拘泥。

三、三原则

治疗喘病，除注意上述两纲六证的辨治外，在整个过程中还要注意三个原则。

（1）在喘证发作时要以祛邪为主，多从实证论治。

（2）在喘证不发作时，要以扶正为主，多从虚证论治，以固其本。

（3）喘证而兼哮者，要注意加用劫痰药。肺寒证，除用应证汤药外，再另外加服冷哮丸（麻黄、生川乌、细辛、川椒、生白矾、皂角、半夏曲、胆南星、杏仁、生甘草各 30g，紫菀、款冬花各 60g，共为末，姜汁调神曲末糊丸，每服 3~6g）或紫金丹（砒石 5g，豆豉 45g，把豆豉湿润捣成膏状，合入砒石粉捣匀为麻仁大丸，每服 10~15 丸）。肺热证，可在应证汤药中加白矾（1~2.5g 煎服，或 0.3~1.0g 冲服），皂角（3~6g 煎服，或 0.6~1.5g 焙焦为粉冲服），或另服小萝皂丸（莱菔子 60g，煅皂角 15g，南星用白矾水浸后晒干、瓜蒌仁、海蛤粉各 30g 为末，姜汁合蜜为丸，每丸 3~5g，每次 1 丸噙化服）。这些方药中的白矾、砒石、皂角祛痰之力都较强，故前人称此类药为劫痰药（注意砒石有剧毒）。

四、验案举例

验案 1　郭某某，男，61 岁，干部，初诊日期 1972 年 6 月 3 日。

问诊：患哮喘病已四五年，近来加重。自 1968 年患哮喘以来，每年春冬发作，近几天来又发作。咳嗽，咯白痰，喉响气喘，遇寒加重。

望诊：发育正常，呼吸气短而喘。舌苔白而腻。

闻诊：言语清楚，喉中有哮鸣声。肺部听诊双肺呼吸音粗糙，有哮鸣音，无湿啰音。

切诊：脉象滑数。

辨证：苔白而腻，脉滑，咯白痰，是痰盛阻肺之证。遇寒则喘加重，知为寒喘。脉症合参，诊为寒痰阻肺之实喘。

治法：温化痰浊，宣降肺气。

处方：

麻黄 5g　　杏仁 10g　　陈皮 10g　　半夏 10g

茯苓 10g　　苏子 10g　　厚朴 10g　　紫菀 10g

桑白皮 10g

二诊（6 月 5 日）：服上方，哮喘明显好转，但口略发干。舌苔白，脉象弦，双肺可闻及少许干啰音。再投原方。

三诊（6月9日）：服上药后，哮喘已愈，整夜都能安睡。脉尚弦，舌苔白。双肺已听不到哮鸣音，只呼吸音略粗糙。患者说病已痊愈，要求再带几剂药，以备再发时用，即高兴地回唐山去了。

验案2 南某某，女，17岁，学生，初诊日期1958年8月14日。

问诊：患喘息病已10年，今又发作。于7岁时曾发过一次严重的哮喘病。此后每年秋、冬、初春，天气变化时则复发，近几个月频频发作，今日上午又感胸部憋闷，喉间发紧而喘。自觉又犯病，故赶紧来诊。走时心慌心悸，食纳尚可，二便正常，夜睡不佳。每次发作均感夜间喘较重。口渴，思冷饮，怕热，吸气比呼气困难。因喘而停学已10个月。

望诊：发育正常，营养一般，面色略暗。神情略有着急慌恐之状。舌苔白，根部厚腻。

闻诊：有轻度喘息，言语声音正常，呼吸稍短促。心脏听诊正常。肺部听诊可闻及两肺呼吸音粗糙并有哮鸣音。

切诊：脉象滑略数，尺脉弱。腹部柔软无压痛，肝脾正常，四肢正常，体温36.6℃，心率80次/分，血压95/50mmHg。

辨证：据喘发时恶热口渴，思冷饮，知为肺热之证。吸气困难，尺脉弱，是为肾虚不能纳气之象。四诊合参，知为肺热肾虚之喘病。

治法：清肺除痰，兼佐育肾。

处方：

麻黄3g　杏仁6g　生石膏（先煎）15g
甘草5g　知母10g　黄芩10g
白前5g　浙贝母10g　生牡蛎（先煎）10g
女贞子10g　灵磁石（先煎）12g　桔梗5g

二诊（8月16日）：药后症状完全消失，不喘亦不憋闷，无异于常人。唯昨天又伤风，现鼻塞流涕，口渴引饮，舌润无苔，脉滑数稍浮。拟以辛凉解表：

处方：

金银花10g　连翘10g　薄荷（后下）3g　苦桔梗5g

天花粉 10g　淡竹叶 6g　浙贝母 10g　鲜芦根 24g
生甘草 3g。

三诊（8 月 18 日）：上药服 2 剂，伤风感冒愈，未喘，无不适症状。为了能制止哮喘复发要求常服丸药。处方如下：

麻黄 24g　杏仁 45g　生石膏 120g　知母 60g
白前 36g　黄芩 60g　浙贝母 45g　化橘红 30g
生地 90g　生牡蛎 75g　灵磁石 90g　炒栀子 30g
生甘草 75g。

共为细末，蜜丸每个重 6g，每日 2 次，每次 1 丸。必要时可增量（每次 2 丸，每日 2~3 次），白开水送下。

四诊（8 月 29 日）：服丸药后，一直未喘，觉得此药即能制止喘病复发。精神已大振，气力增加，食量增多，面色红润。特来开证明以复学。诊其脉象，观其舌象，听其心肺，均无异于常人。即给开具可以复学的证明书。患者持证明书欣然而去。

新年时到家中追访：顺利上学读书，未再作喘，身体较前更健康。

简述心绞痛的辨证论治

心绞痛的主要症状为胸骨上段或中段的后方发生反复性疼痛，多在劳累、兴奋、受寒或饱食后突然发作。严重者心前区有碎裂似的疼痛，常波及肩、臂、颈、背，左肩及左臂内侧尤为多见，或心内有压榨性、窒息性疼痛，有时伴有将死的恐惧感，面色苍白，冷汗淋漓，四肢发冷、麻木。多发于 40 岁以上之人。

从心绞痛的主要症状来看，似符合于中医学书籍中所说的胸痹、心痛、真心痛。近几年来常运用中医学的理法治疗心绞痛症，疗效尚属满意。兹将点滴体会及验案两则简介如下。

一、病因与病机

胸中为阳气升发之域，譬如高照当空，阳气煦和，气血运行流畅，则为正常无病之象；倘胸阳不振，阳气不得宣发，心阳不足，气血阻滞，则可发生心胸疼痛。最常见的致病原因有以下几种：

（一）心阳不足

心为至阳，居于胸中，心阳不足，胸阳不振，而致阳虚气逆，阳虚阴厥，气血运行不畅，经脉之气不通，发生心胸疼痛。如巢氏《诸病源候论·心痛病诸候》曰："若诸阳气虚，少阴之经气逆，谓之阳虚阴厥，亦令心痛。"张仲景《金匮要略·胸痹心痛短气病脉证并治》曰："……即胸痹而痛，所以然者，责其极虚也。今阳虚知在上焦，所以胸痹心痛者。"

（二）寒邪乘心

心主血脉，寒邪内侵，气血凝滞，经脉不通，不通则痛，如《素问·举痛论》篇云："经脉流行不止，环周不休，寒气入经而稽迟，泣而不行，客于脉外则血少，客于脉中则气不通，故卒然而痛。"《诸病源候论·心痛病诸候》曰："心痛者，风冷邪气乘于心也。"可见人年过四十以后，阳气渐衰，寒邪易乘其虚而袭之。

（三）痰垢积滞

素日痰多，或体胖痰盛，胸中痰垢积滞，阳气不得畅发宣通，气血流行不通，不通则痛。

（四）血瘀及食滞

心主血脉，如有瘀血阻滞于胸中，血脉不通，则生疼痛。中焦食滞，亦致气壅，上焦气逆，也可导致心痛。

以上几种原因，常互为因果，或数种同时并见，其中又以心阳不足、气血不通为主要因素。

二、辨证论治

心绞痛的临床症状，以心胸疼痛最为突出，有的急剧而严重，有的隐痛断续不已，并有气短、胸闷、心悸、背痛，或沿手厥阴、手少阴经脉所过之处疼痛（左臂较为多见），脉象沉迟或沉紧等；很符合《素问·脏气法时论》

篇所云“心病者，胸中痛，胁支满，胁下痛，膺背肩胛间痛，两臂内痛。”和《金匮要略》中“胸痹之病，喘息咳唾，胸背痛，短气，寸口脉沉而迟”“心痛彻背，背痛彻心”等记载。虽然本病以心阳不足为其主要原因，但因体质强弱、正气盛衰、邪气多少各不相同，故临床表现也有所不同，一般可分为虚证、实证两大类。

（一）虚证

形羸体弱，食少气怯，神疲倦怠，语少声低，心痛绵绵，时愈时发，痛时喜敷按，心悸，面色苍白，舌质淡，舌苔薄白，脉象沉弱或虚软，此多为气血虚弱，不能养心，心胸阳气不足，治疗宜用补养气血、扶助心阳之法，方用《千金》细辛散加减：细辛、炙甘草、干姜、熟地、白术、人参、桂心、当归、茯神、瓜蒌、丹参。

疼痛停止后或绞痛未发作之时，也可用人参养荣丸或人参归脾丸等配合使用；脉有结代现象者，可用炙甘草汤随症加减，总的原则是在补养气血药中加入扶助心阳之品。

（二）实证

心胸急剧绞痛，波及胸背、臂内、腋下，胸内压抑喜捶拍，疼痛经久不止。寒邪盛的，兼见喜暖思热饮，欲热敷，甚则手足厥冷，凉汗淋漓，脉沉迟。痰实者兼见痰涎壅盛，胸闷喘咳，体胖形实，舌苔白腻，脉沉弦带滑。气滞者，兼见面青善怒，胸闷气短，胁背牵痛，胁下气逆抢心而痛，怒则易发，脉象弦紧等。血瘀者，心痛固定一处，胸闷气短，大便发黑，声厉汗出，舌有瘀斑，或舌色紫暗。挟食者，兼见恶食，呕吐，胃部痞满，嗳腐泛酸，大便干秘，舌苔垢厚，右脉弦滑等象。《素问·评热病论》篇云：“邪之所凑，其气必虚。”这些证候，虽属实证的表现，但皆与胸中阳气不振有一定关系；盖阳气不振，容易招致实邪乘袭，乃滞而为患。治疗宜用宽胸助阳、活络通滞为主，方用加味瓜蒌薤白白酒汤随症出入：全瓜蒌、薤白、川桂枝、炒枳壳、苦桔梗、淡干姜、片姜黄、草红花（或藏红花二三分）、九节菖蒲、橘络、远志、白酒。

痰实者，可去姜黄、红花，加化橘红、白芥子、法半夏等。气滞者，加香附、青皮等。血瘀者，加乳香、没药、桃仁或血竭末，参三七 0.3g 冲服。挟食者，加焦三仙、莱菔子等，疼痛剧烈或疼痛久而不止者，另加苏合香丸 1 丸（或 1/2 丸），温开水送服，其胸闷、心痛能很快即止。

急则治其标，缓则治其本。如痛止闷消，即可配制一些丸剂常服。处方原则可在宽胸助阳、化痰降气、活络通瘀的同时，根据患者具体情况，适当运用养血荣心、滋阴扶阳、培土益气等法，以扶正祛邪而治其本。

三、验案简介

验案 1 魏某某，女，61 岁，初诊日期 1962 年 10 月 26 日。

问诊：20 多天来，胸部闷痛，胸痛彻背，背痛彻心，一日十余发，甚则疼痛波及两胁、两腋，痛时气短，心慌，欲吐不吐，泛酸，头上汗出，食纳尚可，二便亦调，经北京某医院检查，诊断为“心绞痛”。

望诊：急性痛苦病容，体较胖，精神不振，舌质正常，舌上无病苔。

闻诊：言语清楚，呼吸稍短，时有太息。

切诊：脉象沉紧，右寸略弦，寸大于尺。左寸沉紧，重按方得。

辨证：年逾六旬，阳气渐衰；20 天来，胸痛气短，彻背心痛，脉见沉紧，乃胸阳痹塞，气血不通，发为胸痹之证。

立法：宽胸助阳，宣通气血，宗瓜蒌薤白白酒汤加味。

处方：

全瓜蒌 15g	薤白 10g	川桂枝 8g	炒枳壳 10g
北细辛 3g	制香附 10g	片姜黄 6g	化橘红 6g
藿香梗 10g	九节菖蒲 3g	紫丹参 12g	制乳没各 5g

白酒半小杯，冲入，嘱服 2 剂。

另：苏合香丸 2 丸，每日 1 丸，温开水送服。

复诊：服上药后，心绞痛未再发作，精神略振，脉象右手渐起，未再服硝酸甘油。仍投上方（细辛减为 7 分，白酒稍减量）。苏合香丸 2 丸，每日服 1 丸。

上方共服 6 剂，疼痛一直未作，脉象已不沉紧而略滑，能卧床安睡，但仍全身乏力，晨起咯痰数口，则觉心胸更为舒快。上方去细辛、石菖蒲，加人参 5g、白术 6g、天竺黄 6g。另与苏合香丸 1 丸，嘱其于胸闷心痛发作时服之，不发作则不服。

以后，随症情之变化以上方调理，稍有一二味增减（因未再心痛，故苏合香丸亦未再服用），精神、体力都逐步恢复，自己步行（约 1km）来院就诊，亦无任何不适。至 11 月 20 日，自觉已完全恢复到得病以前的健康情况，愿服丸药。拟丸药方如下：

全瓜蒌 45g　　薤白 30g　　川桂枝 21g　　炒枳壳 27g
制香附 27g　　远志肉 18g　　广藿梗 27g　　炙甘草 12g
紫丹参 30g　　制乳没各 12g　　化橘红 36g　　片姜黄 30g
天竺黄 30g　　人参 15g　　制黄精 45g　　茯神木 30g
九节菖蒲 12g　　淡干姜 10g　　清半夏 15g　　杭白芍 15g
焦神曲 24g　　苦桔梗 10g　　广木香 10g　　陈香橼 15g

上药共为细末，炼蜜为丸，每丸 10g，1 日服 2 次，每次 1 丸，温开水（合数滴白酒）送服。

1968 年 3 月追访：愈后一直未再发生心绞痛，亦未再服药，能照常操作家务。

验案 2　辛某某，男，41 岁，初诊日期 1962 年 9 月 24 日。

主诉：一年半以来胸部发闷，常觉钝刺性疼痛，心窝部有压抑不快之感。睡眠不稳，易惊悸怔忡，登高处则目眩，食纳正常，二便亦调。经某医院诊断为："冠状动脉粥样硬化""心绞痛"。

诊查：面色略黄，精神较差。舌苔根部垢厚略黄，脉象略数。

辨证：胸为阳气宣发之域，胸阳不振，气血郁滞，流行不畅，则发胸痛，或见胸闷。心气不畅，则压抑发闷；心血失荣，则易惊悸怔忡。脉症合参，诊为胸痹、怔忡之证。

立法：宽胸助阳，宣降气血，兼佐安神。

处方：

瓜蒌皮 12g　　炒枳壳 10g　　薤白 3g　　清半夏 6g
北秫米 10g　　制乳没各 6g　　杭白芍 10g　　白蒺藜 10g
朱砂拌远志 6g　　酸枣仁（生熟各半）24g

嘱服 5 剂。

进上药后，胸闷之感基本消失，唯心窝区疼痛仍每日发作 1~2 次，舌苔厚略黄，脉象沉略数。仍投上方 3 剂，又予苏合香丸 3 粒，每日 2 次，每次半丸，温开水送服。

药后睡眠安稳，心痛次数减少，舌苔稍薄仍黄，小便赤黄。上方去当归、枳实，加九节菖蒲 3g、黄芩 6g，并予苏合香丸 3 粒（3 日量）。

此后，心痛次数更少，因需到外地工作，要求开常服药方，拟方如下：

瓜蒌皮 12g　紫丹参 10g　炒枳壳 10g　炒枳实 10g

白蒺藜 10g　广藿梗 12g　酸枣仁（生熟各半）24g　北秫米 10g

薤白 6g　九节菖蒲 3g　黄芩 10g　天竺黄 6g

白芍 12g　沉香末 1.2g

分 2 次冲服。

另：苏合香丸 6 丸，嘱于心痛甚时服 1 丸，不痛不服。

服上药后，自觉轻快，故连服 30 剂，苏合香丸曾断续服用十余丸，后来心痛已不再发作，故未再服。唯上高坡或劳累后尚感到气短，胸部有些发闷。精神已佳，失眠已愈，舌苔薄白，脉已不沉不数，现出和缓之象，再处方如下：

瓜蒌皮 12g　紫丹参 12g　薤白 6g　清半夏 6g

广藿梗 10g　赤白芍各 6g　生熟枣仁各 10g　朱砂拌远志 6g

人参 3g　茯苓 10g　佩兰叶 6g

嘱服 10~20 剂。

1963 年 7 月追访：胸闷、心窝区压抑之感消失，心绞痛近半年未曾发作。失眠、心悸亦均痊愈，工作能力也有了很大提高。近复查心电图，报告正常。

略述中医对神经衰弱症的诊治

兹就 1960 年 5 月至 1962 年 5 月在北京中医学院（现北京中医药大学）附属医院内科门诊治疗的神经衰弱症的病历，选择其记载较详与经过追访者

48例，根据统计材料，参考国内一些文献进行分析，并从肤浅的临床体会中，对神经衰弱症的中医诊治加以讨论。

一、临床资料

（一）病历来源

选择记载比较详细、正规者，排除器质性病变者，全部为有典型神经衰弱症的临床表现，或经其他医疗单位确诊为神经衰弱而治疗无效者，进行统计并作了部分追访。

（二）性别、年龄、病程

48例中，男性25例，女性23例，年龄最小者17岁，最大者66岁（1例），以25~40岁者最多（29例）。病程最短的两个月，最长的10年以上，以2~5年者为多。

（三）自觉症状（表3）

表3　自觉症状汇总表

头痛	失眠	头晕	心跳	烦躁	多梦	目花	健忘	四肢无力	头账	腰膝酸痛	纳食不甘	易怒生气	五心烦热	妄想多疑	易惊胆怯	遗精滑精	自汗盗汗	阳痿
30例	28例	26例	26例	17例	19例	16例	14例	13例	11例	10例	9例	6例	6例	5例	4例	4例	3例	2例

（四）舌诊与脉诊（表4）

表4　舌脉象汇总表

舌质					舌苔					脉诊														
尖红	尖微红	淡	嫩红	正常	薄白	薄黄	白腻	黄腻	正常	弦	弦细数	细	沉细	沉弦细	沉弦细数	弦滑	弦细	细数	弦数	沉弦滑	沉细尺弱	沉弦	濡迟	弦滑数
6例	6例	2例	1例	33例	22例	5例	3例	2例	16例	9例	3例	5例	5例	4例	4例	3例	3例	3例	2例	2例	2例	1例	1例	1例

（五）病机诊断及治则（表 5）

表 5　诊断与治则汇总表

诊断								治则							
阳虚肝旺	肝火旺	血不荣心	肝气郁结	肝风内功	心脾两虚 心肾不交	肾虚	肝胃不和	养阴柔肝	镇肝潜阳	养心安神	养心调肝	镇肝息风	调肝解郁	交通心肾（补肾）	平肝健脾
27例	5例	6例	3例	2例	2例	2例	1例	23例	8例	4例	4例	3例	3例	2例	1例

（六）治疗效果

痊愈者 8 例，基本痊愈者 5 例，显著有效者 16 例，有效者 16 例，无效者 3 例。

（七）疗效评定标准

痊愈：经过追访，已能照常工作 1 年以上（4 例），或半年以上（4 例）原症状未出现。

基本痊愈：主要症状已消失，虽有一些次要症状，但已不影响工作和学习，恢复了原来的工作。

显著有效：主要症状基本消失，但尚须服丸药或小量汤药巩固。

有效：主要症状减轻。

二、讨论

（一）对神经衰弱症临床表现的归纳

中医没有神经衰弱这一病名，故诊治本病时，是从它的临床症状、舌苔、脉象和闻声等方面来综合分析归纳的。我们根据辨证施治的原则，把神经衰弱症常见的头痛、头晕、头胀、目眩、忧郁、手颤、急躁易怒、筋惕肉瞤、工作易疲、脉象带弦等，归属于肝；心悸、怔忡、失眠、健忘、多梦、出汗、舌尖嫩红、脉细等，归属于心；遗精、阳痿、腰酸、耳鸣、膝胫畏冷、小便频数、尺脉沉弱等，归属于肾；胃胀、纳食不甘、食后脘痞、便秘、腹泻、苔腻、脉濡等，归属于脾胃。上述分类，并不是机械、孤立的，有时数种同见，有时互相转化，例如头晕、耳鸣可属于肝，有时又可属于肾，故须从整体观念出发，旁征其他各方面的综合材料进行分析归纳。因此各类之间的差别，又是可以分清的。

从本文病例的病机诊断来看，与肝有关的就有 38 例，占总例数的 79%；从治疗法则来看，治肝的有 42 例，占 87.5%。说明神经衰弱症虽然可以表现出肝、肾、脾、胃各方面的证候，但以肝的证候为最多见。个人认为诊治神经衰弱症，应以肝为主，尤其是年久不愈者，更应注意到肝的证候。

（二）病因和诊断

从神经衰弱症的临床证候来看，大多为七情所伤、五志不伸等思想活动和情志变化所引。因之不少医者根据“心主神明”“所以任物者谓之心”“心者精神之所舍也”等理论和包括西医学高级神经活动的看法，认为神经衰弱的病机以心为主，甚至有的认为“神经衰弱相当于心虚”，但个人认为所谓“心”，是思想活动的总的代表称谓，而具体的思想活动和情志变化又与五脏都有关系，尤其与肝有极密切的关系，因为“肝者将军之官，谋虑出焉”，再加“主决断”的胆也附于肝中并与肝相为表里。况且五志各有所主，并不一定所有的情志变化都须“心”去亲自主宰。所谓“怒动于心则肝虚，思动于心则脾虚，恐动于心则肾虚”，说明不同的思想活动和情志变化，有不同的脏腑首当其病，又和心保持着紧密的联系。根据本组的统计资料和个人的临床体会，认为本病初起可由喜、怒、忧虑、恐惧、所欲不遂等各种不同的思想活动和情志变化而引起心、脾、肝、肾等各种不同的疾病，但经缠绵迁延，则“久病伤血”“病久伤阴”“病久生郁”“病久入络”“病深则入肝肾”等而致许多变证。肝属厥阴，主藏血，喜条达，恶郁滞，所以就与肝的关系较大，肝的证候也就出现较多。本文 48 例中，阴虚肝旺者 27 例，肝胃不和者 1 例，以肝经为主诊治神经衰弱症时，须首先考虑肝的问题，同时也应注意到心、脾与肾。

（三）病理机制

基于以上看法，对神经衰弱症的病理机制，作如下探讨：

1. 肝血方面

肝以血为体，以气为用，在体多见虚证，在用则虚实并见，但以实证为多。肝血虚则血不养筋，工作不能耐久，容易疲劳，或见筋惕肉瞤，从而血虚生风，阴虚肝旺。肝阳上亢，发为头晕、头胀、头痛、目花等；血虚生热，虚火内动，又可发生烘热、急躁、盗汗等。肝血虚需要肾阴来滋养，所谓水生木。如果肾阴虚，在肝便为水不涵木，在肾则失其封藏作强之用，而发为耳鸣、遗精、早泄、腰膝酸软等；如果肾阳虚，即可致命门火衰、真阳不足，气化不及，而发为畏冷、四末不温、阳痿、性欲减退、小便频数等。另外，肾虚还可致心肾不交、水火不能既济。若心血虚则神憺荡不收，发为心悸、怔忡、健忘等；心火旺则神不守舍，发为心烦失眠、多梦、易醒等。

2. 肝气方面

一是郁结，发为忧郁、悲观、胸闷、太息、胁痛等；一是横逆，因木侮土而犯胃克脾。在脾则脾阳不运，消化不良，发为食后饱闷、便溏、泄泻等；在胃则胃气阻滞，发为胃胀、嗳气、纳食不甘等。另一方面，“气有余便是火”，肝气太过则成为肝火，可发为急躁、易怒、头胀、偏头痛等；肝火燥血，或下夺肾阴，又可发生便秘、燥结等。此外，肝气郁结，“木不疏土”也能影响到胃；肾阳不足，火不生土，也能影响到脾。此二者在本病不常见。

（四）治则与常用药

中医治疗神经衰弱症主要是“辨证施治”，兹据本文比较有效的治疗法则及常用药物概述如下，以供参考。

1. 养血法、养肝法

用于肝血虚之证。常用药物如当归、杭芍、何首乌、阿胶等。应当特别指出，川芎辛香走窜，易动肝阳和虚火，不宜用于本症。

2. 镇肝法、潜阳法

用于肝阳旺、肝阳上扰之证。常用药物如生石决明、生牡蛎、生赭石、明天麻等，又常结合养血法同用。如兼肝风则加钩藤、僵蚕、蒺藜等，又为镇肝息风法。

3. 平肝法

用于肝气横逆之证。常用药物如青皮、枳壳、香附、香橼等。如出现脾胃症状，则结合和中法如平肝和胃、理气和中、泄木扶土诸法。

4. 疏肝法、解郁法

用于肝气郁结之证。常用药物如柴胡、玫瑰花、厚朴花、佛手等。本法以疏畅为主，不同于行气、破气药之用。

5. 清肝法、泻肝法

用于肝火旺之证。常用药物如黄芩、龙胆草、芦荟、青黛等。

6. 养阴法（或称滋阴法）

用于肾阴虚之证。常用药物如生地黄、山茱萸、天门冬、女贞子、龟甲胶等。兼肝血虚者，结合养肝法以滋肾养肝，属乙癸同治法。

7. 扶阳法

用于肾阳虚之证。肾阳属命门之火，命门居于下焦，为人身元气之本，故温补命火属温养下元法。常用药物如紫肉桂、熟附片、巴戟天、肉苁蓉等。但命火居于阴中，不能专用温热药，必须与补阴药结合应用，如熟地黄、枸杞子、黑桑椹、败龟甲等，亦为常用之药。

8. 养心法（或称补心法）

用于心血虚之证。常用药物如丹参、麦冬等。因多伴惊悸不宁，又可加柏子仁、茯神等用以养心安神。

9. 清心法

用于心火旺之证。常用药如川黄连、莲子心、竹叶、灯心、木通等，具有清心、引火下行的作用。在阴虚火旺时，可以结合养阴，属泻南补北法。

10. 交通心肾法

用于心肾不交之证。常用药物如灵磁石、朱远志、磁朱丸、交泰丸等。

11. 养心健脾法

用于心脾两虚之证，常用药物如白术、龙眼肉、芡实等。

这些法则可以根据病情的需要相互结合，应用中要权衡轻重，揆度主次，以更多的法则应疾病的变化。

由于很少原封不动地应用成方，故不多举例子。但前人成方，如适合我们立法要求的，也宜优先选用，如逍遥丸、舒肝丸、归脾丸、天王补心丹、朱砂安神丸等，运用恰当，能事半功倍。

另外，因证需酌用的药物还有：安神用龙齿、酸枣仁、首乌藤、合欢花、珍珠母；固精用金樱子、莲须、锁阳；阳痿用鹿茸、淫羊藿；小便频数用覆盆子、五味子、益智仁；腹泻用扁豆、诃子、山药、肉豆蔻；便秘用麻子仁、郁李仁等。

（五）抴神汤的组织和药理

据本文病例统计，自觉症状以头痛、头晕、失眠最多。病机诊断以阴虚肝旺最多（27 例），在治疗法则中，养阴柔肝法使用最多（23 例）。经查对药方，凡是证属阴虚肝旺、肝风内动、肝火旺、肝气郁结，使用养阴柔肝、镇肝潜阳、镇肝息风、调肝解郁、养心调肝诸法的病例（41 例），都是以自拟的“抴神汤”方随症加减治疗的，加减的药物都是前述诸药。其中用养阴柔肝和镇肝潜阳法者(31 例)，药味加减出入较少，从本文材料的疗效来看尚属满意。故此，特将“抴神汤”提出来讨论以供大家参考。

1. 组织

生石决明（先煎）21~45g　生牡蛎（先煎）12~30g　生地黄 9~15g
生白芍 9~15g　白蒺藜 9~12g　首乌藤 9~15g
合欢花 6~12g　酸枣仁 9~18g　朱远志 6~9g
黄芩 6~9g　制香附 3~6g

2. 药理

此方根据患者常见症状和前述理论，结合临床经验，以生石决明、生牡蛎补养肝阴，潜降肝阳，收浮越之正气，益阴清热为君。生地、杭白芍补益真阴，滋水涵木，凉血生血，柔肝安神为臣。首乌藤滋益肝肾、交合阴阳，合欢花安脾解郁，酸枣仁益肝助阴、宁心敛汗，朱远志交通心肾，白蒺藜散肝郁、息肝风为佐。香附为阴中快气药，引血药至气分，增强诸药活力，兼能理气解郁；黄芩泻肝胆之火，养阴退阳为使。总之，有养阴柔肝、镇肝潜阳、解郁安神、交通心肾之功，对阴虚肝旺诸症，标本同治，而以治本为主。

从本文材料来看，本方是取得了一些疗效，但绝不是单一方剂就能解决神经衰弱症的全部问题，只不过是对神经衰弱症中的阴虚肝旺证摸到了具有一定疗效的方剂配伍线索，期望随症加减试用，提出宝贵意见。

（六）呼应舌脉

舌质中的尖红、微红、嫩红都与阴虚有关，但为数不多。舌苔中的白、黄、腻等出现较多（占 66.6% 以上），可见肝木克脾土影响消化，与此病有一定关系。

从脉象来看，以弦（32）、细（29）、沉（18）为多见。弦脉多与肝有关，细脉多为阴虚，沉脉多为久病里病。再参看治疗法则中，也以治肝的方法（柔肝、镇肝、调肝）为最多。这也与前述理论颇多吻合。

三、结语

（1）中医治疗神经衰弱症，是从全盘考虑的，从一个重点出发，就牵涉到各方面综合治疗，在治疗上又必须分清标本主次。

（2）不要认为神经衰弱有“衰弱”二字，就必须用大补之药，中医并不拘泥“衰弱”二字，有时候往往用舒缓的方法来解除其症状，有时则用疏泄的方法而去其原因。这说明有很多补药，不一定常用于神经衰弱症。反之，神经衰弱症中诸证，补药不一定适用。

（3）神经衰弱症虽与肝、肾、脾等都有关系，但与肝的关系最为密切，诊治时首先应注意到肝。

（4）正因为与肝的关系密切，肝气最易升动。故在临证时，必须注意言语、态度等，不可使患者再受刺激，应使患者得到宽慰，这对治疗也有帮助。

（5）自拟之“挹神汤”作为神经衰弱症中阴虚肝旺证的主方，随症加减，取得了比较满意的效果。

（6）治疗本病往往需要较长的时间，如使用过猛的药品，急求速效，常会引起不良反应，必须注意“不可操之过急”！

（7）本文对神经衰弱症的病理机制、治疗法则和常用药等，进行了初步探讨，并提出诊治本病应以肝为主，同时也注意心、肾、脾、胃的看法，就正于同道。

胃脘痛辨治心得

胃脘痛多包括在前人所述九种心痛——气、血、痰（饮）、火、冷、虚、注、虫、食之中，临床以寒（冷）、气、食、血之证较多。欲提高治疗效果，就要在辨证论治上下功夫。以下谈谈个人体会。

一、辨证

（一）辨虚实

慢性萎缩性胃炎，多病史缠绵，形羸体弱，按则痛缓，纳食不香，故多为虚弱胃痛。但有的病久生郁，郁而化热反现实象，不可概为虚证。本虚标实，可从实治疗或补虚薄实。

（二）辨寒热

痛甚不解者，必须辨清寒热。寒者必胃脘引急疼痛，喜热饮、热敷，面白（青）身凉，口中和，脉迟细；热痛必胃脘灼痛，喜冷畏热，口渴喜凉饮，面红身热，宽袒胸腹，脉数弦大。

（三）辨内伤、外感

一般内伤有食、痰、气（七情）的不同，外感有风、冷、热的不同，要分辨清楚，作为处方遣药的根据。

1. 内伤

（1）食：嗳腐吞酸，恶闻食臭，食思不振，痛处拒按，胃脘膜胀。

（2）痰（饮）：痛而兼咳，痰多不思饮，痛处游走无定，舌苔白腻。或因体胖痰湿内盛，或为湿阻中焦久而生痰。

（3）气（七情）：因怒而痛，痛如针刺，连及胁肋，气郁时多太息，长吁后胃脘感到舒适。

2. 外感

（1）冷：形寒饮冷，伤及肺胃，脘痛气短，咳嗽胃胀，喜着厚衣。

（2）热：掌热呕泻，头重身软，难以俯仰，多发于夏令炎热季节，喜凉饮食。

（四）辨脉象

胃脘痛的脉象多细弦兼滑。浮大主中虚邪盛，沉实主有食积，洪数主胃火，迟细主冷痛，沉伏属气滞，涩小为血瘀，弦滑为痰饮，滑实为宿食。这是一般的常脉，但还要注意变脉。如张景岳云："暴痛之极者，每多沉伏细涩，最似极虚之候，不知气为邪逆，脉道不行而沉伏异常，此症邪实之脉，然于沉伏之中细察之，必有梗梗然弦紧之意，此必寒邪阻遏阳气者多有此脉。凡见此者，不得因其细、微，便认为虚脱，妄用补剂，必大误矣。若火邪作痛则不然也。辨此之法，但当察其形气，以见平素强弱，问其病因，以知新久，及何所因而起。大都暴病痛急而脉忽细伏者多实邪，久病痛缓而脉本微弱者为虚邪。再以前论虚实之法，酌之以理，参而诊之，则万无一失矣。"

（五）辨舌

除一般辨别外，还要注意胃脘久痛者，常常于舌的根部有较厚的舌苔，此象说明病根深痼。经治疗后舌前部苔已化除，但根部仍有苔者，说明病尚未彻底治愈，仍要继续治疗。再者是舌质红而无苔者，有时是胃阴虚，有时则不是胃阴虚，须结合其他三诊具体分辨。其中因中焦气虚，气不化津，津不能上布而致者，一味养阴往往效果不佳，这是同中有异、异中有同的道理，临床须做深入分析与观察。

二、论治

（1）胃脘部属阳明经，其本质是标热本寒，临床上温通之剂使用最多，若无确凿的热症热脉，不可轻投寒凉之剂，以防伤伐中宫温育生化之气，倘用寒药也切忌过剂，要中病即止。

（2）古人有"痛无补法"之说，如无明显虚弱之象，不宜骤用补气之剂，因为气愈补愈滞。但是，若见到经过攻泻荡涤愈而复作，或再三攻荡而病愈作愈甚，脉呈浮弦虚大者，为中虚之候，则可速当酌其虚实，或专补正气，或兼治邪气，用补徐徐渐进，使脾胃强盛运化无阻，则痛自疗。

（3）治痛急需温通，则理气药为必用之品，临床上不论食滞、寒滞、气滞等。滞的产生皆因不通，不通则痛。推动气血运行的主要是气，故治胃脘痛的方剂中多配伍理气药。

（4）停食伤胃急性胃痛者，如食尚不久，胸满脘胀，痛恶难忍者，可用吐法，效果最快。

（5）里寒症状明显者，治以温通或温利。如兼外寒，则当温散，治法为温其内而散其外，邪去正复则痛止。

（6）邪郁化热者，可在行气导滞药中加炒栀子、炒黄芩、金铃子等。如有肝胃不和，除治胃之外，可再加白芍、炒黄连之类，不可妄用大寒凝静之药。若受暑热秽毒者，可同时结合选用清凉芳香清暑之品，如人丹、十滴水、避瘟散等。

（7）痰饮者，可在理气导滞药中加些化痰蠲饮的药物，常宗二陈汤或苓桂术甘汤化裁。如顽痰结聚者，可用消痰的方法，如保和丸、指迷茯苓丸等。还有一种痰食久结者，可用吐法。古有倒仓法，今人已很少用。

（8）血瘀者要投活血药，有虫者杀虫。但注意以不伤中气为宜，中病即止。

（9）虚劳久病，其痛绵绵，久治不愈，若按之温之熨之揉之则缓，饮食少进，精神不振者，须用甘温养血、补中和胃之法，可选用小建中汤、黄芪建中汤、归脾汤等慢慢调治，急于取效往往适得其反。

（10）若用寒凉较重之药时，必佐些甘草以缓其性，以免伤胃。

（11）胃脘痛有服药痛止，停药以后又作，再服原方无效者，多有积滞，可在前方加消导药祛积滞，或用玄明粉 3~6g 温开水送服，往往有效。

三、临证主方

治胃脘痛时，可按“痛在心口窝，三合共四合”的口诀，概括其临床处方重点。“三合”是三合汤，“四合”是四合汤，是说胃病表现有上腹疼痛症状者，要用三（四）合汤治疗。三合汤是以良附丸、百合汤、丹参饮三个古方，共熔一炉，扬长避短而成方。由高良姜 6~10g、制香附 6~10g、百合 30g、乌药 12g、丹参 30g、檀香（后下）9g、砂仁 3~6g 组成。如果痛处固定不移，病程又久者，可在此方中再加失笑散（蒲黄 6~10g、五灵脂 9~12g），即四个药方合用，则名四合汤。

凡是久痛难愈，或服其他药物不效的胃脘痛，应用此方均有效果。这是经过临床实践检验四十余年的经验方，随症加减运用，常常收到奇效。

甲状腺功能亢进症的中医诊治

中医的古典医籍中，无甲状腺功能亢进症（简称甲亢）这一病名，但据甲亢的临床表现来看，中医古籍中很早就有关于这些症情的诊治记载，并积有丰富的辨证论治经验。现在按照中医学辨证的法则，谈谈个人诊治甲亢的临床体会，供同道参考。

一、辨证

从甲亢的临床表现来看，本病常包括在下述的病证中：

（一）瘿病

主要特征是颈部发粗（甲状腺肿大）。细分之，又有下述种种不同。

1. 瘿气

颈部发粗发憋，生气发怒时粗、憋明显，怒气消时颈部症状稍缓，发此病前有气郁的病史。从甲状腺形态来看，肿大不太明显，用手扪之柔软无痛无硬块，愤怒生气时稍增大，气郁舒解时甲状腺肿也较平软。此证为痰气凝结所致。舌苔常无大变化，脉象可见弦滑。

2. 瘿瘤

甲状腺肿大比较明显，也可能一侧肿大，有的还可能扪及 1~3 个硬块（中医称痰核）。情绪易激动，易生气，颈部有憋胀气闷感，舌质略红，苔可见发黄。脉象多弦滑而数。此证为肝气郁滞，久郁生火（气有余便生火），痰火结聚而成。

3. 瘿囊或瘿袋

颈部生出如囊如袋状的肿物。此病多属于西医学的地方性甲状腺肿或单纯性甲状腺肿，不包括在甲亢之内，这里不多赘述。

（二）心悸

颈部有瘿瘤，或大或小。主诉心慌心悸，气短胸闷，常出虚汗，情绪不稳。舌苔薄白或薄黄，脉象数或疾。此证多由心血不足或血虚生热所致。

（三）胸痹

除颈部发憋、颈粗、瘿瘤等症状外，尚有明显的胸部憋闷，甚至胸背憋痛、闷胀，心慌气短。舌苔白或白厚，脉象沉弦或沉紧。此证多由心血不足、胸阳不振或痰浊阻滞所致。

（四）阴虚肝旺

此证多由肝肾阴虚、肝阳亢盛所致。主要表现为烦躁易怒，情绪容易激动，五心烦热，口渴夜间更甚，筋惕肉瞤，双手颤动，阵阵烘热，失眠，目昏、目胀，目如瞪眼，头痛或偏头痛，或有腹泻（肝郁害脾）。舌质红瘦，舌苔薄黄或黄厚，脉象弦细数。

（五）消渴

主诉症状为口渴能饮，饮不解渴，食欲亢进，饮食多而易饿，小便多，肌肉消瘦，体重减轻明显，查血糖不高、尿糖阴性。舌质红少津，脉象数大，重按乏力，或尺脉较小。此证多由于肾虚水不能制火、阳明热盛而致。

（六）肝肾两虚

此证由肝肾不足，阴血生化失调而致。主要表现为目昏，视力不好，身体乏力，工作不能持久，月经量少或不潮，腰酸腿软。舌苔薄白，脉象细或尺脉弱。

上述诸病证，虽可单独出现，但往往是一两种或两三种并见，所以在临床上要灵活掌握，全面分析，注意辨证论治，不可生搬硬套。

二、论治

（一）瘿病

多为营卫气血凝滞，郁气与痰浊结聚所成。治法总则为舒气活血，化痰散结，但瘿气、瘿瘤等在治法上又各有侧重。

1. 瘿气

治法：疏肝解郁，化痰散结。

处方：

柴胡 10g	黄芩 10g	香附 10g
郁金 10g	半夏 10g	青陈皮各 6g
浙贝母 6g	玄参 18~25g	生牡蛎（先煎）30g
夏枯草 9~15g	黄药子 9~12g	红花 10g

水煎服。

注意：黄药子消瘿确有效果，但有毒性，瘿肿消退即停用，不可久服，肝肾功能不良者忌用。

加减法：大便溏泄者，减玄参为 12g，加茯苓 15~25g，炒白术 6~9g。心慌明显者，减红花为 5g，加远志 10g、珍珠母（先煎）30g。头晕、头胀、目眩者，去柴胡，加生石决明（先煎）30g、菊花 10g、钩藤 9~18g。有瘿瘤者，加皂角刺 6g、炙山甲 6g，改玄参为 30g，改黄药子为 12~15g。

2. 瘿瘤

治法：舒郁化痰，活瘀消瘿。

处方：

生白芍 12g	生香附 10g	生地 15g
胆南星 10g	半夏 10g	化橘红 12g
郁金 10g	茯苓 20g	生牡蛎（先煎）30g
黑玄参 30g	浙贝母 10g	皂角刺 6g

黄药子 10g　　　　莪术 5g　　　　红花 10g

夏枯草 12g

水煎服。

加减法：大便溏泄者，减玄参为 20g，生地为 12g，改茯苓为 30g，加炒白术 10g。瘿瘤有硬块者，加射干 10g、桃仁 10g、三棱 6g，去化橘红、郁金、生地。硬块坚实者，可加昆布 12g、海藻 12g、海浮石 12g，去郁金、生地，改夏枯草为 15g。

（二）心悸

治法：养血益心，舒郁化痰。

处方：

生地 12g　　白芍 12g　　当归 10g　　柏子仁 12g

远志 10g　　茯苓 15g　　珍珠母（先煎）30g　　生代赭石（先煎）25g

竹茹 6~9g　　半夏 10g　　化橘红 12g　　炒酸枣仁 12~15g

水煎服。

加减法：怔忡者，加青龙齿（先煎）15~20g，生龙牡各（先煎）20~30g，酌去竹茹、化橘红。失眠者，加首乌藤 15~18g，合欢皮 6~19g，改远志为 12g，改炒酸枣仁为 20~30g。胸闷者，加苏梗 12g、檀香 6~9g，酌去竹茹、半夏。易出虚汗者，加浮小麦 30g、麻黄根 6~9g、生龙牡各（先煎）30g。烦热者，加玄参 9~12g、麦冬 6g。

（三）胸痹

治法：宽胸化痰，助阳开痹。

处方：

全瓜蒌 25~35g　　薤白 12g　　苏梗 12g　　厚朴 12g

半夏 10g　　焦山楂 10g　　茯苓 15g　　檀香 6~9g

红花 10g　　丹参 12~15g　　当归 6g

水煎服。

加减法：胸部憋闷明显者，加郁金 10g、广木香 6g，去山楂、丹参。胸痛重者，加蒲黄 10g、五灵脂 12g，改焦山楂为 12g。心慌气短明显者，加珍珠母 30g、远志 10g、郁金 10g。

（四）阴虚肝旺

治法：养阴舒郁，平肝潜阳。

处方：

生地黄 15g	生白芍 12g	香附 10g
黄芩 10g	生石决明（先煎）30g	生龙牡各（先煎）30g
远志 12g	炒酸枣仁（先煎）20g	钩藤 12~20g
防风 6~9g	白蒺藜 9~12g	生赭石（先煎）15~25g
玄参 15g		

水煎服。

加减法：失眠严重者，加首乌藤 15~20g，改炒酸枣仁为 30g。手颤抖明显者，加全蝎 6~9g，改钩藤为 25~30g，加羚羊角粉（分两次随汤药冲服）2g。烦躁易怒者，加灵磁石（先煎）25g、茯苓 15~30g，改生赭石为 30g，改生地、玄参为各 20g。头痛者，加夏枯草 12~15g、蔓荆子 10g。大便溏泄者，加土炒白术 10g、青陈皮各 6g、茯苓 20g、车前子 10g，改生白芍为土炒白芍，生地略减量。

（五）消渴

治法：补肾壮水，清泻阳明。

处方：

生地黄 20~35g	山茱萸 12g	茯苓 10g	丹皮 10g
泽泻 10g	怀山药 12g	玄参 15g	五味子 6~9g
紫肉桂 3g	天花粉 15g	生石膏（先煎）15~25g	知母 10g

水煎服。

加减法：口渴甚者，改生石膏为 30~40g、天花粉为 30g、知母为 15g，加重五味子量，加葛根 12g。小便多者，加桑螵蛸 12~15g、覆盆子 12~15g、鸡内金 10g。消谷易饥者，加生黄芩 10~12g、麦冬 10g，改生石膏为 30g、知母为 15g。瘿瘤大者，加昆布 15g、夏枯草 15g，或加黄药子 10~12g。

（六）肝肾两虚

治法：滋补肝肾，舒郁散结。

处方：

生地 18g	熟地 12g	白芍 12g	当归 10g
香附 10g	石斛 12g	桑寄生 15~25g	川续断 15g
杜仲 15g	枸杞子 10g	生牡蛎 20~30g	玄参 15~25g
浙贝母 10g	广木香 6g	砂仁 5g	夏枯草 15g

水煎服。

加减法：月经量少者，加吴茱萸 6g、炮姜 5g、川芎 5g。月经闭止者，加川芎 10g、红花 10g、桃仁 10g、香附 10g、怀牛膝 15g，去桑寄生、川续断、杜仲。视力减退者，加菊花 10g、生石决明（先煎）20g、草决明 10g、谷精草 15~20g。腰酸痛者，加补骨脂 12g、胡桃肉（随汤药嚼服）10~15g。

以上各个处方可以单用，也可以根据辨证合并应用，各种加减药物，也可以互相穿插灵活使用，不限于一证一方，主要根据证候需要，灵活加减，变化运用，要时刻牢记古人的临床经验和教训："圆机活法，存乎其人。"

壮水之主以制阳光

"壮水之主，以制阳光"这一名句，是唐代太仆令王冰注《素问》时，对《至真要大论篇》中"诸寒之而热者取之阴，热之而寒者取之阳，所谓求其属也"这段经文的注解。原注是这样说的："言益火之原以消阴翳，壮水之主以制阳光，故曰求其属也。"王冰这两句注解对后世学者启发很大，对临床起到了极好的指导作用，为后人所尊崇。例如清代姚止庵在《素问经注节解》称赞说："益火之原以消阴翳二语，治法之精义也。发前人所未发，为后学之津梁，伟哉启玄！俎豆万世矣。"

今天我们主要谈"壮水之主以制阳光"，这句话是解释经文"诸寒之而热者取之阴"的，意思是说，用苦寒药治疗热病而热反增重者，不是火有余，而是真阴不足，阴不足则火亢，故热增，治疗时则不治其火，而应补其真阴以配其阳，则阴气复而热自退。我们在临床上，常常遇到看上去口渴，思冷饮，饮不解渴，大便干燥，舌苔黄厚少津，脉数，俨然一派热证，但用苦寒药治疗口渴不解，舌质变红，口渴加重，大便干秘，热象反增之类证候，这时我常根据“壮水之主以制阳光”之说，采用六味地黄丸、玉女煎、左归丸、大补阴丸等药方随症加减，往往应手而效。

例如阵发性血红蛋白尿患者周某某之证，口渴思冷饮，手足心热，身有低热，脉数，此时如用苦寒则热反增，所以我们用了大量的生地、玄参，并加山茱萸、泽泻、丹皮、黄柏炭等，实际上是六味地黄汤的精神。因为中医有“急则治其标”的明训，故又加生石膏、知母、麦冬、女贞子、牛膝、川断炭之类，则又具有玉女煎之意。因病久欲作痨热，故又加鳖甲、龟甲、秦艽、地骨皮之类，有秦艽扶羸汤、鳖甲扶羸汤之意，又有大补阴丸之精神。总之，以滋补肾中真阴治其本，即所谓求其属也，“属”即“本”（真阴真火）的意思。佐以辛凉之品以及炭类以治其标而取得效果，并未用苦寒之品。

又如治疗再生障碍性贫血患者李某某，女，46 岁。其症见身热，口渴，思冷饮，手足心热，饮不解渴，小便时痛而色黄，有时牙龈出血，有时鼻衄，月经量多而赶前，有时淋漓不断，舌苔厚而少津，脉数。曾服中西药治疗不效。来诊前血红蛋白常波动在 50~60g/L。经分析辨证为肾阴虚而血热，采用了“壮水之主以制阳光”的治法，处方：生地、玄参、天冬、麦冬、川断炭、生白芍、山茱萸、茯苓、泽泻、黄柏炭、生茅根、仙鹤草、白术（有时用苍术，有时用佩兰）、焦三仙。经加减治疗 3 个月而达痊愈，血红蛋白 115g/L，红细胞 4.0×10^{12}/L，白细胞 7.0×10^{9}/L，血小板 180×10^{9}/L。

再如南斯拉夫学生拉达，女，13 岁。患尿崩症，口渴思冷饮，饮水多，每日最多饮水 8000ml，小便多，呈饮一溲一状态。中医辨证为消渴病，以上、下二消为主。中医理论认为，三消之本在肾，肾之真阴不足，真水不能制火，故火亢而灼津。肾失固摄，脬气不固，故尿多。治宜壮水之主以制阳光，其处方：生地 50g，山茱萸 15g，生石膏 55g，山药 20g，茯苓 12g，泽泻 10g，丹皮 10g，葛根 15g，覆盆子 12g，桑螵蛸 15g，乌药 10g，益智仁 10g，当归 10g，白芍 10g，川芎 9g，天门冬 12g，紫肉桂 2g。方中葛根配石膏不仅能治口渴（但不能治胃阴虚的口渴）还能防止石膏之寒抑遏中阳。方中有四物汤，旨在补血调经，促进女孩的发育。该女孩虽已13岁，但看起来像八九岁小孩，月经未曾来潮。又在服汤药的同时，为了解除口渴，特开了代茶中药方：生地50g，玄参40g，山药30g，山茱萸15g，茯苓12g，泽泻15g，丹皮15g，紫肉桂2g。水煎取5000ml，代茶饮。在治疗中虽用了紫肉桂，但其量很小，总方仍以补真阴为主，但善补阴者，阳中求阴，阴得阳升，则源泉不竭，用紫肉桂是为了助肾阳以更好地生肾阴，这是阴阳学说在临床上具体运用的良好例子。经过3个月治疗，此患者不但消渴得愈，且月经来潮。

再如治张某某，男，60岁，糖尿病患者。糖尿病中医称为消渴病，其病机为真水不足，不能制火，火亢则消水谷，肾虚则尿多，亦采用“壮水之主以制阳光”之法，处方如下：生地35g，山茱萸10g，玄参25g，天冬9g，茯苓12g，泽泻10g，天花粉20g，五味子10g，生石膏35g，葛根12g，紫肉桂2g，白术5g，连翘12g。进21剂，症状消失，血糖正常，尿糖阴性。停药10个月后再查血糖7.2mmol/L。饭后2小时血糖8.9mmol/L，尿糖（+~++）。空腹尿糖（–）。

总之，“壮水之主以制阳光”的思想，是王冰所云的“寒之不寒是无水也，热之不热是无火也”精神的更具体的体现，故将这两句合并起来则更易理解，可并读为：“寒之不寒，壮水之主以制阳光；热之不热，益火之原以消阴翳。”本文只谈了“壮水之主以制阳光”一句的运用。

阴中求阳，阳中求阴

“阴中求阳，阳中求阴”这句话，是张景岳在“新方八阵”的“补阵”中提出的。原句为：“善补阳者，必于阴中求阳，则阳得阴助而生化无穷；善补阴者，必于阳中求阴，则阴得阳升而泉源不竭。”这是阴阳学说指导临床治疗的良好例子。具体些说，这是《内经》“用阴和阳，用阳和阴”“阳病治阴，阴病治阳”“因其衰而彰之”“形不足者，温之以气，精不足者，补之以味”等治则的变化运用和进一步发挥。

补法是治病八法中的一个大法。补阴法、补阳法又是补法中的重要方法，它比补气法、补血法更为深入，更为复杂，运用起来更为困难。但气血阴阳、阴阳气血是密不可分的，所以张景岳云："气虚者，宜补其上，人参、黄芪之属是也；精虚者，宜补其下，熟地、枸杞之属是也；阳虚者，宜补而兼缓，桂、附、干姜之属是也；阴虚者，宜补而兼清，门冬、芍药、生地之属是也；此阴阳之治辨也。其有气因精而虚者，自当补精以化气；精因气而虚者，自当补气以生精。又有阳失阴而离者，不补阴何以救散亡之气；水失火而败者，不补火何以甦垂寂之阴。此又阴阳相济之妙用也。"又云："以精气分阴阳，则阴阳不可离；以寒热分阴阳，则阴阳不可混。此阴阳邪正之离合也。"这些理论看起来好像难以捉摸，实际是中医观察疾病变化的客观规律，用现代话说，就是具体矛盾具体解决，中医治病必须按客观规律办事，不能差半分毫厘。有一次，一位朋友给我讲一个故事，他讲他特别喜欢吃一位厨师做的炒油菜，于是就向厨师请教作法，厨师很详细地讲述了做法，他回到家里就亲自动手做了起来，但做一次不行，做两次也不行，总是做不出厨师那样的美味。他又去请教于厨师。厨师说这一次让朋友动手做，他在旁边看。厨师看其炒的过程基本符合要求，只是一样不符合，即朋友将油菜下锅前不是泡在水中，而是事先洗净又控干的。于是朋友把油菜仍泡在水中，等下锅时用手捞出，马上下入锅中。如此炒好一尝，果然鲜美可口。炒菜的方法差一点，味道即不一样，中医治病用药更不能有偏差，有时即使是相同的药方，剂量变化一下，治的病就不同了。

下面就常用于虚劳、痨瘵等病的补阴补阳之法，举数方分析如下。

一、代表方剂

1. 小建中汤

出自《金匮要略·血痹虚劳病脉证并治》篇，治疗"虚劳里急，悸、衄、腹中痛，梦失精，四肢酸痛、手足烦热、咽干口燥"之方。方药组成：桂枝、白芍、生姜、炙甘草、大枣、饴糖。本方重在补阳，但体现了阴中求阳，阳中求阴。桂枝、白芍一阴一阳，调和营卫；甘草、饴糖一阴一阳，补和营卫；生姜、大枣一阴一阳，宣和营卫。这些药互相生化制约，酸甘合化生阴，辛甘合化生阳。又本方既符合《内经》"阴阳俱不足，补阳则阴竭，泻阴则阳脱，如是者，可将以甘药"之旨，又合乎"劳者温之"之治则。曾治一高中学生，男性，一年多来，长期低热，面黄肌瘦，鼻衄，少腹拘急而痛，曾在北京各医院请中西医诊治，且有的中医开的药方价钱很贵，但仍久治无效。我按“虚劳”治之，予小建中汤，服后即效，经服二三十剂，很快痊愈，以后继服薯蓣丸而收功。

2. 八味肾气丸

也出自《金匮要略》，原文：“虚劳腰痛，少腹拘急，小便不利者，八味地黄丸主之。”方药组成：熟地 240g，丹皮 90g，山茱萸 120g，泽泻 90g，山药 120g，茯苓 90g，附子 30g，肉桂（原方熟地为生地，肉桂为桂枝，后世均改为今方）30g。这八味药，非常清楚地体现了善补阳者必于阴中求阳的精神。本方是补阳之剂，但是在大量补阴的基础上来补阳。方中药物都是一对一对的，都是一补一泻，一温一凉，一走一守。山萸补，泽泻泻；熟地温则丹皮凉；山药健脾，茯苓利湿；附子走而不守，肉桂守而不走……都互相制约，这就是阴阳学说的具体体现。说明了阴阳互根，阴阳相助，阴中求阳的道理。例如油灯的油将尽时，一下加许多油，反而将使灯火淹灭，这时如一边加少量油，一边拨长灯捻，既添油又拨灯，灯才会越来越亮。这就可以帮助理解八味丸于阴中求阳的道理。

3. 薯蓣丸

也出自《金匮要略》，原文：“治虚劳诸不足，风气百疾。”方中用了大量山药，其他药味尚有：人参、白术、茯苓、甘草、当归、芍药、川芎、生地、麦冬、阿胶、干姜、大枣、桔梗、杏仁、桂枝、防风、神曲、柴胡、白蔹、豆黄卷。本方中的甘草用量仅次于薯蓣，体现了“将以甘药”的精神，抓了后天之本，化生气血之源。先天之本是精气之源，故方中有生地、阿胶。抓后天补先天，以后天来育养先天，山药本来是静药、阴药，得人参、甘草、桂枝等阳药之气味而能补气血，所谓“阴得阳升则泉源不竭”。总之，阴是基础，基础固才能发展阳气。

4. 大补元煎

是张景岳补阵中的第一个方剂。治男妇气血大坏、精神失守等。方中特别说明人参必要时用至 2~3 两，熟地必要时可用至几两。方中尚有山药、杜仲、当归、山茱萸、枸杞、炙甘草。此方也是气中有血、血中有气，也即阳中有阴、阴中有阳，能体现“阴中求阳、阳中求阴”的原则。

5. 右归丸

也是张景岳的方剂，治元阳不足。方剂组成：大熟地、山药、山茱萸、枸杞、鹿角胶、菟丝子、杜仲、当归、肉桂、制附片。方剂特点：用大量的熟地，中量的当归，其余是一般量。本方旨在补阳，治元阳不足，故而用了附子、肉桂，但又用了大量的滋阴药，体现了他自己提出的“阳得阴助则生化无穷”的观点。

6. 左归丸

亦是张景岳的方剂，治真阴、肾水不足。方剂组成：大熟地、山药、枸杞、山茱萸、川牛膝、菟丝子、鹿角胶、龟甲胶。本方特点：补肾用了大量熟地，滋阴用了龟甲胶。鹿角是补阳的，但做成胶又有益阴的作用。鹿角胶是为了鼓动龟甲胶更好地生阴而设。故本方偏于治真阴、肾水不足。熟地、龟甲胶、菟丝子、山茱萸补阴填精。山药补脾生精，张锡纯认为，“山药色白入肺，味甜入脾，有黏汁入肾”，配以熟地、山茱萸入肾，用牛膝引药下行而补肾阴。在大量补肾阴药中，又配鹿角胶、枸杞等温性药。方中的温性药、阳性药有升发的意思，这样才能达到“阴得阳升则泉源不竭”的目的。

张景岳的左归丸、右归丸，体现了他自己提出的“善补阳者，必于阴中求阳；善补阴者，必于阳中求阴”的观点。这一观点给后世以很大影响。

二、验案举例

阴中求阳，阳中求阴的治疗原则，在临床的治验案例中，更可具体体会。

杨某某，男，47岁，胃部手术后由于输血浆而发生过敏性休克，用西药抢救已7天，但血压仍不能稳定，须用大量升压药，每500ml补液中需加入10支多巴胺、2支间羟胺，滴速25滴/分，才能维持血压在90~100/60~70mmHg。白细胞很高（66.9×10^9/L）。我去会诊时，见患者恶寒喜暖，身盖棉被仍觉发冷，目喜闭，口渴思热饮，无汗，口唇、舌上满布疱疹，颊内及上腭均有发白口疮。舌苔白厚少津，脉弱而迟缓。

辨证：病入少阴心肾两虚，虚火上炎。

治法：温肾助阳，引火归原，佐清心热。

处方：麻黄附子细辛汤加味。

生麻黄 5g	制附子 3g	细辛 3g	紫肉桂 3g
生熟地各 10g	连翘 10g	川黄连 6g	桑螵蛸 10g
西洋参 10g	覆盆子 10g	生白芍 10g	木通 6g

方解：方中附子壮少阴之阳、温少阴之经。麻黄温通太阳之经，使少阴寒邪从太阳外出。细辛辛而能润，斡旋于附、麻之间。此三味是主药，温经而使阳回，使邪外出而真阳不损。用桑螵蛸、覆盆子补肾缩尿、摄固膀胱以保津液。生熟地复肾阴而达"阴中求阳"之效。西洋参扶正气、生津液、除烦渴、降虚火。紫肉桂补肾阳，守而不走，引火归原，治口舌生疮之本。此六味为辅药。生白芍酸敛益阴，助熟地生精复阴，柔肝以防肝之动。川黄连、连翘清心解毒，治口舌生疮之标。此三味为佐药。木通导心热下行而不伤阴（配生地），治口舌生疮之标邪。

患者服 1 剂后，升压药即减少一半；服 3 剂后用少量升压药，每 1000ml 补液中仅用 2 支多巴胺、2 支间羟胺，滴速 15 滴 / 分；6 剂后病痊愈。此治验例，也体现了"善补阳者必于阴中求阳"的精神。我们学中医分析处方，要着重于内在的联系、组织。药方的差别，疗效的好坏，办法的多少，就在于中医理论运用得是否熟练。

引火归原

引火归原的"火"字，指肾中真火（亦名真阳、元阳）而言。临床常见于肾阴阳俱虚，相对的是真阴虚而真阳不敛，肾水不足而肾火上浮之证。例如戴阳证，多见于危重患者，系指肾阴虚极不能敛阳，阴阳将欲离决，真阳不能内守于真阴之中，而外浮上越，出现面部浮红如妆，烦躁不安，足寒膝冷，尺脉似有似无。此证治法宜用补阴摄阳之法，引火归原。药用大补元煎，重用熟地，加紫肉桂 3~5g，五味子 6~9g，治疗戴阳证。还有一古方参附归磁汤（人参、附子、当归、磁石、补骨脂），也是引火归原的方剂。如为阴盛格阳而虚阳外越，则须用八味地黄丸，或右归丸方改汤剂服用，以桂附引火归原。如肾中真阳上浮欲外越散失，除上述面红、烦躁外，尚有气短欲断、呼多吸少、喝喝气喘、足寒如冰、腰膝酸软、尺脉微弱欲断等，则须在八味地黄汤或右归饮中加黑锡丹镇摄真阳、纳气归肾，此亦属引火归原范畴。也有肾中虚火上炎而出现口舌生疮，牙齿疼痛、摇动，头晕，耳鸣，舌质嫩红，脉细尺弱等症者，此又应于甘寒壮水剂中加紫肉桂引火归原，不可只用清热解毒、清胃泻火之剂。另外还有一种称作“龙雷之火”者，虽然也是阴虚火旺之证，但其水中之火上炎，火势亢盛，常被误治，应仔细分辨。此种火证的特点是口虽渴，但不多饮；舌虽红，但不少津；牙虽痛，但不红肿；舌虽生疮，但为白色。此火用壮水药治之，反促其雷火燔灼，光焰烛天，其火愈炽。此时用八味丸、右归饮之类，加潜阳药（生龙牡、灵磁石等）潜阳驯龙，则雷消火灭矣。此虽不是引火归原，但属于以火治火、敛阳归肾之法。可见引火归原法适用于肾之虚火上浮证，或真阳外越而戴阳欲脱证。治龙雷之火虽然法异而意亦同，故附此论之。

今举验案 3 则，以谈其临床运用。仅此 3 例并不能说明引火归原的全部法则，实乃举一反三之意。

验案 1　王某某，男，50 岁，初诊时间 1961 年 4 月 4 日。

问诊：尿失禁、牙痛 20 多天。20 多天来，尿急或失禁。右侧上下臼齿疼痛，龈肿。两腿发软，小便次数多而急，尿色清白而长，食纳正常。口渴，大便略干。昨天发现足跗浮肿。

望诊：舌苔薄白，根部厚腻，牙龈肿而不甚红。

闻诊：无异常。

切诊：右手脉弦细数，左手虚数，两尺按之无力。

辨证：肾主蛰，为封藏之本，司二便而主启闭。两腿发软，两尺脉重按无力，知为肾虚。肾虚脉数知为虚火上炎；齿为骨之余，为肾所主，故发为齿痛龈肿。肾虚膀胱失约，故小便失其摄固而尿急失禁。两足跗部浮肿，亦为水湿无主，下注为患之候。脉证合参，诊为肾虚小便失禁，兼有虚火上炎之证。

治法：补肾固摄，引火归原。

处方：

生熟地各 10g　　怀山药 12g　　金樱子 6g　　山茱萸 10g
益智仁 10g　　覆盆子 10g　　五味子 3g　　真龙骨（先煎）12g
桑螵蛸 10g　　台乌药 6g　　建泽泻 6g　　盐知柏各 5g
紫油桂 3g

5 月 10 日：上方进两剂即见特效，小便已能自主，牙痛亦止，且能嚼硬食物，牙已不动摇，腿也有力。但因工作关系而停药，近 1 周来病情有欲复发之感，故预先来诊以防复发。舌苔白，脉象大致同前。上方加巴戟天 10g。

5 月 15 日：上药服 5 剂后，各症均已痊愈。并且将过去的旧病阳痿（已有 1~2 年）也治好了。舌苔化薄，脉象较前有力。再投上方 5 剂以图彻底痊愈。

1961 年 6 月 19 日及 1962 年 11 月 6 日曾两次追访，病完全治愈，未再作。

按：本患者懂中医，据云以前就诊于其他医生，曾服多剂生石膏、黄连等清热剂未见效果。来此初诊时，自认为处方很有道理，果然服后特效，所以大为惊服，认为中医的理论实属奥妙。

验案 2　顾某某，男，成人，初诊日期 1968 年 6 月 10 日。

病史：舌上生疮两年多，两颊内也有小溃疡，经口腔医院及许多中、西医治疗，均不效。小便黄，大便干，舌尖红，脉象滑。四诊合参知为心经毒热，久病正虚，心肾均属少阴，故又兼少阴虚火上浮，而致久久难愈之证。

治法：壮肾水，清心热，引火归原。

处方：

生地 12g　　生石膏（先煎）45g　　天门冬 10g　　牛膝 10g
黄柏 10g　　知母 10g　　泽泻 10g　　木通 6g
竹叶 6g　　紫肉桂 0.6g

3 剂。

另：川黄柏 10g，生石膏（先煎）30g，煎水漱口。

结果：药后口腔溃疡即愈，停药约 10 天后，仅舌上有针尖大小 1 个小溃疡，又服前方3剂，并嘱以后隔日1剂，再服3~5剂。以后即痊愈，未再复发。

验案3 荣某某，男，52岁，会诊日期1983年4月5日。

病史：因肝硬化合并上消化道出血，于1983年2月22日住院准备手术治疗。3月30日由静脉输入血浆200ml后，突发严重的过敏性休克而致寒战高热。经抢救虽好转，但仍需大量升压药（500ml补液中加多巴胺5支、间羟胺4支），已持续1星期不见好转。

我去会诊时证见胸胁苦满，嘿嘿不欲饮食，口苦咽干，寒热往来，口舌生疮，颊内及上颚皆有白色疱疹，头晕恶心，小便色黄而量多，舌苔白厚腻，脉象两手弦细无力。

辨证：邪居少阳，阴阳失调，虚火上炎。

治法：和解少阳，燮理阴阳，引火归原，佐清心热。

处方：

柴胡12g	黄芩10g	半夏12g	党参20g
沙参9g	生地10g	木通6g	紫肉桂2g
连翘10g	黄连6g	升麻6g	地骨皮6g

二诊（4月8日）：上药服1剂后，升压药减量（1000ml补液中用多巴胺4支、间羟胺2支），口腔溃疡减轻，尿量减少。服两剂后，诸症更轻，能进饮食，口疮已结痂，停用升压药。上方去升麻，加竹叶、佩兰继服3剂而痊愈。

按：本方的主药是柴胡、黄芩，柴胡向外发散半表半里之邪，黄芩向里清撤半表半里之热。辅药是半夏、党参，半夏降里气之上逆，党参补内虚扶正气以抗邪气，加强转枢作用。佐药为生地、沙参，益肾养阴，润肺生津，以复阴精。连翘、黄连清心解毒，治口舌生疮之标。紫肉桂补肾固本，引火归原，治口舌生疮之本。升麻升清阳、解毒、治疱疹，在这里注意要与地骨皮同用，地骨皮降虚火清血热，助生地补下元。升麻量不能太小，小则升上，配地骨皮则能清胃肾之热。使药为木通，导心火下行，使上燎之火从小肠去，配生地为导赤散（后又加竹叶）。因法对方当，故收效迅速。

总之，引火归原之法是治病必求于本的具体体现，应当学会正确运用。

中医有“病有千端，法有万变，圆机活法，存乎其人”之格言，应当铭记。

阴常不足

“阴常不足”理论为朱丹溪所明确提出，原出于“阳有余阴不足论”（见《格致余论》），其论曰：“人受天地之气以生，天之阳气为气，地之阴气为血，故气常有余，血常不足。”其主要论据为以下几条：

1. 天大地小

天地为万物之父母，天大为阳，运于地之外；地居天之中为阴，天之大气举之。

2. 日实月虚

日实，属阳，运于月之外；月缺，属阴，禀日之光以为明。

3. 男实女虚

男子16岁而精通，女子14岁而经行。男子64岁而精绝，女子49岁而经断。男得健48年，女得健35年。

4. 阳主外，阴主内，阳道实，阴道虚

《素问·太阴阳明论》篇谓：“阳者，天气也，主外；阴者，地气也，主内。故阳道实，阴道虚。”原文虽是谈脾胃的关系，但胃属腑，脾属脏。脏腑的生理特点是腑满而不藏，脏藏而不满，腑属阳，脏属阴，故也可以说是阳道实而阴道虚。

5. 至阴虚天气绝，至阳盛地气不足

也是根据《内经》阴阳学说来阐述“阴太虚则天气少，天气绝而不降；阳太盛则地气少，地气微而不升”的阴阳虚实理论，以说明阴不足阳有余之理。

6. 君相二火动则精泄，虽不交会，亦暗流疏泄

君相二火动表现为阳有余，精泄则说明了人体阴液受损。

7. 冬不藏精，春必病温

冬属阴，应藏精，冬季不藏则阴虚，到春天则易发温热病。

8. 终生仰事俯育，皆需用心，心动则精血伤

人的一生都相对地处于阴不足的状态。

他据此提出注意养阴之说，尤其指出火热病必伤阴。后来的温病学说注重养阴的思想，实从丹溪时开始。可见温病学说在元代已有萌芽，至清代才渐臻成熟，形成体系。

虽然张景岳在《传忠录》中，极力批评阴常不足之论，其他医家也有对此提出异议者，甚至有的说“阳常不足”等等，但我们应看到两种说法其实各有所长，故不要偏执一见，应结合临床实际来论其有无实用价值。

其实张景岳也很注意养阴，如他的“新方八阵”补阵中共有 29 方，其中如左归饮、左归丸、一阴煎、加减一阴煎、二阴煎、三阴煎、四阴煎、五阴煎、大营煎、小营煎、贞元饮、当归地黄饮、地黄醴、归肾丸等补阴者即占 15 方（50% 以上）。阴阳双补者 11 方，补气者 3 方，其中所谓补阳的方如右归饮、右归丸等也是在补阴的基础上去补阳。在寒阵中共 20 方，其中养阴清热者如保阴煎、化阴煎、玉女煎、滋阴八味丸等共 9 方。所以我认为古代医家总结出来的“无形之阳易复，有形之阴难回”之说，是有临床实际根据的。

以下几个治验病例也能帮助说明这一观点确有其临床实用意义。

验案 1　王某某，男，50 岁，毛主席纪念堂工地工人，初诊日期 1976 年 12 月 30 日。

自八九月份以来，头晕，走路不敢低头，头胀，有上撞之感，面红，口渴，舌质暗红，脉细弦滑，大便干。因头晕、头胀而不敢上吊塔工作，因此影响工程进度。血压 210/120mmHg。

辨证：证属阴虚肝旺，痰热生风。

治法：养阴凉血，平肝息风，佐以化痰。

处方：

生地 30g　玄参 30g　地骨皮 12g　丹皮 12g

泽泻 12g　生赭石（先煎）12g　生石决明（先煎）30g　黄芩 12g
钩藤 30g　白蒺藜 12g　瓜蒌 30g　胆南星 10g

二诊（1977 年 1 月 3 日）：上药服 3 剂，头晕已消失，精神转佳，头无上撞之感，已敢上吊塔作业，敢低头。大便仍干，面部尚有些发红，仍口渴，舌质略红，舌苔未见异常，脉象细滑略弦。血压 210/120mmHg（昨晚工地医务室测血压 170/120mmHg）。上方加生石膏（先煎）30g、生大黄 5g。服 7 剂，诸证痊愈，已正常工作。

此例为阴不足、阳有余而致的高血压病，又是一个症状先消而血压后降的例子。所以开中药要辨证论治，不要针对降血压。本例以养阴凉血、潜阳息风来调整气血，使阴阳恢复平衡后，血压也渐渐恢复到正常。

验案 2　杨某某，男，41 岁，甘肃高台县亨丰大队，初诊日期 1967 年 11 月 30 日。

四五年来，左侧偏头痛，与人生气时则加重。近几天来头痛加剧。平时虽亦痛，但不甚重。一般下午比上午痛重，伴有头晕、头胀，左手有时发麻，大便经常干燥，二三日一行，小便色黄，性情急躁易怒，口干思饮，睡眠多梦，腰腿酸软，食纳一般，血压经常在 160~180/100~110mmHg 之间。曾经多次中、西药治疗未能治好。舌质偏红，舌苔薄微黄。脉象弦细数，左手弦象较右手明显。今日测血压 170/102mmHg。

辨证：阴虚肝旺，肝阳上亢，欲生肝风。

治法：养阴柔肝，潜阳息风。

处方：

生地 12g　生白芍 12g　玄参 12g　生石决明（先煎）30g
生赭石（先煎）30g　生牡蛎 24g　炒黄芩 10g　香附 10g
泽泻 12g　地骨皮 12g　牛膝 12g　桑寄生 24g
双钩藤 15g　全瓜蒌 30g

二诊（12 月 6 日）：上药服 6 剂，偏头痛、头晕、头胀均有减轻，大便较前通畅，每日或隔日一行，血压 140/90mmHg。睡眠尚差，易急躁、生气。舌苔薄白，脉弦细略数，左尺沉细。再依前方加减：上方去香附、地骨皮，加白蒺藜 10g、远志 10g。

三诊（12 月 12 日）：药后诸症均明显好转，情绪亦稳定、转佳。血压 134/80mmHg，舌苔薄白，脉象弦细，左尺仍沉。上方改桑寄生为 30g，去黄芩，加夏枯草 12g。

四诊（12 月 18 日）：又服 6 剂，偏头痛已愈，头晕、头胀均未发生，睡眠好，大便正常。血压 130/76mmHg，口已不干，急躁大减。舌苔正常，脉略弦细。上方加草红花 10g，又服 6 剂。另以此方 4 倍剂量为细末，制大蜜丸，继服完汤药后每次服 1 丸，每日两次。

12 月 28 日随访：头痛未作，血压正常。正在服用丸药。

从以上治验案例来看，临床上阴常不足的情况是客观存在的。

再如治温热病，后期常以养阴为法。《温病条辨》的上焦篇有清营汤、增液汤、益胃汤、护胃承气汤、新加黄龙汤、冬地三黄汤，下焦篇有加减复脉汤、一甲复脉汤、二甲复脉汤、三甲复脉汤、大定风珠、小定风珠、青蒿鳖甲汤、犀角地黄汤、竹叶玉女煎等，这些方药都是注重于养阴，更说明临床常见阴不足之证，因此说，用阴常不足这一理论指导临床，确有其一定的实用价值。应当根据临床实际情况灵活运用，不可刻板拘泥，更不可以偏见主观。

重阴必阳，重阳必阴

“重阴必阳，重阳必阴”一语，出自《素问・阴阳应象大论》，对于指导临床有极为深远的意义。为医者，不明阴阳变化之理，则难为司命。中医必须精研阴阳变化，才能够对疾病探本求源，辨证准确，治法精要，疗效显著。如不明阴阳变化之理，则如夜行无烛，暗室摸索，轻则治病不得要领，重则误人性命。可见阴阳学说对学医者之重要。

今天我们所谈的重阴必阳，重阳必阴，仅是阴阳学说中关于阴阳消长转化之理的一个部分，并非全部阴阳学说，所以希望大家听了今天的讲述后，能够自觉地、主动地去钻研《黄帝内经》中的阴阳学说，为学好中医、研究中医打好坚实的基础。下面仅就重阴必阳，重阳必阴的含义，结合临床运用，谈点个人的体会。从临床角度来看，此句话有如下两重意思。

一、同“寒极生热，热极生寒”“重寒则热，重热则寒”之义

阴主寒，阳主热，这是阴阳所主的正常情况。但宇宙万物，有常则有变。人的生命和疾病也一样有常有变，经常不断变化，生命才能生生不息，变化停止生命亦即停止。

根据《易经》阴阳变化的规律，阴可以变阳，阳可以变阴。春夏暖热可变为秋冬之凉寒。邵康节曾云：“动之始则阳生，动之极则阴生；静之始则柔生，静之极则刚生。”此即《易经》所云“老变而少不变的精神”。例如乾卦（☰）极则变为坤卦（☷）。从这一精神来看，阴极则生阳，阳极则生阴。从病情变化来说，寒极可生热，热极可生寒；重寒则热，重热则寒；重阴必阳，重阳必阴。举例来说，人受了寒，本来是身体寒重，但却变为发热。热性疾病，发展到高热之极时，则可热极生寒而发生厥脱，冷汗出、四肢冷、阳气脱，出现阴寒之证。西医学的感染中毒性休克，如肺炎、脑炎等病因高热而发生的休克等均属此义。

1982年我会诊抢救两例危重患者，都说明了这个道理。一例是郭某某，因开腹手术时，腹内灌注了冰水，术后又床下放置冰块，于术后3天开始高热不退，西医曾用各种抗生素均未效。我会诊时，见患者高热、喘闷、吐血、便血、语声低微，呈奄奄一息状态。又因患者当时还有头痛症状，故立法于益气解表，扶助正气以祛散寒邪，方用参苏饮合麻杏石甘汤加减。当时生石膏只用了20g，不是着眼于大量凉药退热，而是用人参、苏叶、荆芥引寒邪外出。通过会诊两次，患者终于得救，此即寒极生热之例。患者愈后谈体会时说：中医不但能治好疾病、抢救生命，而且还能讲出非常科学的道理。本例也告诉我们“重阴必阳，重阳必阴”等阴阳变化理论，在临床有着重要的指导意义。另一例是过敏性休克患者杨某某，因输血浆而心悸、高热、出汗，虽经西医抢救高热已退，但病情由阳极生阴变为少阴病，虽用大量升压药物（500ml补液中加入10支多巴胺、2支间羟胺）也不能使血压维持正常，抢救濒临失败。我会诊时见患者无热恶寒，盖棉被仍感冷，目喜闭，且欲寐，脉沉细弱缓，运用中医热极生寒、阳极生阴的道理辨证论治，用麻黄附子细辛汤加味而使经温阳回而愈，这又是重阳必阴的例子，说明阴阳之理，重极必

变。中医治病即是运用了这一理论，不论是轻微小病，还是危急重症，皆能从调整阴阳的盛衰而使病情趋向好转。人体生命活动是动变制化的，表现是多变和复杂的，除了“重阴必阳，重阳必阴”的规律外，尚有“水极似火，火极似水”“阳盛格阴，阴盛格阳”等，以及“真热假寒，真寒假热”“寒极似热，热极似寒”之假象，不可不辨，稍有错认，则误人性命，故决不可不谨慎辨认阴阳寒热、真假虚实。

二、“重”有双重、重叠、再次之义

《素问·阴阳应象大论》篇云：“重阴必阳，重阳必阴。”故曰：“冬伤于寒，春必病温。”因冬天本寒，又伤于寒，两寒相加是为重寒。同气相求，寒邪必伤肾。如立即发病，可出现寒邪直中阴经之病。如未立即发病，则重寒之邪隐藏在身体的深位，必等待春天阳气发越时，所受的寒邪外合阳邪外发而变发为温病，是受于阴而发于阳。少阴与太阳相表里，故温病初起多是表证，是寒邪从阳化，重阴必阳之义。再如我们常诊治的尪痹（关节变形、骨质受损的痹证，目前主指类风湿关节炎等），多发于肾虚之人或寒冬之时。风寒湿之邪，以寒湿为盛，深侵入肾（同气相求），骨寒血滞，气血不周，筋骨失养，发为尪痹。本为肾虚寒实之证，但也有久病不已，复感于寒，不但疼痛加重，而且有的寒邪郁而化热，症见手脚喜伸出被外，但一会儿又怕冷，又缩回被里，或手足心热等，而成为肾虚标热之证，亦符合重阴必阳之精神。阴阳变化的道理，临床一刻不能离。如以西医的“发炎”等概念来解释尪痹，则不能用阴阳理论来治疗。临床往往遇到西医师用“消炎”的办法无效而请中医会诊，中医师用中医理论指导，则可以找到病本。本于阴阳，从阴阳分析，可以找到调治办法。《素问·阴阳应象大论》篇又云：“春伤于风，夏生飧泄。”春为阳气，风为阳邪，气通肝胆。春伤于风，为重阳，若不即病，而留连于夏，脾经湿土当令，木邪相侮，而发为完谷不化的飧泄（阴证）。又云：“夏伤于暑，秋必痎疟。”夏伤于暑为重阳，若不即病，而暑汗不出，延至秋季，凉邪外来，邪郁化热，寒热交争，故病为痎疟。又云：“秋伤于湿，冬生咳嗽。”秋之时伤于寒湿之气，不立即发病，则湿蓄肺金，久而化热，使肺气逆乱，故发生咳嗽。这种咳不同于伤风感冒之咳，而多发于地下坑道作业或潮湿环境的工作者。《内经》这些举例，即是说明“重阴必阳，重阳必阴”的第二个意思，即有双重、重叠、再次的意思。有的西医看中医，好像中医什么病都能治，其实中医治的不是“病”，而治的是人，是阴阳变化的人，根据阴阳变化规律来辨证，调整其盛衰，因此不论是多么危重的病，只要呼吸不止，仍存在阴阳变化，即可根据中医理论进行调治。

值得注意的是，《难经·二十难》中“重阳者狂，重阴者癫”的提法，又是另一种重阴、重阳，实为同字不同义之词，不可混为一谈。读古人书要在无字之处求之，不能只看字面。《难经》所说的重阳，是指寸为阳位，关以前的脉见浮滑而长，又兼实数等阳脉，阳位见阳脉，是为重阳，故症见狂越弃衣，自言大事，自称高贤等而发为狂症。尺脉本为阴位，脉见沉短涩牢等阴脉，是为重阴，故症见仆倒不语，闭目不省，俟阴极阳复，良久即省，是谓癫疾。此虽亦是重阴、重阳，但不是“重阴必阳，重阳必阴”之义。故读古人书不可死于句下，必须心维、活看，联系具体事物而悟之。

和血则脓血自愈，调气则后重自除

痢疾古名“滞下”，又名“肠澼”。刘河间根据古人“溲而便血，气行血止”的精神，提出“行血则便脓自愈，调气则后重自除”的治则，并创芍药汤：芍药30g，当归15g，黄连15g，槟榔6g，木香6g，炙甘草6g，大黄10g，黄芩15g，官桂5g。

张元素曾云：“凡痢疾腹痛，以白芍、甘草为君，当归、白术为佐。”元素是得河间学说最早的学者。可见本方是以白芍为主药；配当归、大黄行血，木香、槟榔调气为辅药；佐以黄连、黄芩苦能燥湿，寒能胜热，并能厚肠胃，又以肉桂辛热为反佐药（大黄得肉桂则行血之力更佳，肉桂得大黄则不助湿热火邪）；更以甘草调和诸药，以助调气和血之功而为使药。

张景岳则对此说提出不同的意见，他认为痢疾不一定都属湿热，也有属寒湿者、虚寒者，故不可一见痢疾即用此说概治之。其云，“气热者凉之则调，气陷者举之则调，必使气和，乃为调气行血之法”，主张不要单以木香、槟榔、当归、大黄行血散气之品为法，指出“未有痢不愈而后重能愈者”，故又提出“但当以治痢为主”。此说虽然偏激，但也可提醒我们在临床治痢时，要细心地进行辨证论治，时时要遵仲景先师“有是证，用是药”的原则进行治疗，不可以偏概全。

自河间提出治湿热痢的芍药汤和“行血则便脓自愈，调气则后重自除”的治则后，确对后世影响很大，临床应用者甚多，并且常收良效。例如《明医指掌》论痢疾时曰：“湿蒸热瘀而成痢，后重里急由气滞。”《医方考》在痢门第十一芍药汤加芒硝方中曰：“河间云：行血则便脓自愈，故用归、芍、硝、黄以行血；和气则后重自除，故用木香、槟榔、甘草以和气。”清代唐容川《血证论·便脓》则把河间原句改为“调血则便脓自愈”。我在临床上治疗湿热痢也常运用此法则来制方，通过多年临床体会，认为“行血”易理解为活瘀行血，故把上半句改为“和血则脓血自愈”更为贴切。所以我在北京中医药大学讲课时，皆用“和血则脓血自愈，调气则后重自除”来解释湿热痢的病机和论治时组方的原则。当然所说“自愈”的自字是形容词，不要死板地认为治痢不用辨证论治，只用和血、调气就可以了，而是要在辨证论治的指导下，再结合这一治疗方法，可以提高疗效。总之，要灵活运用，不可死板拘泥。今举一病例如下：

郭某某，女，69岁，丰润县医院病例，初诊日期1972年6月24日。

病史：发热、腹痛、腹泻已3天，大便次数多得无法计数，量少，为脓血便，里急后重，尿红，3天未进食。患者被他人以车推入病室，体弱，闭目，面红，皮肤灼热，体温39℃，血压100/70mmHg，心肺（-），腹平软，左下腹及脐周有压痛。大便常规示有大量红血球。舌苔白腻，舌质绛红，脉弦滑。

辨证：湿热滞于肠胃，蕴而化毒，毒热伤及气血，气滞血积故里急后重，下利赤白。

治法：清热解毒，化湿导滞，调气和血。

处方：

葛根10g　黄芩10g　黄连5g　白头翁10g
金银花15g　木香6g　槟榔10g　白芍12g
当归10g　肉桂2g

二诊（6月26日）：服第1剂药后，大便次数减少，精神略好。第2剂药后，大便次数明显减少，量增多，转黄色，腹痛减轻，已能起床。舌绛，苔少，脉弦细，再投原方3剂。

三诊（6月29日）：昨日大便3次，色黄，有时成形，便前有时腹痛，纳差，乏力，舌绛苔光，脉沉细。仍宗前方加减：

葛根10g	黄芩10g	黄连6g	金银花15g
白头翁10g	白芍12g	木香10g	地榆10g
白术10g	茯苓12g		

上药服3剂而痊愈。

本患者所用药包括了芍药汤、葛根芩连汤、白头翁汤，方中未用大黄，是因患者大便次数太多了，3天不进饮食。大黄行血，故此时不需行血，我把上半句改为“和血则脓血自愈”，似乎更符合临床实际。

治血三法

治血三法是古人提出的，但没有提具体应用，我们把它引申到具体应用。治血之法归纳起来不外三种：一为补，二为凉，三为通。

一、补法

血虚要补，但补血法往往偏凉的多。血虚时则热，阴阳学说中有“阴虚生内热”之说。补血药多为甘寒、甘平、酸寒之品，必要时可用酸温药。常用药有生地、白芍、甘草、酸枣仁、龙眼肉、鹿角胶、肉苁蓉、枸杞子、熟地黄、山茱萸等。

如治李某某，女。

西医诊断为再生障碍性贫血、子宫功能性出血、泌尿系感染。西医治疗以避孕药控制子宫出血，抗生素以控制感染，并经常输血，但血红蛋白仅维持在50g/L左右。中医见症为口渴以夜间为重，月经量多且持续时间长，手足心热，面部午后潮红，脉细数，舌苔厚而少津。中医诊断为血虚内热之证。治法为养血清热。方药：生地30~45g，玄参30g，生石膏30~50g，另外还有天冬、麦冬、桑寄生、炒川断（月经期用川断炭）、生白芍、大小蓟、茯苓、泽泻、黄柏、阿胶珠等，以及少量牛膝、当归、白茅根。用上方治疗后月经量减少，尿频、尿急等泌尿系感染的症状也消失了，血红蛋白亦上升到105g/L。后来，此患者又在他处用气血双补之法治疗，用药为阿胶、鹿茸、当归、白芍、党参、黄芪等，2~3个月后血红蛋白又下降至50g/L，症状复发。我又重用甘寒之品，以凉血之法治疗，2~3个月后血红蛋白又上升到120g/L左右，面色如常人，恢复全班工作。

大失血患者，如呕血、便血、胞衣不下者，症见面黄、手足发冷、脉似有似无时，可用益气摄血之法，药用人参10~15g，茯苓、白术、当归炭、生地炭、白及、灶心土、半夏、藕节炭等。益气摄血法为法外之法，1~2剂药扭转局势即止，不能常服。胞衣不下者可酌情加入炮姜炭和少量川芎。

二、凉法

血热者，治之要清要凉。血热可生疮毒、衄血、牙宣、血崩、赤淋、眼睛红肿、赤游丹毒等，治疗时要用凉血清热解毒之法。用药要酸寒、咸寒，清凉以除实热，可选用丹皮、赤芍、生地、黄芩、川黄连、地榆、大小蓟、茜草、栀子、大黄、青黛、玄参、天冬、麦冬、大青叶、蒲公英、生石膏等等。

如治徐某某，男，41岁。

主诉：咳血七八天。

病史：咳嗽咳痰十余年，经多家医院检查，均诊为支气管扩张。近七八天来，不但咳嗽、咳痰加重而且咳血，严重时咳血约半痰盂，有时甚至昏厥。自咳血后，每晚须静脉滴注垂体后叶素才能入睡而血止，但次日晨起后痰中又带血。

现症：咳血颜色鲜红，身体酸软，口发麻木，饮食无味，大便偏干。舌苔白厚浮黄，脉象左手弦数，右手寸部洪大而数，右关尺弦数。辨证为血热妄行，上逆迫肺，肺失肃降之证。

治法：凉血、清热、降气，佐以活瘀、止血。

处方：

生地黄13g	生大黄6g	生石膏（先煎）47g	炒黄芩12g
黑山栀9g	旋覆花（布包）9g	焦槟榔12g	天冬12g
茅根炭15g	藕节炭15g	白及9g	荷叶炭12g
当归炭9g	红花6g	丹皮6g	牛膝9g

服上药 1 剂后咳血即止住，3 剂药后又将上方生大黄加至 9g，黑山栀加至 12g，以加强清泻血热之力，去当归炭，又加玄参、麦冬各 12g。又服药 10 剂，病情痊愈。1 年后随访，患者已正常上班工作，未再复发。

三、通法

血瘀则通之。血瘀则发热，发黄，作痛，作肿，结块，癖积，月经闭止，发为痨瘵等。瘀血可用辛温疏通之法；发热、发黄用辛寒、辛平；腹内结块用辛温或辛热，同时佐以咸寒，有时亦可用辛平、甘温通瘀血。局部瘀血要注意调治整体，不能单纯理解为活血化瘀。常用药有：当归、红花、桃仁、苏木、五灵脂、蒲黄、片姜黄、肉桂、郁金、三棱、延胡索、没药、䗪虫、干漆、韭菜汁、牡蛎、芒硝等等。

如治傅某某，男，45 岁。

患者因被汽车撞伤后，肢体多发性骨折伴出血性休克，昏迷，5 天后出现黄疸。CT 检查示：右额区硬膜下积液。实验室检查谷丙转氨酶 133U/L，总胆红素 106.02μmol/L，白细胞总数 29.8×10^9/L，中性粒细胞 88%。尿常规：蛋白（+），红细胞 5~10 个 /HP，白细胞 7~10 个 /HP。经内外科及冠心病监护病房医生共同会诊后诊断为：①创伤性休克。②感染中毒性脑病。③左侧肢体多发性骨折。④硬膜下血肿。⑤外伤性黄疸。⑥左桡神经、正中神经、尺神经损伤。⑦败血症。患者处于昏迷状态，瞳孔等大，对光反射存在，膝腱反射可引出，巴宾斯基征阳性。皮肤巩膜黄染，大便已数天未解。舌苔黄而少津，脉象数略滑。

据此脉症结合病史，中医辨证为惊恐伤肾，心神失守，血瘀化热，发为黄疸。

治法：活血清热，佐以醒脑安神。

处方：复元活血汤加减。

柴胡 10g	当归尾 10g	炙山甲 6g	红花 10g
赤芍 15g	桃仁 10g	酒大黄（另包）5g	刘寄奴 12g
骨碎补 12g	荆芥穗 6g	远志 10g	石菖蒲 10g
茵陈 15g	茯苓 12g		

3剂，水煎服。

另：十香返生丹1丸，局方至宝丹1丸，日2次，随汤药服。

二诊时，患者神志渐清，已能点头示意，偶有应答，有时骂人。大便每日1~2行，为绛色软便。微有烦躁。有轻度违拗现象。膝腱反射亢进，巴宾斯基征阳性。白睛、皮肤发黄较前次为轻。舌苔中部略白，脉象数略弦，较前次和缓。据此脉症知病情有所好转。再守前法，加强清热安神。上方去炙山甲、石菖蒲、荆芥穗，加连翘12g、天花粉12g、黄芩10g、栀子5g、生赭石（先煎）30g，酒大黄改为3g，骨碎补15g、远志12g。3剂。去十香返生丹和局方至宝丹，加牛黄清心丸1丸，日2次，随汤药服。

三诊时，患者虽已清醒，但尚对事物反应迟钝，只能答应二三个字，较上次安静，已能自己饮食，目黄已退。舌苔已化为薄白，舌润泽。现大便日2次，软便，腹部发胀。脉象略数已细稍有弦意，趺阳脉略滑，整个脉象已现缓和。据此脉症知瘀血渐行，热邪渐清，但惊气入心之症尚存。治在前法中加重清心开窍、镇惊醒神之品，并增"转舌散"意以治之。药用：柴胡10g，当归尾9g，红花9g，赤药12g，天花粉12g，桃仁9g，炙山甲6g，酒大黄（先煎）3g，骨碎补12g，全蝎6g，羌活6g，珍珠母（先煎）30g，远志12g，九节菖蒲12g，郁李仁6g，蜈蚣3条，半夏10g，茵陈15g，茯苓15g，木香10g。5剂，水煎服。另十香返生丹1丸，日2次。

四诊、五诊黄疸已退，大便已通。神志尚模糊、朦胧。宜加强活血开窍、化痰醒神，改用通窍活血汤合白金丸方加减。并配合苏合香丸、清开灵。又服用十余剂，即渐清醒识人，并能读报纸。据肾主骨的理论，加强补肾以强壮筋骨，而加川续断配合骨碎补等转为治疗骨折，增强内在力量。经过以上治疗后，患者转骨伤科继续治疗，于5个月后痊愈出院。

本例自始至终，均以通瘀活血为主随症加减治疗，取得了满意的效果。

方不在多，贵乎加减得法

"方不在多，贵乎加减得法"，古代很多医家已有这种认识。如清代名医陈修园即在他的著作中非常明确地强调了这种思想。

古代医家给我们留下了许多具有良效的方剂，我们要深入学习，熟练掌握这些宝贵经验。但是临床上运用古人的方剂时，还要注意因人、因时、因地、因证进行加减变化才能效如桴鼓。所以说对于方剂的运用，贵乎加减变化得法。如《外科正宗》有“方不在多，心契则灵”的说法。《易简方论》有“方取简练，不求繁多。盖简练熟历，则一茎草可化丈六金身。繁多散漫，则头绪杂，而莫知所以”之论。明代李梴在《医学入门》中也指出：“与其方多而不效，莫若方少而意深。”可见运用前人的药方，决不可生搬硬套，要注意加减。正如《成方切用》序言中所云：“设起仲景于今日，将必有审机察变，损益无已者。”又云：苟执一定之方，以应无穷之证，未免实实虚虚，损不足而益有余，所致杀人者多矣。”

再从疾病来看，人体的疾病很多，且其传变兼杂，转化不停，实不可胜数。若想每一疾病制订一方，是不可能的。故前人在方剂运用方面，又创加减之法。方剂加减法中，又有药味的加减、方剂的合并、药量的增减等等不同。例如《伤寒论》的太阳表虚证用桂枝汤，若兼见项背强几几者，则加葛根；兼喘者则加厚朴、杏仁；误汗，遂漏汗不止者，则加附子；误下后，脉促胸满者，则用桂枝去芍药汤；更加有微恶寒者，则去芍药加附子；若病已七八日，如疟状，热多寒少，一日二三度发，面有热色，身痒者，则用桂枝麻黄各半汤；若形如疟，日再发者，则用桂枝二麻黄一汤。再如桂枝加芍药汤，治太阳病，反下之，因而腹满时痛，属太阴者，该方与小建中汤药味、药量均相同，后者只多一味饴糖则名为小建中汤，治伤寒阳脉涩，阴脉弦，腹中急痛，或脾虚腹痛，虚劳等病，治病与桂枝加芍药汤大不相同。再如小承气与厚朴三物汤、厚朴大黄汤三方药味完全相同，只是用量不同，则方名不同且治证亦不同，这是药同而义不同的加减变化。参表 6（剂量为汉制原方用量）。

表 6　药量比较表

药名 / 方名	厚朴	枳实	大黄	功用
厚朴三物汤	八两	五枚	四两	行气除满，治痛而闭者
小承气汤	二两	三枚	四两	治阳明潮热，大便难，腹实痛
厚朴大黄汤	一尺	四枚	六两	治支饮胸（腹）满

明代许宏曾云：“伤寒之方一百十有三，其中用桂枝麻黄者大半，非曰繁

杂，在乎分两之增减也……在乎智者能精减也。”日本丹波元坚云：“盖用方之妙，莫如加减，用方之难，亦莫如加减。苟不精仲景之旨，药性不谙，配合不讲，见头治头，滥为增损，不徒失古方之趣，亦使互相牵制，坐愆事机者，往往有之，加减岂易言乎。”可见对药方进行加减，是非常必要的，又是非常不容易的，从临床实际看更是如此。例如曾治一韩姓女中学生，因精神刺激而患精神分裂症，表现为失眠、多疑、幻听，经常听到腹内有人和自己说话，喜独处，少言语，表情痴呆，饮食少，大便秘结，月经后错，舌苔薄白，脉沉。辨证属于气郁不舒、痰气迷心所致的癫证。治以舒郁开窍、坠痰安神之法。

处方：

生香附 12g	郁金 12g	青礞石（先煎）20g
炒黄芩 10g	生大黄 6g	全瓜蒌 30g
生白芍 12g	生牡蛎（先煎）30g	灵磁石（先煎）25g
石菖蒲 10g	远志 12g	吴茱萸 2g
乌药 10g	炒神曲 12g	生赭石（先煎）25g

生铁落（煎汤代水）50g

本方取《内经》生铁落饮之“下气疾”，取《医学心悟》生铁落饮之菖蒲、远志以开心窍，取礞石滚痰丸之青礞石、大黄、黄芩坠痰清火，又加郁金、瓜蒌（白金丸变法）、生香附、乌药、吴茱萸以理气化痰。生牡蛎、灵磁石定魂志、安心神。神曲助金石药品之吸收运化。此方服后诸证减轻，以后本此方稍事加减（后来去乌药、郁金，加钩藤、生地、川黄连。第三次改方去磁石、礞石、石菖蒲、牡蛎、吴茱萸，加珍珠母、天竺黄）共进百余剂而痊愈。此例即古方、时方、经验方相结合进行加减而成，但加减变化要心中有数，药与药之间，药与法之间，药与方之间等等，均要有有机的内在联系，不是散乱无章的拼凑。如《汤液本草》序中所说：“或以伤寒之剂，改治杂病；或以权宜之料，更疗常疾；以汤为散，以散为圆，变异百端，增一二味，别作他名，减一二味，另有殊法。”丹波元坚评此曰：“此乃变通之极致，非粗工所企知也。”李梴在《医学入门》论方剂变化时云：“外感内伤，当依各门类加、减、穿、合、摘，变而通之……千方、万方，凡药皆然，知此则处方有骨，正东垣所谓‘善用方者不执方，而未尝不本于方’也。”

总之，学习方剂要多，使用方剂要约，所以说，方不在多，贵在加减精当。正如《灵枢·禁服》篇曰：“夫约方者，犹约囊也。囊满而弗约，则输泄。方成弗约，则神与弗俱。”末四字即不能出神入化运用自如之意。

关于怎样加减变化，我提出七个方法：

一加：即在原方上加一两味药，或是加重原方中一两味药的用量。

二减：即在原方中减去一两味药，或减轻原方中某药的用量。

三裁：如裁衣那样，即在原方上裁去目前不需要的一部分药物。

四采：即在保留原方主要药物的基础上，再把其他方剂中功效最突出的，或配伍最巧妙的二三味药采摘过来。

五穿：即把所需要的二三个或三四个药方的主要部分，有主次轻重地穿插起来成为一方。我自拟的麻杏二三汤，就是把麻黄汤中的麻杏二味采过来，再加二陈汤、三子养亲汤穿起来而成。

六合：即把两个或两个以上原有方剂合并，结合起来使用。我在治疗久治不愈的胃脘痛时，常用自订名的“三合汤”，即是把良附丸、百合汤、丹参饮三个药方合起来用。如痛处固定或有时大便发黑、疼痛较重者，可再合入失笑散方，则又名“四合汤”。

七化：即是把经过变化的药方，除再次与证候、治法、人、地、时等多种情况进行分析，核对无误外，还要仔细分析药方中各药的组织配伍和药力比重、用量大小、先煎后下、炙炮研炒等是否合适，各药之间以及与证候、治法之间是否有着有机的联系，能否发挥其最大的治疗特长并纠正其原药所短等等，使药方达到比原方更符合治疗要求的效果。前人对这种经过变化而取得良好效果的方剂称赞曰出神入化。有些有效的新方，就往往是在这“化”中所出。实际上，“化”也就是要求把方剂的药物组织、配伍变化与证情、治法达到“化合”的水平，而不是一些药物彼此孤立地“混合”在一起。所以“化”既是方法亦是要求。

治病必求于本

“治病必求于本”这句话出自《素问·阴阳应象大论》：“阴阳者，天地之道也，万物之纲纪，变化之父母，生杀之本始，神明之府也。治病必求于本。”这里的“本”主要是指阴阳，与《素问·标本论》所云之“本”意义不一样，与我们平时常说的“急则治其标，缓则治其本”之“本”也不尽相同。这里主要是告诫后人，医者要懂得阴阳变化的道理，抓住阴阳这个根本，才能顺利地治好疾病。

人的疾病，千态万状，有的虚，有的实，或在气，或在血，或在脏，或在腑……但皆不外乎阴阳失调，故知病变无穷，而阴阳为本。《内经》的主导思想，认为病变无穷，但最根本的问题是阴阳乖常。所以提出阴阳是“生杀之本始”，人能活着与否，病能治好与否，都要看阴阳的变化。“治病必求于本”是说要到阴阳变化中去找根据。《素问·至真要大论》有“知其要者，一言而终；不知其要者，流散无穷”的记载。所谓“知其要”就是说要懂得阴阳变化所在，一句话即可说明白；“不知其要者，流散无穷”，是指若不懂得阴阳变化的道理，抓不住要点，弄不明白，就不能诊治好疾病。这里也是指掌握阴阳这个根本。所以一切生理、病理、望、闻、问、切、辨证、诊治、组方、用药等等，无不和阴阳有关。如果掌握了阴阳变化的规律，这些问题就可迎刃而解。所以治病必求于本的落脚点，就落在这个地方。临床上病情很典型者比较好办，但有些病不典型，就不好办。如“至虚有盛候，大实见羸状”。李中梓注解曰：“至虚有盛候，反泻含冤；大实见羸状，误补益疾。”是说不懂得阴阳变化的道理，治疗上则会犯错误。再如“重阴必阳，重阳必阴”“阴中有阳，阳中有阴”“阴证似阳，阳证似阴”，对此如果仅懂得阴阳的一个方面，而不懂其变化规律，就会辨证失误而犯“虚虚实实”的错误。我在某医院曾会诊一位高热痰盛的患者，经用了野山参，服3剂而烧退。这是因为患者有正气虚的一面，乍看是实热证，实际是“至虚有盛候”之证。大实见羸状的患者临床也常见，如在京西矿区诊治一儿童，高热，喜卧，不爱动，没有精神，但按腹硬满，手足心热，乍看是虚证，实是阳明实证。又经细问病史，前几天过食黏糕等物，更加以证实，故经服大承气汤1剂，大便得通，第二天外出玩耍如常。临床常有阴病似阳、阳病似阴的情况，辨不清楚就要出问题。如协热下利，大便次数频频，质也稀，但味很臭。这时如补之则糟糕，这是阳证似阴之证，用温法必使病情加重，甚至使患者死亡。同理如是阴证似阳之证（例如老人久病，食纳减少，有一天突然能吃东西，腹部发满，大便六七天不行，舌苔白，脉沉细等等），不可泄。此即所云：“阳证似阴，温之必亡；阴证似阳，清之必败。”这些都是治病必求于本的举例。

再从气血上来看阴阳。“气主煦之，血主濡之。”听起来似很容易，但用药时没有阴阳学说的基础，不清楚其所以然，就难于见疗效。气药有升血之功，但血药益气之理甚微，用血药来补气是要误事的。用阴阳学说分析之，“有形生于无形”。血脱用独参汤可以，但气脱用当归不行。虽然有“阴中有阳，阳中有阴”之理，但阳相对主动，故当归补血汤大量用黄芪。李东垣治中焦病多用风药：一则风药入肝，疏肝益脾。二则风药有升阳的作用。三则风药有燥湿的作用。另一个特点是用的药味多而量不大。这些也说明阳主动，中阳升动，可生万物。

在临床上有这种情况，病在腑而攻其脏，病在脏而攻其腑，这也是没分清阴阳。病在腑而攻其脏是“引贼入室”“开门揖盗”；病在脏而攻其腑犹如隔靴搔痒。所以治病必求于本，是让医者知人之所以病，是阴阳失调，才能知所以治病，是调理阴阳。病本于阳治其阳，病本于阴治其阴，是治病的常法。病似乎阴而实本于阳，则宜舍阴而治阳；病似乎阳而实本于阴，则当缓阳而治阴。这是讲治病的变法，即知常达变。李中梓云：“洞察阴阳，直穷病本，庶堪司命。”是说懂得了阴阳变化的道理才可当医生。以上是说阴阳道理的大原则，下面具体举例说明之。

风邪为本，风邪伤人，症见掉摇瘛疭，卒暴强直。治其本，据风湿所盛，平以辛凉，如用黄芩、菊花、钩藤、羚羊角等，古人组方用药是根据《内经》精神。

君火为本，热邪伤人，出现疮疡暴下，水液浑浊等症，这些皆属于热。热淫所胜，平以咸寒。如诊治周某某高热、谵语证时，诊为热邪盛，就使用了犀角、生牡蛎等咸寒之药，而不用苦寒之品，使患者很快转危为安。这里说明必须懂得阴阳学说的精神，对辨证、立法、用药抓住要领（根本），否则举手投足便错。

相火为本（包括肝火），火邪伤人则见躁扰狂越，如丧神守等症。火淫所胜，平以咸冷，与咸寒基本一致，但所用冷药包括了生地、玄参、白芍等柔和之药。

以上是病本于阳，以下是病本于阴。

湿土为本，湿邪伤人则见腹满身肿，诸痉强直等症。湿淫所胜，平以苦热。自然界的气候对人体疾病有着很大的影响，治病时必须注意到这些因素，如20世纪50年代初，石家庄地区用白虎汤治疗大脑炎疗效突出，但第二年北京地区流行大脑炎，用白虎汤疗效不好，后请蒲辅周老先生会诊，他指出，今年北京地区雨水多，湿气较重，故应用苍术白虎汤，用后果然疗效明显。

燥金为本，燥邪伤人则症见膹郁皴揭、诸涩枯涸等症。燥淫所胜，平以苦温。苦能化燥，所以不用黄芩、黄连之燥，而用蜜炙枇杷叶、蜜炙紫菀、酒大黄之属之苦温。

寒水为本，寒邪伤人则症见吐利腥秽，诸寒收引等症。寒淫所胜，平以辛热，多用麻黄、附子、细辛之属。

以上因以其病本于阴，故必求阴而治之。

《素问·至真要大论》曰："谨守病机，各司其属。有者求之，无者求之。盛者责之，虚者责之。必先五胜，疏其血气，令其条达，而致和平。"这一段主要讲的是审察病机变化。"求之"，即求本。"责之"，也是求本。"无者"，是当时看不出来，也要仔细去寻找其根本。这里所求的病机，实际也是求阴阳之本。

以传统科研方法振兴中医药学

卫生部1983年在西安召开的全国中医、中西医结合科研工作会议上明确指出："中医、中西医结合科研在我国医学科学事业的发展中，还是一个薄弱环节，而且各个分科的发展很不平衡，中医科研机构普遍规模小，设备简陋，缺乏必要的物质保证；科研队伍中，中医力量薄弱，青黄不接，没有形成梯队，不能在中医研究工作中起主导作用，科研选题思路、方法缺少特色，尚未创造出新路子，以致中医学术发展缓慢，不能适应中医事业的需要。"为了改善这一被动状况，全国各地虽然都在积极努力，做了不少工作，但总的情况，仍如上述之严峻。1985年6月4日国务院常务会议决定成立国家中医药管理局。并指出："要把中医摆在一个重要的位置。中西医结合是正确的，但不能用西医改造中医。”还指出：“对中医科研问题要重视。中医药学是我们的宝贵财富，几千年来对中华民族的繁衍昌盛做出了重要贡献。要从理论和实践上认真加以总结、研究，不能简单地以西医的理论来解释中医。”国家中医药管理局成立以后，中医工作开始了新的历程，通过全国各地的积极努力，中医工作进入了新的历史时期，在各项工作中，国家中医药管理局正在积极贯彻国务院指出的“对中医科研要重视”，以及“要从理论和实践上认真加以总结、研究，不能简单地以西医的理论来解释中医”的指示，逐步深入地开展中医科研工作。今天在这里召开的全国性“中医药传统科研方法研讨会”会议本身就说明国家中医药管理局对中医科研工作是何等重视。我对大会的召开表示坚决拥护，现在怀着十分高兴的心情，对中医药传统科研方法谈点儿很不成熟的看法和建议，供领导和同志们参考，错谬之处请指正。

一、中医药传统科研方法的重要意义

“传统科研方法”是一个词组，可做如下分析。先说“传统”一词。在我国是指由历史沿传而来的思想、道德、风俗、文化、艺术、制度等而言。具体到中医药学来说，就是指我们老祖先数千年代代沿传而来的与疾病做斗争的宝贵经验和反复研究、整理出的，久经实践考验的独特的中医药学理论。因为中医药学是一门科学，科学是处于不断完善和发展中能够反映客观现实与规律的知识体系的创造过程，是探索真理，研求新知识的产生过程，是无止境的长河。所以中医药学是在长期实践中无止境地代代向前发展的，今天则应该更好更快地发展。

再说“科研”。“科研”一词就是科学研究。科学研究就是揭示事物发展的客观规律，探求客观真理，以作为人们行动的指南，科研是向未知领域的探索，要把未知变为已知，把未有变为已有，把知之较少变为知之较多，要知其然更要知其所以然，知其所以然更要知其所以当然，最后获得新知识，发现新的事实，阐明新的规律，建立新的理论，发明新的技术。总之，要去探索和创新，如果不去探索未知，不去创新，就不能称其为科学研究。中医药学的科学研究工作，就是要在不断探索、不断创新中不断丰富，不断把知之较少变为知之较多，揭示疾病发生发展的客观规律，探求中医药学的客观真理，使之成为人类向疾病做斗争和保持健康长寿的行动指南。

现在说“方法”。“方法”就是用来解决问题，达到目的的手段，做任何事情都要讲究方法，方法正确就能顺利地达到目的而事半功倍，方法不对，就事倍功半甚至彻底失败。什么是正确的方法呢？正确的方法就是用辩证唯物论的普遍原理作指导去认识事物，解决问题。中国古代的许多重大科学成就，都自发地运用了唯物论和辩证法思想。例如汉代张仲景先生，通过无数次临床实践观察，对疾病的发生、发展、转归、证候分类、治疗方法、方药组织、煎服方法等方面做了从实践到理论，从理论再到实践的系统研究，创出了辨证论治的独特医疗体系，写出了伟大的经典著作《伤寒杂病论》；再如清代的吴鞠通先生，博采古今医家的有关温病的著述，又通过临床实践验证，进行了系统的观察与研究，写出了《温病条辨》这一伟大著作，把中医治疗急性高热性疾病的医理和医术向前推进了一大步。这都是古代成功的范例。关于方法的理论和学说，叫作方法论。用辩证唯物主义去认识事物、改造事物的根本方法，是科学方法论。任何科学方法都是以规律性的知识即理论为依据的，科学方法是理论的实际应用。

中医药学研究的科学方法论，是反映以中医学研究为主体的科学认识过程、形式和方法的一门科学。它主要研究中医学认识活动的规律，研究那些能够据以发现新的科学事实，创立新的中医学理论和发明新的医学技术的科学手段、方式和方法，进而推动本学科向前发展。

归纳以上分析，我们就可以知道，“中医药传统研究方法”就是遵循历代沿传下来的宝贵的中医药学理论，运用以辩证唯物论为指导的科学方法论，以中医药学研究为主体去揭示中医药学发展的客观规律，探求它的客观真理，为创立新的中医学理论，发展新的医学技术去进行深入探索和创新。

由此我们更清楚地看出，在中医药科研工作中，运用传统科研方法进行科学研究工作，加强领导和人力、财力、物力的大力支持，是完成“突出中医特色，振兴中医药工作”的重要保证，所以大力提倡运用传统的科研方法进行中医药学的研究，具有深远而重大的意义，也是“科教兴国，振兴中华”的重要组成部分。

二、中医药传统科研方法已经做出的伟大贡献

古代医家们积累了丰富的经验，必然要总结规律，著书立法，指教后学，流传后世。于是，医家们自觉地求助于当时的最新科学，从具有物理概念的金、木、水、火、土到古代天文学——天、地、日、月、星，以及道家气化理论的哲学观点，甚至声律学、数学等，都成为医家们用以解释医理的依据。从那时起我们的祖先就坚定地认为——人是自然界组成的一部分，生命的运动规律理应与天地万物完全统一，不可分割。一元论的哲学思想指导着中医学，使其与物理、天文、地理、哲学等学科紧密结合，形成了一套完整的医学理论体系。这套完整的医学理论体系，从目前国内外研究的报道材料来看，已为人类做出了许多重大的贡献，今择其主要者简介如下：

（一）经络理论

近年来国内外不少学者，均证明经络在人类和动物体不仅普遍存在，而且可用声、光、热、电以及同位素循环扩散等生物物理学方法客观检测。我国祝总骧教授等用循经低阻抗、隐性循经感传、循经高振动音等方法检定经脉的宽度为1~2mm。其循行和经典经络图谱是吻合的。经过对皮肤、皮下组织、神经、血管、肥大细胞等做组织切片检查，说明经脉循行路线绝不是一种单一的线性结构，而是沿着隐性传感线下面的一种多层次的、复杂的空间结构循行。这一重要结构，即是经络“行血气，营阴阳”“决死生，处百病，调虚实”作用的物质基础。这一多层次的复杂的空间结构——经络的伟大发现将会引起许多学科例如生理学、病理学、诊断学、治疗学等等的重写。故有人说：“中国古代科学不是四大发明，而是五大发明，并且经络应是第一项。”其他四大发明已成历史，已失去其作用，但经络却仍在发挥着伟大的不可估量的作用。

（二）整体观念

中医学在悠久的历史实践中，用包涵着唯物论、辩证法思想的古代哲学——阴阳、五行学说，把人体生命现象和疾病过程及与自然万物之间的关系均视为一个统一的整体，在中医学中形成人体经络、脏腑互为表里和人与

天地相参的整体观。这种从整体出发去认识生命，认识疾病，从而以整体观去诊治疾病，组织方药，进而养生长寿的独特医学理论，在科学飞速发展的20世纪，显示出了它的伟大意义，促进着世界医学的发展。例如1980年，日本医师会会长武见太郎先生就曾预言："21世纪是中医的世纪。"1983年，美国药理学会前会长、加州大学教授E. Z. Weg先生在一次国际性会议讲演中说："中医学的整体观是西医学必须学习的内容，今后研究互取长短的手段，尤其是探讨如何使西医能够接受中医学的途经，将是一个十分重要的课题。"1986年四川大学核物理专家吴邦惠教授说："中医的整体观是一套深刻的、系统化的理论，而且是与现代科学沟通的。在这一点上，而不是在细节上，可以说中医的科学根据比西医还强。"在世界各国兴起的"中医热"，决不单纯是因为西药的不良反应以及对病毒性疾病、混合结缔组织病等难治病的茫然束手，而是因为中医药学独特的理论和辨证论治的临床疗效，显露出强烈的光辉异彩和引人入胜的魅力。整体观将给世界医学陷入困境的难题带来希望，对促进世界医学的发展做出贡献，作为炎黄子孙的中国人民应当感到自豪。

（三）动态平衡观

我国古代医学家运用阴阳五行学说，仰观天文，俯察地理，中观人事，认为天地间一切物质都在不停地运动变化。人体的生命现象也是在一刻不停地运动变化着，在内外环境的相互影响下，生理病理的斗争也在时刻变化着。《素问·六微旨大论》篇云："夫物之生从于化，物之极由乎变，变化之相薄，成败之所由也。"又云："成败倚伏生乎动，动而不已，则变作矣。"《素问·天元正纪大论》篇亦云："动静相召，上下相临，阴阳相错，而变由生也。"这是符合辩证唯物主义思想的，正如近代哲学家恩格斯所指出的："没有任何东西是不动的和不变的，而是一切都在运动、变化、产生和消失。"可贵的是我国古代医家把这种动态观密切结合到医学理论中，并有效地指导着临床实践。更可贵的是古代医家认为生命的运动还必须在互相制约、互相协调的规律中才能生化不息，维持动态平衡，否则就要"灾害至"，例如《素问·六微旨大论》篇云："故非出入，则无以生长壮老已；非升降，则无以生长化收藏。是以升降出入，无器不有……故无不出入，无不升降。化有大小，期有远近，四者之有，而贵常守，反常则灾害至矣。"《素问·六微旨大论》篇还指出："亢则害，承乃制，制则生化。”就是说，人体的健康是在运动制化过程中有规律地调整着动态平衡。也就是《素问·生气通天论》篇所载的“阴平阳秘，精神乃治”。这种动态平衡遭到破坏，就会产生疾病。所以中医治疗疾病的根本任务即是“谨察阴阳所在而调之，以平为期”。明代名医张景岳亦云：“凡诊病施治，必须先审阴阳，乃为医道之纲领，阴阳无谬，治焉有差。”这种通过阴阳五行学说而使人体保持动态平衡的治则，在科学极为发达的今天受到了世界科学界的极大重视，例如加拿大安大略州沃特卢大学哲学博士林凡伟说：“中医思想的中心主题是整个体系应保持和谐。阴阳平衡法则和五行动态模式是表示体系和谐的两种方法。”又说：“人体内脏的五行动态模式……这模式的巨大意义，在于把人体内的活动看成是一个‘交响乐团’（处于和谐中的体系），而不是看作一些个别部分、单独功能的集合体，这就是中医的理论基础。”林博士还认为，如果世界上的科学家懂得了阴阳五行学说，世界科学即会发生新的革命。

（四）七情与脏象有着密切联系的学说

中国医家通过长期的科学实践，在2000多年前就明确指出生理现象与心理现象的内在联系，例如《素问·阴阳应象大论》云：“怒伤肝，喜伤心，思伤脾，忧伤肺，恐伤肾。”指出了七情可以使人生病，并且还指出调整情感变化治病的方法，例如《内经》同篇中还载有：“悲胜怒，恐胜喜，怒胜思，喜胜忧，思胜恐。”这些已经由实践证明并且行之有效的医学理论，较之近代方在初步探讨的《医学心理学》和通过实验证明悲伤时的眼泪含有有毒成分，如不流出会对人体有害的说法却早了两千多年。这种学说把人与社会、人与家庭、人与人之间的关系等，与生命、脏腑、健康、疾病等密切联系起来，影响着西医学向身心医学、心理医学方面发展。这种观点和思想方法是符合唯物论、辩证法的，具有哲学价值。

另外，如五运六气、子午流注、从化理论、辨证论治、方剂配伍等等，都将对世界医学的发展做出伟大的贡献，不再一一详述。总之，《黄帝内经》这部“百科全书”式的经典医著，本身就是对人类的伟大贡献，正如刘长林研究员所说：“《内经》是中国古代科学史上的一颗明星，它对人类的贡献绝不亚于造纸、指南针、火药和印刷术，历史将做出证明。”

三、传统科研方法的内容和实施

传统科研方法在不同的历史时期有着不同的内容，总是不停地向前发展的。既然是科研，就要向未知领域内进行探索，把未知变为已知，把知之较少变为知之较多，发现新事实，获得新知识，阐明新规律，建立新理论。总之，科研就必须有探索，有创新，有前进。

从中医药学的发展史来看，其科研工作，不但吸收了历代的先进思想和先进科技成果，并与之密切结合，而且善于吸收外来文化和少数民族文化，从而丰富壮大了自己，使自己在本学科领域内居于领先地位。兹以张仲景先师的科研为例，他的科研方法是密切结合临床，勤求古训，博采众方，力辟时弊，创新发扬。我们今天的中医药传统科研方法，也可以有所借鉴。我们可以在立足于提高临床疗效的基础上，勤求古训（即遵照中医学独特的理论和思维方法），博采众长（即利用和吸收近代各种科学手段和各有关学科的新知识、新方法、新技术等）突出中医特色，按照本学科自身的发展规律去进行研究、探索、创新、发扬。但也有人会说，传统中医科研方法，必须是三个指头，一个脉枕，戴着瓜皮小帽去从故纸堆里整理文献。我说，不对！这是对中医药学的歧视和污蔑，是有意中伤，或是对中医学无知的表现。难道仲景先师可以博采众方，我们就不能博采众长吗？清人吴仪洛先生在其所著《成方切用》的序言中谈到对成方的加减运用时曾云："设起仲景于今日，将必有审机察变，增损无已者。"今天，对中医药传统科研方法来讲，也可以说，设起仲景于今日，亦必将勤求古训，博采当今最先进的各种科研成果和方法，吸收众家科技之长，来探创辨证论治的新技术、新方法、新规律，谱写新篇章，使中医药学跨进 21 世纪科技的先进行列。当然，如仲景先师果真再世，他也会对一些中医再作如下的严厉批评："观今之医，不念思求经旨，以演其所知，各承家技，始终顺旧，省疾问病，务在口给，相对斯须，便处汤药，按寸不及尺，握手不及足，人迎趺阳，三部不参，动数发息，不及五十，短期未知决诊，九候曾无仿佛，明堂阙庭，尽不见察，所谓窥管而已。夫欲视死别生，实为难矣。"仲景先师在批判了当时那些丢掉优良传统医术者的基础上而自己发奋，潜心研究，创立了辨证论治的独特医疗体系。今天我们如不牢记仲景先师的批评，怎能担当起继承发扬中医学的重任呢！同时我们也要总结近几十年来忽左忽右使中医学未能得到应有发扬的沉痛教训。

所以，我认为对中医药传统科研方法的高度概括可以是：继承传统，博采众长，突出特色，创新发扬。

（一）内容归纳

为了达到如此要求，把中医药传统科研方法的内容归纳为以下几项：

（1）坚持以中医学理论为出发点，无论采用和吸收近代何种科研方法，但其目的必须是结合本学科的特点，揭示本学科的客观规律，发展本学科的理论。

（2）立足于提高临床疗效，加强中医临床研究，特别是要开展中医治疗急性病、难治病的研究，为人类健康做出贡献。

（3）加强中医基础理论的研究，使其进一步科学化，进而达到现代化，以便在中医理论研究中取得重大突破。

（4）进一步发展辨证论治、理、法、方、药的诊治规律，以取得临床医学方面的新方法、新发展。

（5）加强中药复方、配伍变化等理论的研究，以开发出新内容。

（6）加强中医文献的整理研究，从中受到教益和启发，以发掘医理和提高理论水平。

（二）实施项目

以上这些内容的实施，可从以下项目进行考虑：

（1）密切结合临床，开展中风（包括出血性和缺血性脑血管病、脑栓塞、脑血管痉挛等）、胃脘痛（包括萎缩性胃炎、溃疡病、胆结石、胆囊炎、胰腺炎等）、腰腹痛（包括泌尿系结石、肠疾患、妇女月经病与附件炎等）、痹证（包括急慢性风湿性关节炎、类风湿关节炎、强直性脊柱炎、尿酸性关节炎、坐骨神经痛等）、胸痹、心痹（包括冠心病、心肌炎、风湿性心脏病、肺炎等）、厥证（包括各种休克、昏迷、卒倒、晕厥、弥散性血管内凝血等）、痰证（包括癫痫、抽搐、良性囊肿、甲状腺瘤等）以及哮喘、癌肿等疾病的研究，探索其辨证论治规律，提高疗效，总结新技术、新方法，阐明新规律，建立新理论。

（2）开展多学科研究，采用与吸收西医学、西学中、声、光、电、天、地、生、数、理、化、文、史、哲等多学科的新成果、新技术，对经络理论、针灸麻醉原理、脏象学说、运气学说、子午流注、七情致病、天人相应等重大理论进行研究，以期从理论上找到突破口。

（3）密切结合临床，应用各种实验方法，并创立新的实验途径，对病、证、症进行研究，其中心以“证”的研究为主，但也要与病、症有联系。

（4）组织多学科对四诊方法进行现代化的研究，并创造新仪器，补充新内容。在大量研究与实践中逐渐使其向五诊、六诊方面发展。

（5）深入研究“治则”。对“同病异治，异病同治”“微者逆之，甚者从之，劳者温之，结者散之，留者攻之，燥者濡之”“形不足者温之以气，精不足者补之以味”等等具有强烈中医特色的治病大法，结合具体病种进行研究，以发现治疗学上的新事实，探索出新内容。

（6）立足于提高临床疗效，采用多学科方法，按照中医理论体系，对针灸学进行全面深入的研究，以扩大其应用范围，从而发现新问题，建立新理论，以坚实丰富的科研成果而保持我国在针灸学方面的世界领先地位。

（7）采用多学科研究，组织研究大军，对中药学的药效、归经、十八反、十九畏等重要理论进行新的整理验证，把未知变为已知，把知其然变为知其所以然。同时对质量控制、伪劣鉴别、剂型改革、采收炮制等都要进行重点研究，从而开发新药源，建立新理论，促进中药学的发展。

（8）加强中医药古籍整理和医史文献研究，既要正本清源，又要加强信息流通，从中寻找新问题、新线索、新知识、新理论，促进临床研究和实验研究以及多学科研究的发展。

通过以上研究，使中医药学逐渐实现现代化，充分发扬它的特长，保持它的特色，丰富和充实它的内容，经过大量的工作，改变它以直观方法为主进行研究的路子，使它进入现代化科学的行列，迸发出异彩，走向世界。

四、结束语

今天，把中医药传统科研方法，提到了各级领导的议事日程，并专门召开全国性会议，集中大家的智慧，进行充分讨论，期冀取得比较明确的意见，以利付诸实施。这是国家中医药管理局科技司为提高中医科研成果水平而采取的一项重大措施。对此，我再一次表示非常拥护。以上的发言，仅仅是个人的一点肤浅体会，难免挂一漏万，顾此失彼，水平所限，尚请大家谅解，并希望各级领导对本项工作给予大力支持。没有领导支持是一事无成的。

最后，我希望大家不要认为“传统的科研方法”就是保守的落后的方法，把它与现代科研方法对立起来。正确的态度应该是把二者有机地结合起来，学好旧的，吸收新的，取人之长，补己之短。今天提出要用传统科研方法，就是要特别强调突出中医特色，坚持中医理论体系，在本学科自身基础上按照自身规律向前发展，不能失去本学科的理论，把中医学变成一种单纯的技术（手艺），被人同化或肢解；而是要勤求古训，博采众长，利用和吸收现代科研成果和方法，为我所用，壮大自己，促进中医现代化的发展，为继承发扬中医学，为使中医走向世界，为振兴中华，为人类的健康长寿，做出我们炎黄子孙、中华民族应有的贡献。

祛风除湿、通经活络的常用药

一、威灵仙

威灵仙味辛咸，性温。主要能祛风湿，其性善走，无处不到，可以宣通五脏、十二经络，兼能除痰消积。主用于全身关节疼痛、屈伸不利，治腰膝腿脚疼痛效果更好。常配合羌活、独活、桑寄生、桂枝、续断、当归、红花、防己、薏苡仁、炙山甲、制附片等同用。

豨莶草偏用于湿重的关节疼痛；威灵仙偏用于风重的关节疼痛。

秦艽治风湿痹痛偏在阳明经者；威灵仙治风湿痹痛偏在太阳经者。

老鹳草祛风湿、健筋骨，主用于筋骨肌肉损伤、麻木和风湿痹痛；威灵仙主用于风寒湿留滞于经络的痹痛。

此外，对癥瘕积聚、黄疸浮肿、风湿痰气、冷气作痛等，均可结合应证药物加入本品。其性走窜快利，可使收效迅速。

前人有用威灵仙 37.5g、砂仁 31g、砂糖一匙，煎汤频服，以治疗鱼骨鲠于咽部的经验。去年有一医院报导用威灵仙治鱼骨鲠咽数十例，确有较好效果。可供参考。

威灵仙还有治疟作用，一般可用威灵仙 12~18g、常山 3~9g 水煎服，或加在辨证论治的汤药方中使用。

用量一般 3~12g。

体虚气弱者慎用。血虚而致的筋骨拘挛疼痛忌用。

二、秦艽

秦艽味苦辛，性平。主要有祛风利湿、退骨蒸劳热的作用。常用于以下情况：

1. 风寒湿痹、周身及关节拘挛疼痛

风寒湿三种邪气侵入机体，合而为病，影响气血正常运行，气血痹阻，而致全身肌肉或关节疼痛，或筋肉拘挛疼痛，或兼发热、关节肿胀等。秦艽有祛风利湿、退热、缓解拘挛的作用。常配合独活、桑寄生、威灵仙、当归、红花、防己、牛膝、薏苡仁等同用。寒重者可加制附片、桂枝，湿重者可加苍术、白术，风盛者可加防风、羌活，筋脉拘挛重者可加木瓜、白芍、伸筋草、炙山甲等等。据近代研究报道，秦艽所含生物碱甲能通过神经系统间接影响脑垂体使肾上腺皮质功能亢进，故对关节炎有治疗作用，可资参考。

2. 阴虚劳热

由于阴虚而引起的骨蒸劳热（午后潮热、两颧发红、肌肉消瘦、盗汗、舌红、脉细数、晚间口干渴等），本品可退虚热，常配合银柴胡、地骨皮、白薇、青蒿等同用。例如秦艽鳖甲散（秦艽 15g，鳖甲、柴胡、地骨皮各 30g，当归、知母各 15g。为粗末，每剂用 15g，加乌梅 1 个、青蒿 1.5g，清水煎服，早晚各 1 剂）就是临床上治疗骨蒸劳热常用的药方，可根据此方随症加减。

类风湿关节炎患者出现发热、体温升高（37.6℃ ~38℃）者，我常在补肾祛寒、散风化湿的汤药方中加秦艽 12~15g、黄柏 10~12g，取得良好效果，请参考试用。

3. 退黄疸

本品兼有通便利水、退黄疸的作用，前人有治“黄疸、酒疸”，“去遍身黄疸如金”的记载。对湿邪郁蒸而致发黄者，可配茵陈、黄柏、车前子、栀子、茯苓等同用。1971 年我会诊一黄疸型传染性肝炎患者，曾经住医院用大量的茵陈、栀子、黄柏、板蓝根、蒲公英等多剂，黄疸久久不退，真是遍身如金。当时我想既服茵陈等无效，若再用茵陈剂当然仍是无效，因而想到了秦艽、白鲜皮均有退黄疸作用，即根据辨证立法，在处方中重用了本品和白鲜皮，结果黄疸渐渐退除。其处方：柴胡 12g，黄芩 9g，车前子 15g，黄柏 12g，秦艽 12g，白鲜皮 30g，茯苓 12g，泽泻 12g，焦三仙各 9g，槟榔 9g，白蒺藜 12g，草豆蔻 9g。随症加减，约服 20 剂左右而渐愈。通过此例来看，本品确有退黄作用，一得之见，仅供参考。

此外，本品兼能入大肠经，有通便、治下牙肿痛、口眼㖞斜等作用，可随症选用。

银柴胡治虚劳，偏用于寒热交作者；秦艽治虚劳，偏用于潮热骨蒸者。

独活与秦艽都能治身体下部风湿疼痛，但独活用于风湿寒痛，秦艽用于风湿热痛。

用量一般 3~9g。

脾胃虚寒、大便溏泄者勿用。

据近来研究报道，秦艽碱甲经动物实验证明其抗风湿作用和可的松相近似，有一定的抗过敏性休克及抗组胺作用，有升高动物血糖的作用并使肝糖原明显下降。

三、豨莶草

豨莶草生用味苦辛，性寒；蒸制后味甘，性温。主要功用是祛风湿，蒸制后兼益肝肾、祛肝肾风气。常用于筋骨、关节疼痛，四肢麻痹，腰腿无力等症。今举几个常用方剂如下：

1. 豨莶丸《济生方》

治中风，口眼㖞斜，口吐涎沫，言语滞涩，手足缓软无力。

豨莶草（鲜者洗净，用蜜、酒拌蒸，蒸九次，每次蒸约半小时，晒干再蒸）500g，赤芍 31g，白芍 31g，熟地黄 62.5g，川乌 18g，羌活 31g，防风 31g。共为细末，炼蜜为丸，如梧桐子大，每次 100 丸，每晨空腹时温酒或米汤送服。市场上有成品豨莶丸，与本方微有出入，可用于关节炎、坐骨神经痛等。

2. 豨桐丸《验方》

治感受风湿，传于四肢经络，致两足酸软无力，两手不能举等。

豨莶草（炒）250g、臭梧桐（花、叶、茎、子均可，切片晒干炒用）62.5g。共研细末，炼蜜为丸，如梧桐子大，每服 12.5g，早晚白开水送服。忌食猪肝羊血。

另一方：豨莶草 31g、臭梧桐 93g。共为细末，每服 6~9g，或渐增至 12~15g，日服两次。

近些年来，我也曾用生豨莶草 30g、怀牛膝 15g、泽泻 20~30g、地骨皮 12~15g，加入应证汤药中，治疗高血压病有效。

对于湿邪较重的关节疼痛或两腿沉重、酸软无力等症，我常以本品 15~31g，配合独活、桑寄生、续断、南五加皮、牛膝、威灵仙、薏苡仁、防己等同用，若兼寒重、疼痛明显者，再加制附片、补骨脂等，每收理想效果，请参考试用。

据近代研究，豨莶草还有降低血压的作用。

用量一般 6~13g。重症可用到 15~31g。

四、海风藤

海风藤味辛苦，性微温。主要作用是祛风湿，通经络。常用于风寒湿痹所致的关节、肌肉疼痛，屈伸不利，四肢拘挛或麻木不仁，阴天下雨则加重等症。可配合羌活、独活、秦艽、当归、桂枝、川芎、桑枝、乳香、木香、清风藤、豨莶草同用。

容易复发的咳喘，中医认为风邪偏盛（风者善行而数变）者，也可在应证方药中加入本品，加强祛风，常可取效。

青风藤祛风兼能行痰，偏用于风湿流注、历节（以关节红肿、大小关节游走性剧烈疼痛为特点）、鹤膝（以关节肿大疼痛而股胫的肌肉消瘦为特征，形如鹤膝故名）。海风藤祛风、通经络，偏用于寒湿所致的关节、肌肉疼痛。

用量一般 6~15g。重症可用至 30g。

血虚、阴虚及肾虚（无风寒湿邪）腰腿痛者不宜用。

五、络石藤

络石藤味苦，性微寒。主要有通经络、利血脉、祛风湿的作用。适用于关节疼痛、肌肉酸楚、筋脉拘急、屈伸不利，风寒湿邪久郁不愈，郁而化热，或机体阳盛、正邪相搏从阳化热而出现关节疼痛处发热、身有微热、患肢于夜间不欲多盖衣被等热象者。常配合桑枝、防风、红花、赤芍、忍冬藤、当归、乳香、没药、豨莶草、伸筋草等同用。我常用于风湿性关节炎兼有发热者。对西医诊断的“痛风”病，中医辨证属热性者，我常用苏梗、黄柏各 12g，络石藤 30g，地龙 6g，川牛膝 12g，茯苓 18g，金银花 15~20g，适当加应证药，常取得较好效果。

海风藤治风湿痹痛，偏用于风寒湿较重而无热象者；络石藤治风湿痹痛，偏用于兼有热象者。

豨莶草用于湿邪偏重而腰腿疼痛、乏力者，蒸熟兼有益肝肾作用；络石藤用于风湿化热而筋脉拘急疼痛者，善通经络，无补益作用。

用量一般 6~15g。重症有时用 30g。

六、海桐皮

海桐皮味苦，性平。主要有祛风湿的作用，治腰腿疼痛、四肢肌肉风湿痹痛，对风湿痹证疼痛明显者，随症加入，常可减轻疼痛。常与羌活、独活、威灵仙、当归、防风、海风藤、桂枝、桑枝、红花、制附片等配合应用。

对于较顽固的、容易复发的皮肤痒疮、痒疹、荨麻疹等，我常以本品随症配合防风、荆芥、红花、赤芍、丹参、白鲜皮、炙山甲、皂刺、苦参、连翘、蛇蜕（0.3~0.6g）等同用，常可取效，仅供参考。

本品用酒浸外用，可用于疥癣等皮肤科、外科疾患。

本品偏入血分，有一定的活血散血肿作用，配蒲公英、紫花地丁、乳香、没药等，亦可用于痈肿、跌伤等。

五加皮（南五加皮）偏于壮骨舒筋而用于腰脚乏力，筋脉拘挛疼痛；海桐皮偏于祛风湿、通经络而用于风湿性疼痛，止痛的效果较明显。

用量一般内服 3~9g；外用适量酒浸。

据近来研究报导，海桐皮所含的生物碱对横纹肌有松弛作用，对中枢神经有镇静作用。本品也有积蓄作用，毒性主要表现为心肌及心脏系统的抑制；大剂量使用可引起明显的心律失常及低血压。

七、千年健

千年健味辛甘苦，性温。有壮筋骨、祛风气、活血通络的作用，适用于老年患者筋骨无力、手足麻木等症。对于青壮年患者风湿疼痛、手足拘挛、筋骨屈伸不利等症，也常随症选用。老年患者可配合熟地、当归、枸杞子、南五加皮、续断、桂心、独活、羌活、红花、山药、党参、白术、山茱萸、川芎等同用。一些壮筋骨的药酒中常有本品。临床常配合当归、红花、独活、桑寄生、续断、炙山甲、透骨草、骨碎补、络石藤、海桐皮等同用。

千年健有浓厚香气，用治胃痛也有良效，一般可配香附、高良姜、木香、砂仁、丹参等同用，对老年胃痛更为适合。

络石藤偏于通经络；千年健偏于壮筋骨。

豨莶草偏于祛湿邪；千年健偏于祛风气（治风气作痛）。

用量一般 6~12g，重症也可能加至 30g。

本品苦辛温燥，故阴虚、血虚、有燥热之证者慎用。

八、老鹳草

老鹳草味苦辛，性温。主要有祛风湿、疏通经络、活血、健筋骨的作用。对于风寒湿三邪侵入机体而引致的关节痹痛、肢体麻木、皮肤麻痒等，可配合当归、桂枝、赤芍、红花、羌活、独活、防风、海风藤等同用。我对风湿性关节炎关节屈伸不利、血脉不通的患者，常加用本品30g，似有一定效果，仅供参考。

本品味辛而性不热，故又具有辛散透邪与活血的作用，配金银花、连翘、紫花地丁、蒲公英等，可用于痈肿疮毒，使其消散解毒而得平。

老鹳草单用时可以浸酒饮用，也可以熬成流膏服用。

用量一般9~15g，特殊情况可用到30g。

九、伸筋草

伸筋草味苦辛，性温。主要功用是舒筋活络，兼能祛风湿。对风湿痹痛而出现关节屈伸不利、筋脉拘急不易伸开等情况者，可在应证汤药中加用本品15~30g，对舒筋活络有帮助。常配合羌活、独活、当归、白芍、木瓜、生薏苡仁、红花、桃仁、桂枝、鸡血藤、海风藤等同用。对于肝肾不足筋失所养而致的筋骨屈伸不利之症，常配合熟地、山药、山茱萸、枸杞子、潼蒺藜、当归、白芍、千年健、红花、南五加皮等同用。

本品主入肝经，有一定的疏肝解郁作用，所以配香附、郁金、延胡索、川楝子等，可用于气滞胃痛；配龙胆草、黄芩、泽泻、川黄连、生地、车前子等，也可用治缠腰龙（带状疱疹）。

络石藤偏用于通经活络；伸筋草偏用于舒筋活血。

用量一般9~15g。重症可用至30g。

十、透骨草

透骨草味辛，性温。主要有祛风湿、活血止痛的作用。对于风湿疼痛、筋骨拘挛、肢体麻木等症，均可用本品配合独活、羌活、附子、伸筋草、千年健、海桐皮、红花等同用。也可单用透骨草煎汤熏洗。本药外洗也有引药透入经络、血脉而祛风、活血、止痛的作用，这是本药的特点。

对疮疡肿毒、阴囊湿疹等，可用本品配合生艾叶、白鲜皮、蛇床子、忍冬藤等煎汤外洗。

对于较深痼的风湿疼痛、筋骨拘挛、屈伸不利者，我常在应证汤药中加用透骨草 15~30g、川乌 6~9g、伸筋草 25~30g，骨碎补 9~12g，往往能提高疗效，仅供参考。

我在治疗类风湿关节炎时，对年久关节严重变形、痛重而生活不能自理者，常在补肾祛寒、疏风化湿、活络舒筋的方药中，加透骨草 15g、寻骨风 15g、自然铜（先煎）6~9g 三药，以代虎骨而加强疏风壮骨的作用，可提高疗效，供参考试用。

用量一般为 9~15g。特殊情况可用 30g。外用时量可适当加重。

因本品有活血作用，故孕妇忌用。

十一、追地风

追地风味酸涩，性温。主要有祛风湿作用。常用于风湿痹痛、筋骨酸疼、足膝酸软麻木等症，可与独活、桑寄生、细辛、威灵仙、制附片、红花、透骨草、薏苡仁等同用。

本品除入肝肾两经外，兼能入大肠经，如风湿化热侵及大肠经，上攻而致牙痛、咽喉痛者，可配玄参、生地、地骨皮、丹参、山豆根等同用；下注而致下痢赤白、大便带血者，可配地榆、槐花、黄连、木香、防风等同用。

用量一般 6~12g。特殊情况可用到 15~30g。

十二、桑枝

桑枝味苦，性平。主要有祛风除湿、利关节的作用。对风湿引起的肩臂膝足疼痛，全身关节疼痛、屈伸不利等症，可配片姜黄、防己、海桐皮、络石藤、豨莶草、独活、桑寄生、续断、牛膝、威灵仙等同用。

桑枝善于通达四肢，舒筋活络，其性平和，配寒则寒，配温则温，适用于四肢关节病。

对中风半身不遂、四肢拘挛不利等症，可以本品配防风、菊花、白蒺藜、半夏、陈皮、竹沥、胆南星、红花、桃仁、赤芍、地龙等同用。

桑枝配萆薢、茯苓、薏苡仁、牛膝、泽泻、苍术、秦艽等，可用于湿热下注的脚气病。

桂枝辛温，能通达四肢阳气，偏用于风寒痹痛；桑枝苦平，能利四肢关节、祛风气，偏用于风邪化热的四肢关节痹痛及中风半身不遂（有热象者）。

据近来研究报道，桑枝有显著的降血压作用，还含有维生素 B_1。

用量一般为 10~30g。

简谈冠心病治疗中的“活血化瘀”

1972 年，我在中国医学科学院西学中班担任内科教师时，同学们提出要我谈谈关于冠心病中医治疗时的活血化瘀问题，并希望联系到活血化瘀的来源，活血化瘀药的临床应用，活血化瘀药之间的功用区别以及存在问题、应注意事项等等。在两三节课的时间内讲这么多内容，只能作简要的介绍，为此写了这篇讲稿，错误、不当之处一定不少，敬希批评指正。

一、简述古代文献有关“活血化瘀”的记载

中国最早的医书——《黄帝内经》中就有关于血瘀、血结致病的记载。例如：“营（血）气不从，逆于肉理，乃生痈肿。”“结阴者，便血一升，再结二升，三结三升。”“刺留血奈何？岐伯曰：视其血络，刺出其血，既令恶血得入于经，以成其疾。”在治疗方面还谈到“结者散之，留者攻之，坚者削之，客者除之”的方法，并且还有一张用茜草、乌贼骨等活血药治疗血枯、经闭的药方，看来那时已初步形成了血瘀可以致病的理论和活血化瘀的治疗法则。

汉代张仲景《金匮要略》中有：“内有干血，肌肤甲错，两目暗黑”“此为腹中有干血着脐下”“瘀血在少腹不去”等等记载，并且载有抵当汤、抵当丸、下瘀血汤、大黄䗪虫丸、桃核承气汤、桂枝茯苓丸等有名的活血化瘀药方，这些药方至今仍在临床上使用，且有良好的效果。在他的著作中，还记载了“胸痹”（包括一部分心绞痛、心肌梗死在内）的症状和治疗方药。

同时代华佗所著的《中藏经》中也有用活血化瘀药治疗心痛的记载。例如：“心痛不可忍者，木香、莪术各一两，干漆一分，为细末，每用一钱，热

醋汤调下，入口立止。”

晋王叔和《脉经》中有脉“弦而紧，胁痛脏伤，有瘀血”等记载。

金元时代的朱丹溪论心痛时，明确地提出了“死血作痛”的观点。在这一时期，治疗心痛常应用延胡索、姜黄等活血化瘀药。例如用“延胡索、片姜黄各一钱半，水煎，加入热醋半勺，热服”治心痛即是。

罗天益《卫生宝鉴》有复元活血汤、当归导滞散，治疗瘀血作疼不可忍，方中运用了当归、红花、桃仁、穿山甲等活血化瘀药，以后各代又有很多发展。

清代唐容川《血证论》中有关于瘀血的专论，论述了瘀血的辨证，分析了瘀血的治疗。

清代王清任《医林改错》中，更把“活血化瘀”提到了重要的地位，因而创制了血府逐瘀汤、膈下逐瘀汤、少腹逐瘀汤、通窍活血汤等活血化瘀的药方，成为临床上常用的方剂。

仅从上述少量的文献记载中，就可以看出古代人民在与疾病做斗争的过程中，对“活血化瘀”的治疗方法确实积累了不少经验，并且历代都有发展。

二、活血化瘀药的临床应用

仅就目前各地治疗冠心病常用的活血化瘀药，谈几点个人体会。

（一）红花

性味：辛甘苦，温。入心、肝二经。

功效：破瘀血，行新血，消痈肿。少用养血，多用破血。

主治：腹内恶血不尽，心腹绞痛，胎死腹中，产后血晕，经闭，痈疽肿痛。

功用辨别：桃仁偏于破有定处的瘀血，红花偏于破散无定处的瘀血；郁金也有活血化瘀的作用，但郁金行气解郁的功用大于红花；红花活血破瘀的功用大于郁金。

藏红花活血力强，兼治心忧郁积，胸部气闷不散，惊悸。

三七活血还能定痛，少用兼能止血；红花是在活血化瘀后才能去痛，少用可以养心血。

北京某医院曾用红花、川芎、银杏叶制成糖衣片，治疗冠心病患者60例。显效 11.7%，改善 63.3%，总有效率 75%。

（二）三七

性味：甘微苦，性温。入肝、胃二经。

功效：散瘀止血，消肿定痛。可止一切出血。能入血分化其瘀滞。

主治：瘀血疼痛（内服、外敷镇痛效果均很好），金疮杖伤，跌仆伤，血痢、血崩，一切血病，腹中硬块。

功用辨别：白及也能止血，但止血散瘀的力量不如三七，白及是黏腻而止血，消肿之力不大。三七外敷不但能止血，且能消肿。

《医学衷中参西录》作者张锡纯对三七颇有体会，有“三七一味可代仲景下瘀血汤”之说，请参阅该书。

某医学院用三七粉制成片剂，每服 0.45~1g，每日 3 次。治疗心绞痛 16 例，15 例的止痛效果满意，另外 1 例因合并心肌梗死而停药。合并有高血压的可使血压缓缓下降，尤其是可使舒张压降至正常水平。心电图也有好转。动物实验证明三七可：①增加冠状动脉的血循环量。②有降压作用。③化学成分三七黄酮可改善冠状动脉血循环。

常用三七粉 0.5~1.5g，白开水冲服，或汤药冲服，每日 2~3 次。对心绞痛有一定疗效。虚证可配入人参粉 0.6~1g。

（三）丹参

性味：味苦，性微寒。入心、肝、肾三经。

功效：活血调经，祛瘀生新，安神散结。内可以达脏腑而化瘀滞，故能消积聚、破癥结，外可以通脉络、利关节，故能健腰膝、行痹着。

主治：心腹痛，癥瘕结块，风痹疼痛，月经不调。

功用辨别：紫参破血通经，无养血之力，偏入肝经；丹参除活血祛瘀外，并能养血安神，偏入心经，兼能入心包络而破瘀血；当归补血力量大于祛瘀，性温。丹参祛瘀力量大于补血，性凉。

上海某制药厂用丹参注射液及复方丹参注射液治疗心绞痛、心肌损害、心肌梗死，每次肌内注射 2ml（每毫升含丹参 1.5g），或加入 50% 葡萄糖液中静脉滴注，每日 1~2 次，有一定疗效，并观察到心电图有改善。V_5、V_6 导联的 T 波由倒置改为直立。

（四）莪术

性味：苦辛，性温。入肝经。

功效：行气（多用破气），破血，消积。

主治：心腹诸痛，痃辟积聚，经闭瘀血，一切气滞血瘀。用醋炒可增强效果。

前人经验治冷气冲心，切痛欲死，用醋煮莪术 60g、木香 30g，为细末，每服 1.5g，淡醋汤送下。

功用辨别：延胡索、郁金、姜黄均为血中气药，治血瘀而气滞的疾病。莪术为气中血药，治气滞而血瘀的疾病。

三棱破血的力量大于破气；莪术破气的力量大于破血。三棱、莪术合用，消癥磨积，散一切血瘀气结。

（五）三棱

性味：味苦，性平。入肝、脾二经。

功效：散血，行气，消积，堕胎。与血分药同用则治血，与气分药同用则治气。

主治：血癖癥瘕，积聚结块，经闭，心腹痛。

功用辨别：三棱、莪术能活血行气、消积块、除癥瘕，但必须用于实证。中气不足，中焦不运者要慎用，或兼用健脾胃药，不可专用这些攻伐消磨的药物。久服时应佐用参、术。

某医学院第一附属医院治疗心绞痛，在辨证论治的基础上随症加用三棱、莪术粉各 0.75g，每日 2~3 次内服。治疗 47 例，取得了满意的效果。

（六）延胡索

性味：味辛，性温。入肝、肺、脾、心包四经。

功效：行血中气滞，活血散瘀，攻凝逐滞，理一身上下、心腹胁肋诸痛。

主治：心腹卒痛，腹中结块，疝瘕筋急，月经不调，跌仆损伤等。前人有“心痛欲死，速觅元胡”的经验记载。

功用辨别：川楝子性寒，延胡索性温。

香附行气分中之血滞；延胡索行血分中之气滞。

延胡索无补益之力，虚证应与补益药同用。

（七）郁金

性味：辛、苦，性寒。入心、肝、肺、肾、胃五经。

功效：行气解郁，凉血破瘀。为调逆气、行瘀血的要药。

主治：胸胁闷痛，血病诸痛，痴呆癫痫，吐血、衄血，妇女倒经及肝胃不和等。

功用辨别：姜黄以活血为主，无降逆的力量，其性温，兼入脾。莪术治气滞中之血瘀，专入肝。郁金行气解郁、凉血破瘀，性寒凉血，可以清心。可使逆行之气血下行。但其性寒凉，宜辨证论治，佐药配方。

香附行气之力大于郁金；郁金破瘀之力大于香附。

广郁金行气的力量大些；川郁金活血的力量大些。

某医学院第一附属医院治疗心绞痛，在辨证论治的基础上对以胸闷为主者加用郁金粉 1g、沉香粉 0.6g，随汤药冲服，每日 2~3 次，取得了比较满意的效果。

（八）川芎

性味：辛，温。入肝、心包、胆三经。

功效：行血，开郁，搜风。上行头目，下行血海，辛香走窜，一往直前，走而不守，为血中气药。

主治：血中风寒凝阻，血滞而气行不畅，如胁腹疼痛，中风入脑头痛，心腹坚痛，寒痹筋挛，经闭等。

功用辨别：当归补血的力量大于川芎；川芎行血的力量大于当归，川芎无补益的力量。因为川芎辛香燥烈，能行血中湿气，所以又常用在补血药剂中，防止某些药物过于滋腻。

某地区治疗冠心病用复方，川芎是其中重要的组成部分，临床上应用有一定的疗效。

（九）蒲黄

性味：甘辛，性平。入肝、心包二经。

功效：行血，凉血，消瘀通经。

主治：心腹、膀胱血气寒热作痛，吐血，衄血，崩漏下血，产后瘀血，月经滞痛，跌仆瘀血等。

功用辨别：生用性滑，行血、消瘀、通血脉；炒用性涩，可止一切出血。

五灵脂活血兼能化痰，治痰涎挟血成窠而致的久病咳喘，痰中带血；蒲黄行血兼能外用止血消肿。

蒲黄与五灵脂合用，可治心腹、胁肋、少腹各种疼痛。

（十）五灵脂

性味：甘，温。入肝经。

功效：行血、活血、祛瘀、通利血脉，血闭能通，血漏能止。生用行血；炒炭用止血。

主治：心腹冷气，心胸血气刺痛，血痹，血积，血晕，血崩，胎前产后血气诸痛。兼治痰涎挟血而成窠囊。

功用辨别：蒲黄性凉，止血之力大于行血；五灵脂性温，通血脉、止痛之力大于止血。

丹参行血兼能生血；五灵脂行血为主，无生血作用。

五灵脂与蒲黄合用，古方名“失笑散”，治疗心胸腹胁血气作痛。

某医学院附属某医院，用复方失笑散（加红花、檀香）的煎剂、酊剂、冲剂，治疗心绞痛36例，有效率63.8%，可使心绞痛减轻，减少。未见降压作用。

（十一）桃仁

性味：苦甘，性平。入肝、心包二经。

功效：破血，润燥，行瘀。

主治：血结，血痞，血燥，蓄血，瘀血，癥瘕，心腹诸痛，皮肤血热燥痒，肠中血滞便秘等。

功用辨别：红花行血散瘀，偏于散各处散在性的瘀血；桃仁破血润燥，能祛停滞于局部（如皮肤、腹中、肝、心包等处）的瘀血。前人有破血连皮尖生用，润燥去皮尖炒用的说法，可供参考。

（十二）山楂

性味：甘酸，微温。入脾、胃、肝三经。

功效：破气散瘀，消积化痰。

主治：食积宿滞，结气痰块，疝气偏坠，肉食停滞。消血块、积块。

功用辨别：山楂核比山楂消积力量大，可用于腹中有肿块的患者。

山楂虽酸，但无收敛之性，反有破散之力；乌梅也酸，但有敛涩之性，无破散的作用。

醋能止卒然心痛，破气的力量不如山楂，但消瘀血的作用比山楂强。

50%~60% 的山楂酊对缓解心绞痛有一定的效果，服山楂丸也有缓解心绞痛的作用。

（十三）薤白

性味：辛苦，温、滑。入心、肺、大肠三经。

功效：利窍宣阳，疏室活郁，散血生肌。散胸膈中的结气。上能开胸痹，下能泻大肠气滞。

主治：心病血滞，胸痹刺痛，大肠气滞，泄利下重，肺气喘急，中焦寒结。

功用辨别：干姜（配甘草）温肺寒而助胸阳，薤白配瓜蒌助心阳而治胸痹。干姜无散血之力，薤白有散血滞作用。

桂枝助阳通血脉，兼能温肺达营卫解表；薤白利心窍、通肺气，兼利大肠。

某药厂用瓜蒌、薤白（10∶6）制成栝薤片治疗心绞痛，在临床上取得一定效果，可供参考。

（十四）水蛭

性味：苦咸，性平。有毒。入肝、膀胱二经。

功效：逐恶血，破瘀结，散癥，通经，利水道，堕胎。

主治：恶血，瘀血，蓄血，经闭，癥瘕积聚。

功用辨别：虻虫破血，能遍行经络，通利血脉；水蛭破血，主治肝经瘀血、膀胱蓄血，兼利水道。

北京某医院在使用活血化瘀方剂治疗心绞痛的过程中，对治疗两周至两个月无效果者，加服水蛭片作为加强剂（每日 9g），观察 5 例，显著有效者 1 例，有效者 4 例。

（十五）乳香

性味：苦辛，微温。入心、肝、脾三经。

功效：活血，行气，定痛，伸筋，通行十二经，消散痈疽疮毒，托里护心。

主治：心腹诸痛，痈肿疮疡，赤白痢疾腹痛，折伤。

功用辨别：没药散瘀活血的力量大于行气。乳香行气的力量大于活血。两药合用，行气化瘀，气血双治。痈肿已破溃者忌用。

三、补充几味常用的活血化瘀药

以上所谈的是目前各地治疗冠心病常用的活血化瘀药。下面再补充几味我个人在临床上常用的活血化瘀药。一管之见，仅供参考。

（一）茯神木

性味：甘，平。入肝、心二经。

功效：舒筋，祛风，平肝，止心痛。除血中之湿，祛骨中之风。

主治：诸筋挛缩、疼痛，心掣痛，悸惊、健忘，偏风面斜。治疗心绞痛可在宣痹通阳的方剂中（例如瓜蒌薤白半夏汤等）加用茯神木 9~15g，重病可用 30g，对止痛有良效。

（二）血竭

性味：甘咸，性平。入心包、肝经。

功效：散瘀生新，消血块，除血痛。也可补手足厥阴二经血分不足。

主治：心腹卒痛，血聚、血气刺痛，外伤瘀血及出血，血痔肠风，疮疡。

临床以 0.6~1.5g 随汤药冲服，治疗心脏病、脑病有瘀血者，结合辨证论治，可有良好效果。

（三）茜草

性味：苦、酸，性寒。入心、肝、肾、心包四经。

功效：行血，活血，补中，通经。

主治：风痹疼痛，妇女血闭，跌仆损伤。

临床上用于通经活血的方剂当中，效果可靠。我常在慢性肝炎、早期肝硬化、心绞痛、心肌梗死（苔黄、舌质暗或有瘀斑）、经闭等需用活血化瘀时，加本药 9~30g，有一定疗效。

（四）刘寄奴

性味：味苦，性温。入肝经。

功效：破瘀血，消痈肿，通行走散。专入血分，化瘀血，生新血而又能止血。

主治：心腹痛，产后瘀血，金疮出血，二便下血。

除治心腹痛外，对红斑狼疮、早期肝硬化者，随症加入，也有一定效果。

（五）片姜黄

性味：辛、苦，微温。入脾、肝二经。

功效：破血，行气，消肿。

主治：心胃气痛，癥瘕血块，风寒湿痹，仆损瘀血。

莪术入肝经气分，破气中之血；片姜黄入肝经血分，行血中之气。功用似郁金，力量比郁金大。破血力大，下气也速。

治心痛难忍验方：片姜黄 30g，肉桂 90g，共为细末，每次用热醋汤送服 3~5g，每日 2~3 次。

（六）王不留行

性味：味苦，性平。入心、肝、胃三经。

功效：通血脉，除风痹，消痈肿，通经下乳。

主治：痹痛，经闭，乳少，乳痈。

我常在活血化瘀、通经活络的方剂中加用它，可加强通经活络的效果。

（七）苏木

性味：甘、咸，性平。入心、肝、脾三经。

功效：行血，化瘀，祛风。

主治：血痛、血胀、血瘕，心腹绞痛，跌仆痈肿。

苏木性平不燥，兼可祛风，可用 10~30g，我常在活血化瘀方中选用本品，效果可靠。

（八）红曲

性味：甘，性温。入脾、胃、肝、心四经。

功效：破瘀血，消食积。

主治：心腹血气痛，产后恶血不尽，血痢。效果可靠，性平稳，兼能消食开胃。腐乳中的红色即红曲的颜色，既能化瘀，又能开胃。

（九）干漆

性味：味辛，性温。入肝经。

功效：破血，消积。破年深坚结的积滞，活日久凝结的瘀血。

主治：九种心痛，疝气痛，跌仆损伤，妇女疝瘕、经闭等。

为末，作丸、散用，或装入胶囊服用。须配合应证汤药。每次用 0.6~1.5g，冲服亦可。

（十）韭

性味：味辛，性微温。入心、肾二经。

功效：散瘀活血，助肾阳。

主治：胸痹骨痛不可触，噎膈，血瘀气滞诸证。一切血病。

单方：治胸急痛如锥刺，不得俯仰，自汗出，或痛彻背上。用生韭或韭根 2.5kg，洗净捣烂，绞汁服之。

（十一）醋

性味：味酸，性温。入肝经。

功效：散瘀血，祛积块，消痈肿，软坚，解暑。

主治：卒心痛，血气痛，受暑头晕、恶心。

用醋磨青木香治卒心痛。醋调大黄末可治痈肿。醋煎生大黄可治痃癖（腹中肿块）。

治心绞痛时，可在瓜蒌薤白汤中兑加 60~90ml 食醋，止痛效果可加快、加强。《金匮》瓜蒌薤白白酒汤中的白酒，据考证即今之米醋。我在临床上用兑醋的方法治疗心绞痛，确实有效。

四、“活血化瘀”应用中的几个问题

（一）辨证论治与“活血化瘀”的关系

从中医的经验和理论体系来看，“活血化瘀”仅是辨证论治中的一种治法。也就是说应在辨证论治的基础上使用活血化瘀药（或法），需要则用，不需要则不用。但在目前临床上却产生了不“辨证论治”，或单独用“活血化瘀”的方法。过于强调“活血化瘀”则欠妥，应在辨证论治的基础上运用活血化瘀才比较全面。通过反复的临床实践和实验研究来充实“辨证论治”，使辨证论治提高一步，赋予它更丰富的内容，更好地为医疗保健事业做出贡献。

（二）“活血化瘀”和香散行气药的关系

从中医观点看，“气”与“血”是互根的，是对立统一的辩证关系。所以中医理论中有“气为阳”“血为阴”“气为血之帅”“血为气之母”“气帅血行”“血行气至”“气滞血瘀”“血瘀气滞”等等说法。所以应用活血化瘀药时，应注意气滞者结合行气药，气虚者结合益气药，以达到更好的活血化瘀效果。恰当结合檀香、苏合香、降香、木香、零陵香等香散行气药，黄芪、党参、人参等益气药，确实能加强活血化瘀的效能。

（三）活血化瘀药与温热药的关系

中医有“寒则凝涩、温则流通”的说法。如：《素问・举痛论》篇云：“寒气入经而稽迟，泣而不行，客于脉外则血少，客于脉中则气不通，故卒然而痛。”又云：“脉寒则缩蜷，缩蜷则脉绌急，绌急则外引小络，故卒然而痛。”巢氏《诸病源候论》亦云：“心痛者，风冷邪气乘于心也。”中医认为，活血化瘀药与温性药相配伍，可增强活血化瘀的效能。至于热性药，则多为助阳药。心绞痛常挟有阳虚的证候，如巢氏曰：“若诸阳气虚，则阴之经气逆，谓之阳虚阴厥，亦令心痛。”所以配合助阳药，也是需要随症考虑的。如肉桂、薤白、干姜、韭菜或韭汁、荜茇、桂枝、川椒、细辛等等。

（四）“标”与“本”的关系

以心胸痛为例，在急性发作时，中医认为心胸痛主要是由于“气滞血瘀”，“不通则痛”。这样看来，气滞血瘀是导致“不通则痛”的原因，也就是说气滞血瘀是疼痛的“本”，心胸痛是气滞血瘀的“标”。但是，为什么会产生气滞血瘀呢？有的由于阳虚气弱，有的因为痰浊阻塞，有的由于肝气郁结……这些因素则又成了“气滞血瘀”的“本”。从这种意义上说，“活血化瘀”在一定程度上仍为治“标”的方法。所以运用活血化瘀药时，一定要注意分析“标”与“本”。这一阶段（或这些人），就可能以化痰降浊，通腑和胃，或宣阳开痹，或疏肝理气为主。有时还要标本结合起来、标本同治，如活血化瘀结合化痰除湿药，活血化瘀结合宣阳开痹药，或通腑降浊结合活血化瘀药等等，有时活血化瘀也可结合软坚散结药……总之，标与本是相对的，是可以转化的，是有阶段性的，急则治标，缓则治本，或在一定时期标本同治，不要孤立静止地看。

（五）“利”与“弊”的关系

活血化瘀药有的力峻，有的力缓，力峻者效也捷，力缓者效也慢，但力峻者往往有毒性，或容易伤人之正气。例如三棱与莪术，凡脾胃虚弱及无实积的人若用之不当，反伤脾胃之正气。郁金对无气郁及阴虚者不宜用，而且过用可令人血虚。赤芍多服、久服伤损元气。当归对肠胃薄弱、大便溏泄者不宜用。川芎用得过多反能燥血浮阳。延胡索久用须配合扶正药等等。所以，使用活血化瘀药，要注意到利弊两方面，应详审证候，适当配伍，充分发挥其利，尽力纠正其弊。

三合汤治疗胃脘痛

“痛在心口窝，三合共四合”。这是我在幼年时代，外祖父教我背诵的一句口诀。1942 年我开业行医，在临床上亲自运用后，才渐渐对它有了越来越深的理解。“心口窝”指上腹部胃脘处，“三合”是三合汤，“四合”是四合汤。这句治病口诀是说对胃脘痛要用三合汤治疗，必要时须再加一汤

（两味药），共成为四合汤。另外，还叮咛我要记住，此汤以治疗久痛难愈或服其他药不效的胃脘痛为特点，对新患的胃脘痛根据辨证论治进行加减也有效果。通过 40 多年的临床应用，我对此方的理解也逐渐加深，摸到了一些加减方法，成为我治疗胃脘痛经常使用的方剂，往往收到良好效果。今不揣浅陋，把三合汤、四合汤治疗胃脘痛的一些个人经验介绍如下。

一、三合汤

（一）组成

高良姜 6~10g　　制香附 6~10g　　百合 30g　　乌药 9~12g
丹参 30g　　檀香（后下）6g　　砂仁 3g

（二）主治

长期难愈的胃脘痛，或曾服用其他治胃痛药无效者，舌苔白或薄白，脉象弦，或沉细弦，或细滑略弦，胃脘喜暖，痛处喜按，但又不能重按，大便或干或溏，虚实寒热症状夹杂并见者（包括各种慢性胃炎，胃及十二指肠球部溃疡，胃黏膜脱垂，胃神经官能症，胃癌等所致的胃痛）。

（三）方义

本方是以良附丸、百合汤、丹参饮三个药方组合而成，故名“三合汤”。其中良附丸由高良姜、香附组成。主治肝郁气滞、胃部寒凝所致的胃脘疼痛。良姜辛热，温胃散寒。《本草求真》云：“同香附则除寒祛郁。”香附味辛微苦甘，性平，理气行滞，利三焦，解六郁。李杲曾云：“治一切气”“消食下气”。二药合用，善治寒凝气滞胃痛。寒凝重者，重用高良姜；因气滞而痛者，重用制香附。百合汤由百合、乌药组成，主治诸气膹郁所致的胃脘痛。百合性味甘平，主入肺胃。降泄肺胃郁气，肺气降，胃气和，则诸气俱调；配以乌药快气宣通，疏散滞气，温顺胃经而降逆气。二药合用，既能清泄肺胃郁气，又能防止百合平凉之性有碍中运。再参《本经》云百合能“补中益气”，王好古云乌药能“理元气”，故本方更适用于日久不愈、正气渐衰之证。丹参饮为丹参、檀香、砂仁三药组成，是治疗心胸、胃脘疼痛的有效良方。其丹参味苦、性微凉，活血祛瘀，通经止痛。《吴普本草》云：“治心腹痛。”檀香辛温理气，利胸膈，调脾胃。《日华子本草》云：“治心痛。”砂仁辛温，行气调中，和胃醒脾。三药相合，以丹参入血分，又配以檀香、砂仁，既能活瘀滞，又能理胃气，再兼丹参功同四物，砂仁兼益肾“理元气”“引诸药归宿丹田”，故对久久难愈、气滞血瘀、正气渐虚的胃脘痛，不但能够活瘀定痛，并能养血、益肾、醒脾、调胃。以上这三个药方相合组成三合汤，则既主气又主血，既主寒又主滞，治疗心腹诸痛，既能治病，又能益人，功效比较全面。

（四）加减法

寒凝为主，遇寒痛重，得暖则舒，苔白，脉缓或沉弦，证属胃寒盛者，可减丹参为 20g，加砂仁为 6g，高良姜用 10g，再加吴茱萸 5g、干姜 3g。兼有胸脘发闷，泛恶吐水，喜干食，不欲饮水，舌苔白腻，便溏脉濡，证属中湿不化者，可加陈皮 10g、半夏 9~12g、茯苓 10~15g、木香 6~9g、煅瓦楞子 10g。兼有右胁或两胁胀痛或隐痛、情绪不佳则胃痛加重，喜长吁、嗳气，大便时干时软，脉象沉弦或弦细，证属肝郁犯胃者，可轻用高良姜，重用香附，再加柴胡 9g、厚朴 10g、炒川楝子 10g、绿萼梅 5g、白芍 10g，把檀香改为 9g。兼有口苦，舌苔微黄，虽思冷饮食，但食冷物痛又加重，胃中似有灼热感，脉略有数象，证属标热本寒者，减高良姜为 5g，加炒黄连 6g、炒黄芩 9g、千年健 12g，去砂仁。兼舌红无苔，口干不欲饮水，饭后迟消，大便少而涩，或干燥，证属中焦气化不利，津不上输者，可加知母 9g、焦三仙各 9g、香稻芽 10g、葛根 9g。大便色黑，潜血阳性者，加白及 9g、生藕节 15~20g、茜草炭 12g，减高良姜为 5g。舌红无苔，口干，喜稀饮食，夜间口渴，胃中有灼热感，食欲不振，大便干涩不爽，脉象沉细数，或弦细略数，证属胃阴不足者，可减高良姜为 3g，去砂仁，加沙参 9g、麦冬 6g、知母 9g、白梅花 3g。

二、四合汤

即在上述三合汤中，再加失笑散（蒲黄 6~10g、五灵脂 9~12g），四个药方合用，故名四合汤。

（一）主治

同三合汤，但又兼有胃脘刺痛，痛处固定，唇舌色暗或有瘀斑，或夜间痛重，脉象沉而带涩，证属中焦瘀血阻滞者。

（二）方义

在三合汤的基础上，又加蒲黄活血散瘀,《本草纲目》中云蒲黄“凉血，活血，止心腹诸痛”。五灵脂行血止痛,《本草纲目》中云“治男女一切心腹、胁肋、少腹诸痛，疝痛，血痢，肠风腹痛”。二药合用，再配合丹参，活瘀止痛的功效增强，对中焦有瘀血阻络而发生的心腹疼痛有良好疗效。四方合用，既有气药，又有血药，既能祛邪，又兼益人，所以对久治不愈的胃脘痛，能发挥特有的效果。

（三）加减法

兼有呕血、便血者，须改用蒲黄炭、五灵脂炭，再加白及 10g、生藕节 20g，或藕节炭 30g、三七粉（分冲）2g，伏龙肝（煎汤代水）60~100g，香附也要炒黑，可去砂仁。如无呕血、便血，但大便色黑，潜血阳性者，也可用蒲黄炭、灵脂炭，或再加白及、乌贼骨等。其余加减同三合汤。

三、典型病例

张某某，女，49 岁，歌舞团演员，初诊日期 1985 年 10 月 18 日。

素有胃痛已五六年，近半年来病情加重。渐渐消瘦，面色晦暗，舌苔根部较白，胃部疼痛喜按，得热减轻，脘部发堵，腹部发胀，精神不振，全身乏力，食欲不振，二便尚调。右手脉象细弦，左手脉沉细。于 10 月 4 日在某医院做胃镜检查，诊断为多发性溃疡，欲收住院治疗，但因目前无空床，在等空床的时间内来找我诊治。根据其疼痛已久，久病入血，并见痛处固定，腹胀脘堵，右脉细弦，诊为气滞血瘀所致的胃脘痛。再据其喜按喜暖，知兼有虚寒。治法采用温肾调肝、行气活瘀之法，以四合汤加味，处方如下：

高良姜 10g	香附 10g	百合 30g	乌药 10g
丹参 30g	檀香（后下）6g	砂仁 5g	吴茱萸 6g
生蒲黄 9g	五灵脂 9g	茯苓 15g	木香 6g

水煎服，14剂。

二诊（11月5日）：进上药后，胃已不痛，精神好转，右手之脉已不细，弦意亦退。仍感胃部发堵，但已不发胀。再以上方稍事变动。上方乌药改为12g，檀香改为8g，砂仁改为6g，五灵脂改为10g，加桂枝9g、苏梗10g。7~14剂，效可继服。

三诊（11月20日）：近日因生气又有胃痛，但较以前轻。改檀香为9g，桂枝改为6g，加白芍12g。7剂。

11月28日住入某医院。自觉症状已消失，停中药，等待胃镜复查。

12月5日：胃镜检查示10月4日所见之溃疡已经愈合，不必再治疗，于12月7日出院。

四、结语

良附丸、百合汤、丹参饮、失笑散，均为治疗胃脘痛的古方，但每方又各有特长，把这三个或四个方合为一方，共冶其所长为一炉，并互纠其短，发挥它们治疗胃脘痛的共济作用，故在临床上常常出现奇效。最近把近年用三合汤及四合汤治疗的胃脘痛病例15例（有复诊结果的）进行了初步小结，其中肝郁乘胃证10例，气滞血瘀证3例，胃虚肝乘证1例，中焦虚寒证1例。15例中包括溃疡病5例，慢性萎缩性胃炎4例，浅表性胃炎5例，急性胃炎1例。病程最短的4天，最长的50年，以1年以上至15年者最多，共占11例。经用三合汤（12例）和四合汤（3例）治疗，其治疗结果是：显效（5诊以内疼痛消失者）7例；有效（2~3诊疼痛减轻者）8例。没有一例无效。由此临床疗效小计中，也可以看出三合汤（含四合汤）确是治疗胃脘痛非常有效的经验方。

诊治癫、狂、痫一夕谈

癫、狂、痫三病，在《内科学讲义》中讲得很详细，资料广采博引，十分丰富，但初学者不易抓住重点。今将个人诊治本病的经验体会作如下介绍，亦取医碥之意。

一、癫病（俗称文疯子）

本病多为气郁久久不解，肝郁影响中焦运化，脾不化湿，湿聚生痰，痰气凝结蒙蔽清窍，心神失常所造成。所以治法以舒郁化痰、开窍醒神为主，我常用的经验方如下：

清半夏 10g	化橘红 12g	茯苓 12g
天竺黄 10g	制南星 6~9g	生明矾 2~5g
郁金 9~12g	制香附 10g	青皮 6~9g
远志 9~15g	石菖蒲 9~12g	黄芩 10g
佩兰 10g	生石决明（先煎）20~30g	生龙牡各（先煎）25~30g
炒白芍 12g	玫瑰花 5g	合欢花 6~9g
炒酸枣仁 9~12g		

水煎服。

气郁化火者（有喜笑善动、砸东西、不眠或少眠等），加川黄连 6~9g、生栀子 3~6g、生赭石（先煎）20~30g、连翘（带心更好）9~12g，把制南星改为胆南星，去佩兰、青皮、合欢花。

大便干燥者，加全瓜蒌（玄明粉 5g 同捣）30g，桃、杏仁泥各 10g，或加生大黄 3~6g，枳实 10g。

自言自语者，加龙齿（先煎）9~15g，把郁金、生明矾改为 12g 和 5g，远志、石菖蒲改为各 15g，天竺黄加至 12g，还可选加紫贝齿 6g、白僵蚕 6~9g。

有幻听者，加莲子心 3~5g、连翘 9~12g、灵磁石（先煎）25~30g，青蒿 12g、龙胆草 3g、生地 10g、生赭石（先煎）20~30g，去玫瑰花、天南星、酸枣仁、青皮。

抑郁、安静、不愿出屋者，加柴胡 6~10g、当归 6g、桂枝 3~5g，改炒白芍为生白芍，加生荆芥穗 6g。

头痛、善哭者，加川黄连 6g、连翘 12g、夏枯草 9~12g、防风 3~5g、桑白皮 9g、桔梗 3g，去天南星、佩兰、玫瑰花、酸枣仁。

加减法各项，还可互相搭配随症结合。

二、狂病（俗称武疯子）

本病以痰火证为多见,《内经》云“重阳则狂”，病机以肝火挟痰为主，痰火蒙心则神明失守。阳明经为两阳合明，今又“重阳”，故多出现阳明火热之证：目赤多怒，骂詈狂言，逾墙上屋，不识亲疏，手持凶器，满处乱走等等。我的治法以泻火豁痰，清心平肝，佐以开窍息风为主。今举验案如下：

京西煤矿工人家属李某某，女，31 岁，神情狂躁、昏乱笑骂无常，手持锄铲，人不敢近，大便干燥，舌苔黄厚，数夜不眠而精神不衰，脉象滑大有力。治以上法，处方：生赭石（先煎）30g，半夏 12g，胆南星 10g，天竺黄 10g，茯苓 18g，川黄连 9g，郁金 12g，生明矾 3g，石菖蒲 12g，远志 12g，全蝎 9g，钩藤 30g，香附 10g，黄芩 10g，带心连翘 15g，生铁落（煎汤代水）50g。同时服礞石滚痰丸 6g，每日 2 次。嘱其家人，此丸服后如大便不泻，要酌增用量，以大便泻为好。药后得泻 3~4 次，泻后即卧而入睡。以后丸药每日 1 次，每次 40 丸，睡前服，以保持大便为每日稀便 1~2 次为目的，量可增减。汤药渐渐转入疏肝解郁、化痰开窍、清心安神等随症出入，调治 20 多天而痊愈。

古人治此病还有大吐、大泻之法，现多不用。

三、痫病

过去称痫证。俗称羊痫风，指发作有间歇而言。现均改为痫病，西医则称“癫痫”。本病特点是发作时无明显先兆，突然昏倒，咬牙吊眼，四肢抽搐，口吐白沫，有的有喊叫声，大约 3~5 分钟即清醒如常人，可感到身体酸累等。有的数日一发，有的一月一发，有的数月或数年一发。往往多年反复发作。

我治此病以化痰祛风、平肝清心为主，经验方如下：

半夏 9~12g　　化橘红 12g

天南星 6~10g　　茯苓 15g

天竺黄 6~12g　　郁金 9~12g

生明矾 3~4.5g　　生赭石（先煎）20~30g

生石决明（先煎）25~30g　　生龙牡各（先煎）25~30g

黄芩 10g　制香附 10g
双钩藤 20~30g　全蝎 6~9g
蜈蚣 2~4 条　白僵蚕 6~10g
防风 6~10g

水煎服。

服此药数月，痫病好久不发作后，可将上药（先煎药适当减量）3~5 剂共为细末，炼蜜为丸，每丸 9g，每服 1~2 丸，每日 2 次，早晚温开水送服。服丸药期间可仍准备 3~5 剂汤药，如有欲发作之感，即加服汤药数剂，直至与常人一样，继服丸药。

治疗此三病可参看《方剂心得十讲》中“礞石滚痰丸”“茯苓丸”“控涎丹”三方的理论。

另外，治疗癫、狂、痫三病的加减法可参看“癫”病方的加减。痫病有时也随证加用天麻、青风藤、海风藤、乌梢蛇等祛风之品。

尪痹答问

问：什么叫尪痹？

答：关于“痹”的研究，早在《黄帝内经》中就有了专篇论述。例如《素问·痹论篇》曰：“风寒湿三气杂至合而为痹也。”并且指出“其风气胜”而致关节、肢体疼痛游行串走不定者，称作“行痹”；“其寒气胜”而致关节、肢体发生剧烈疼痛者，称作“痛痹”；“其湿气胜”而致关节、肢体发生肿胀沉重，着而难去者，称作“着痹”；其“阳气多，阴气少，病气胜，阳遭阴”邪郁化热而关节灼热疼痛者，称作“痹热”，今称“热痹”。后世医家治痹，一直遵此学说。近些年来，中医界把上述的行痹、痛痹、着痹、热痹，统称为痹证（称痹病为妥）。

但是，对于能够发生关节、肢体、脊柱严重变形，肿大，僵直，筋缩肉蜷，不能屈伸，骨质受损的痹证，自古至今尚缺乏统一、明确的名称，有的称肾痹、骨痹，古医籍中有的称历节或白虎历节风，有的称鹤膝风、鼓槌风。

近年也有的称顽痹等等。对其病因病机特点和有效方药均缺乏系统、全面、深刻的论述。甚至有的古代文献仅有6~8个字的描述。有鉴于此，我在继承前人各种论述的基础上，参考近代文献，结合个人运用中医理法诊治这类疾病20多年的临床体会，对有关节、肢体变形，骨质受损的痹证，在病机特点、脉象表现、证候辨析和治法方药方面，进行了归纳和初步的系统整理，把它称为“尪痹”。尪痹可以包括西医学诊断的类风湿关节炎、强直性脊柱炎等有关节变形、骨质受损的一类疾病。尪痹的理法方药运用于临床，取得了比较理想的效果，因而提出了“尪痹”这个新病名，以便于进行更深入、更全面的研究。

问：为什么用尪字来命名？

答：“尪”字与尫、尩、尳字通用。其读为“汪”（wang）。从古今字书中的解释来看，尪字含有“短小羸弱”“跛、曲胫人”“突胸仰向疾”“废疾之人”“脚胫跛曲”“驼子”等意思。《辞源》中对“尪”字注释说：“骨骼弯曲症。胫、背、胸弯曲都叫尪。”综观以上解释，再结合张仲景先师在《金匮要略·中风历节病脉证并治第五》所云：“诸肢节疼痛，身体尪羸（尪字有的版本写成魁），脚肿如脱。”这里说的尪羸，就是指关节、肢体变形，身体羸弱，几成废疾者而言。所以我们仍遵医圣张仲景所论之意，把这种关节、肢体、脊柱严重变形，几成废疾的痹证称为尪痹，以区别于行、痛、着、热诸痹。

问：提出这一新病名有何重要意义？

答：通过学习古人的理论与经验，结合今人的临床研究，进行分析归纳，提出一个临床上切合实用的新病名，这样，不仅可以对前人多年来关于痹证的论述进行总结、研究，并可有一些补充，而且也能给今后对有关节、肢体变形，骨质受损的痹证进行病机和辨证论治方面更进一步的深入研究提供参考，从而有助于逐步找到它的诊治规律，为把过去所谓的“不治之症”，变为可治之症而不懈地进行研究，并且对今后统一病名也有一定的帮助。为此，我领导的研究小组，于1981年12月在武汉召开的“中华全国中医学会内科学会成立暨首届学术交流会”上，向全国同道发表了《尪痹刍议》的论文，请大家参考试用。1982 年 1 月我在《中医杂志》上又发表文章，提出这一病名，供同道们参考，共同攻研此病。1983 年 9 月中华全国中医学会内科学会痹病学组在大同召开的“全国痹证会议”采用了这个病名。我们又在会上交流了《尪痹再议》的论文，在我原拟的补肾祛寒治尪汤方剂基础上，通过大家讨论稍加修改，确定了“尪痹冲剂”的处方，由制药厂加工制造，把药品供给全国 27 个省市的中医研究单位进行临床观察与研究。1984 年 10 月，中华全国中医学会内科分会在宁波召开的第二次全国痹证会议上，通过 27 个省市中医研究单位的总结，尪痹冲剂取得了 70% 以上的肯定疗效。尪痹冲剂已于 1984 年 11 月在北京上园饭店召开的鉴定会上通过了鉴定，现正由制药厂成批生产，投放市场，为本病患者提供了良药，减轻了病苦。本药也获得了国家金奖，畅销国内外。本病名的提出，对全国类风湿性关节炎的研究也有促进作用。

问：尪痹发病的主要机制是什么？

答：尪痹既然属于中医学的“痹”病，那么，“风寒湿三气杂至合而为痹”的发病机制，也是尪痹的总病机，但是尪痹的发病机制又有它本身的特点，在特点中也有因人、因时、因地而发病等等的不同，但其中最主要的发病机制是“寒湿之邪，深侵入肾”。因为肾主骨，肾受邪，骨失充荣则可疏松、变形。另外，肝为肾之子（水生木），肝主筋，肾（母）受邪，不能很好地生养其子（肝），故筋亦失养而致挛缩不柔和，骨筋皆病故使骨质受损、关节变形而成尪痹（请参看本书第五节）。

问：尪痹的治疗有何特殊规律？

答：提出尪痹新病名的目的，就是要通过临床观察和研究，找到它的治疗规律和用药特点。通过几十年的临床观察，尤其是 1981 年我向全国同道提出尪痹这一新病名以后的十多年，至目前又对尪痹进行了多方面的研究，经过同道们的共同努力，可以说初步找到了本病的一些治疗规律和方药，并且还研制了第二代新药——尪痹复康（已经过国家批准），第三代新药——尪痹舒安（正在准备报批）。临床上也摸索到了五个经验方，均取得了较为满意的效果，详细的治法、方药，请参看本书《三谈尪痹的辨证论治》。

中医治疗矽肺的初步观察

1959~1960年北京中医学院和中国医学科学院劳动卫生及职业病研究所、京西上岸工人疗养院协作，进行了矽肺的治疗研究，同时采用针灸、气功、单味药白及、薏苡仁和中医辨证论治，中西医合作，共同观察，以探索有效的治疗经验和方法。

本文是将其中30名矽肺患者用中医辨证论治为主的临床观察进行总结，报告如下。

治疗方法是根据中医理论体系在辨证论治的基础上把应用的药品归纳为宣、降、润、收四剂来施行治疗的，这样既易掌握一般规律，亦不失其辨证论治的灵活性，如确有良效，亦易推广。下面把我们的临床观察和一些肤浅的认识进行初步介绍，不妥及错谬之处尚希批评指导。

一、中医学对矽肺的认识

在中医学文献里是找不到“矽肺”这个病名的。由于历史条件的限制，在古代的医籍里也不可能找到像近代使用X线以后对肺部疾病的记载。19世纪时，医师们就已经熟知挖煤工、掘矿工、采石工及陶器工人工作了几年以后就出现痛苦的咳嗽、吐痰等症。在那时的文献中，也是用“挖煤工痨病”“石匠痨病”和“陶器匠痨病”等词来记载的。

我国是文明古国，在数千年前，已有冶炼、铸鼎、陶器、石刻等工艺。随着历史的发展，历代又有瓷器、开矿、挖煤、采石、雕石、琢磨晶玉等接触粉尘的工程和工艺的发展。长期从事这些工作的人，当然会罹患矽肺。据文献记载，在解剖埃及木乃伊时，已有矽肺的发现，可以证明矽肺在古代已经存在。

中医文献的咳嗽、气急、胸痹、肺痨等门类中，实际上已包括了矽肺在内。我们可从这些理论和经验里进行探索。

从病因方面来看，矽肺是由于长期吸入含游离二氧化矽的矿岩粉尘后引起的。中医学认为矿岩粉尘属于金石之物，其性燥而有毒。李时珍曰：石者乞之核，土之骨也，大则为岩崖，细则为沙尘，其精为金为玉，其毒为矾为砒。”又曰：“石炭（煤炭）甘辛温有毒。”《素问·腹中论》篇曰：“石药之气悍。”李梴曰：“金石燥血。”在药物功用方面亦有关于金石为有毒之物的记载。如：“甘草能解七十二种乳石毒”，“铅能解金石药毒”等。

从症状方面来看，矽肺的主要自觉症状为咳嗽、呼吸困难及胸痛等。有这些症状的疾病，在中医文献里有着丰富的资料，并且有许多记载与矽肺的症状很相似。例如：“喘咳逆气、肩背痛。”（《素问》）“燥乘肺金，上逆而咳。”（《中国医学大辞典》）“胸痹之病，喘息咳唾，胸背痛，短气。”（《金匮要略》）

从医案中也可以找到症状类似的材料。如：一人六旬余，素有喘证，或唾血痰，平居时则不喘，稍行动则气喘促。”（《名医类案》）“龙王山工人某，先年咳嗽，累医无效，每逢寅卯时，喉门如烟火上冲，即连咳不止，晨餐后渐已，习以为常。”（《萧琢如医案》）

至于矽肺的病理机转，从中医理论来看，认为肺为娇脏，体虚性燥，外主一身之皮毛，内为五脏之华盖，司人体之呼吸，敷布津液于脏腑，怕热畏寒，最易受邪。清代王旭高认为：“五脏皆有咳，总不离乎肺，肺为娇脏，不耐邪侵，感寒则咳，受热则喘。”肺性本燥，今又吸入金石燥毒之粉尘，燥气内郁，最易生热，耗烁津液，致成肺燥。肺属金，其性凉，故肺又畏寒，形寒饮冷最易伤肺。矿井深入地下一二百丈，其气阴霾寒湿，再加频频吹风，人处其中，受非时之寒湿，亦足伤肺。《外台秘要》曾记载：“非时有风寒冷，人触冒解脱伤皮毛间，入脏腑，为咳上气。”清代王旭高提出：“喘哮气急原由寒入肺俞，痰凝胃络而起。”肺主皮毛，司呼吸，五脏之中唯肺能直接与外界相通，故易受外邪之侵。金石燥毒由气道入肺，邪即内郁，寒冷之邪由皮毛入，内外合邪，肺病即成，咳喘诸症作矣。外袭之邪，久而不解，必传他脏。内郁之毒，久而不治，必烁肺阴；石毒燥烈，易生内热；受寒冒冷，皮毛束闭，则邪不易外散而伏结留深，致成难愈之痼疾。

肺统摄诸气，安于胸中，肺若受邪，气乱胸中，轻则为嗽，重则为喘。

《诸病源候论》曾记述："肺主于气，邪乘于肺则肺胀，胀则肺管不利，不利则气道涩，故气上喘逆鸣息不通。"又说："平人无寒热，短气不足以息者体实，实则气盛，盛则气逆不通故短气；又肺虚则气少不足，亦令短气，则其人气微，常如少气，不足以呼吸。"这些都记述了有关呼吸困难的机制，并且分出了虚实寒热之不同。

肺喜清肃而不欲滞碍，邪滞胸中则肺气不得上下宣通。胸居上焦，为阳气开发之域，阳气不得开发则胸间窒闭而痛。我们知道肺组织没有痛觉，胸痛是由胸膜病变所引起的，而中医学把胸痛看为阴阳气机之闭塞，是具有整体意义的。

肺主人身之元气，故古人说："肺气之衰旺，关于寿命之长短。"矽肺患者之日益增剧的衰弱，则与肺气日衰有关。

中医学对疾病的形成，首先强调"邪之所凑，其气必虚"的理论。认为正气健旺的人则不易受邪，正气虚弱的人则易受邪，因此，矽肺的形成，也是与全身功能有密切关系的。

总之，中医认为矽肺是由于长期吸入金石毒物，加上经常处在较寒冷的环境中，受着非时之寒的侵袭，便促进了肺部疾病的发生与发展。金石之毒虽属燥烈，一般地说易致燥，但由于每个人的体质禀赋不同，正气强弱有别，地分南北，气有寒暖，也就使之从化各异，并不一定完全发为肺燥之症，还须根据四诊八纲，因人、因地、因时进行全面的分析，做出具体的诊断。

二、"宣""降""润""收"四剂的理论根据

中医治疗咳嗽痰喘的法则很多，但归纳起来，"宣""降""润""收"可以说是治则中的一般规律。这四个法则的运用，必须根据患者的具体情况按步而施，如当"宣"反"润"，必致咳嗽久久不愈，痰腻难出，胸闷不食；如当"收"反"宣"，必致咽燥干咳，甚或咳血。

肺喜清肃宣通而苦闭塞窒碍。外邪伤人，皮毛缩闭，因而肺气不畅而致咳嗽胸闷者，须用"宣"法以宣发肺气，兼散外邪；或虽无外邪但咳嗽气喘、咽痒、痰不易出、胸间苦闷者，亦须宣畅肺气而使用"宣"法。肺与大肠相

表里，肺气不宣可致大便燥秘（当然还有许多其他原因可致便秘），肺与肾有母子关系，肺气不宣亦可致小水不利，这都可以用“宣”法治之，即所谓“下病上取”者也，此又为“宣”法之活用。

肺为贮痰之器，肺中痰多则使肺窍阻滞而致咳嗽多痰、胸中憋闷、气喘痰鸣，这时须用降痰之剂。脾为生痰之本，如果脾胃虚弱，运化力差，湿滞而生痰，则又当同时使用助消化之品。肺苦气上逆，气如上逆，亦致喘促，此时又须用降气法。我们选用三子养亲汤的药品作为“降”剂，有降痰、降气兼化食之功。

燥为六淫之一，秋深初凉，空气干燥，金风肃杀，易伤皮毛，感之者多为凉燥；若时值阳明燥令，秋阳暴烈，久晴无雨，黄埃蔽空，感之受病多属温燥；久病、大病，伤耗津液，或房劳水竭，或金石燥血，皆能致内燥。根据矽肺的病因、症状来看，多属于内燥和温燥之类。《素问》记载，“燥者濡之”，肺燥则须用生津养阴之品，“润”养肺以除燥邪。

久咳伤肺则叶张，宜收之、敛之，肺喜清敛，清敛之法实际也是补肺之法，故“收”法只适用于内伤久嗽，外感新嗽则禁用。“收”法居四个阶段之末，又寓有收功之意。

宣、降、润、收，固然是不可颠倒乱序，但根据病情的需要，可以合并使用，如宣降合用、降润合用、润收合用等，又可根据病情转变而权衡变化。如有明显的夹杂症，亦可加用其他药品。因此，掌握这些治疗法则，既不要灵活无度，又不能死板不移。

三、药品的配制

为了能保证药品的供应，不致中途缺药，我们把每一个法则定出一方，也就是宣方、降方、润方、收方。估计出每方总的用量，预先购置，配成现成药品，叫作“宣剂”“降剂”“润剂”“收剂”，今把各药的方味介绍于下。

宣剂：炙麻黄、杏仁、桔梗、硼砂、前胡、炙甘草各等份，研为细末，生石膏全量之两倍煮水为丸，每次服 1.8g。

降剂：炒苏子 0.6g、炒白芥子 0.3g、炒莱服子 0.6g 研为细末，以水调服（此方剂量为 1 次量）。

润剂：麦冬（玉竹）、紫菀、款冬、贝母（橘红、天竺黄）、枇杷叶、瓜蒌、玄参、生地、当归、丹参、马兜铃各等份，怀山药打糊为丸，每次服3g。

收剂：百部、百合、沙参、五味子、白及、三七（茜草）、牡蛎、硼砂、橘红、薏苡仁、紫河车粉各等份煮烂拧汁，兑入苓贝梨膏两倍量，每次4ml，温水调服。

以上括弧内之药是当原方药品购不到时的代用品。

四、治疗方法

使用以上诸剂治疗，每日服药3次，均于饭后半小时服。每人每周诊查一次。有夹杂症者，随症加用其他药品（如丸药、汤药、西药）或针灸，以3个月为一疗程。30名患者中有25例于开始本法治疗前即已用气功疗法，在服用本药期间仍继续做气功（后因天气热而减少了些）。同时还有服西药烟酸者12例。我们的治疗方法是以中药宣、降、润、收四剂为主，气功、西药同时并用的综合疗法。

五、临床观察

以中药治疗为主的30例，因1例合并肺结核而转院，其余29例均经过两个月的治疗（5月1日至7月1日）。现把其一般情况、疗效观察、药品使用情况，分别统计如下：

（一）一般情况

1. 年龄

29例中以36~45岁者为最多。详见表7。

表7　年龄统计表

年龄	26~35岁	36~45岁	46~55岁	56~59岁	共计
例数	7	13	8	1	29

2. 工龄

以接触含游离二氧化矽粉尘年限计算，做其他工作之年限不计在内。本组患者之工龄均在7年以上，17~36年者最多，45年者有1例。见表8。

表 8　工龄统计表

工龄	7~16 年	17~26 年	27~36 年	35~46 年	共计
例数	7	11	10	1	29

3. 工种

本组患者工龄较长，有较熟练的技术水平，都为掘进工，其中包括了钻工、支柱工、打石门工、放炮工，每人都做过好几种工种，且均做过钻工，钻工也是接触岩尘最多的工种，因每人既做钻工，又做支柱等工，现虽改为放炮工者，以前曾是钻工，所以没有把他们分开来统计，只可说他们都是掘进工，这一点，京西矿也可能和其他矿有所不同。

4. 症状统计

从矽肺的几个主要症状来看，绝大多数患者有咳嗽、咳痰、胸痛、胸闷、气喘。参阅表 9。

表 9　主要症状统计表

症状	咳嗽	咳痰	痰中带血	气喘	胸痛	胸闷	心悸	共计
例数	26	25	7	29	28	29	17	29

5. 诊断

（1）西医诊断：患者都经 X 线胸片确诊，其中以单纯二期矽肺最多（16 例）。参阅表 10。

表 10　西医诊断统计表

诊断	单纯Ⅰ期矽肺	单纯Ⅱ期矽肺	单纯Ⅲ期矽肺	Ⅲ期矽肺 + 结核	共计
例数	11	16	1	1	29

（2）中医诊断：在开始治疗之前，都作出了中医诊断，29 例中以肺燥为多（包括各种类型的肺燥），共 14 例。

（二）疗效观察

1. 自觉症状

经过 2 个月的治疗，患者的主要自觉症状有 4 例消失，19 例减轻，6 例无变化。详阅表 11 与表 12。

表 11　治疗后主要自觉症状变化总评统计表

疗效	症状消失	显著减轻	减轻	无变化	共计
例数	4	9	10	6	29

表 12　治疗后各症变化表

症状＼疗效 例数	消失	显著减轻	减轻	无变化	恶化	共计
咳嗽	9	6	5	6	—	26
咳痰	11	2	6	6	—	25
痰中带血	6	—	—	1	—	7
气喘	9	1	10	9	—	29
胸痛	11	2	5	10	—	28
胸闷	6	5	11	7	—	29
心悸	8	1	5	3	—	17

注：①症状消失：阴天亦无明显不适。

②显著减轻：症状近于消失，或减轻一半以上。

③减轻：主要自觉症状均有一定程度的减轻。

④无变化：此项患者实际上亦有轻度减轻，但我们认为休息、气候、精神、饮食等，都有一定的关系，所以虽稍有减轻，仍算为无变化。

2. 舌

经治疗后，舌质、舌苔亦可看到好转。无苔者由 6 例增至 12 例。微黄苔者 2 例治后全消退。舌质红者治前有 3 例，治后全都转为正常。详情请阅表 13。

表 13　舌质舌苔变化统计表

舌	舌苔						舌质			
苔质情况	薄白	白	白腻	微黄	无苔	共计	红	尖微红	正常	共计
治前例数	10	8	3	2	6	29	3	2	24	29
治后例数	9	5	3	-	12	29	-	2	27	29

3. 脉象

治疗后脉象多出现沉、滑、缓、数象，弦象和细象减少，无力之脉消失。沉脉治前无 1 例，治后有 6 例。缓脉治前 1 例，治后 4 例。滑脉（包括各种兼脉）治前 18 例，治后 17 例。

4. 服药后见效时间

从症状消失和减轻的 23 例来看，16~25 天见效者最多，约占总例数的 2/3。请阅表 14。

表 14 服药后见效时间统计表

药后见效时间	4~15 天	16~25 天	26~35 天	46 天	53 天	共计
例数	4	15	2	1	1	23

5. “宣”“降”“润”“收”四剂使用情况

根据辨证论治的原则，药品是随“证”的改变而改变的。刚开始时，有的甚至 1~2 天即改换，至第 2 周以后才较稳定，故此统计起来比较麻烦，并且很难达到完全精确（因我们以周来计算，有的在 1 周内曾换药，只好以服日较多者计算），但从表 13 的统计中还是能看出使用规律来的。以“收”剂使用最多，宣剂次之。请阅表 15，并参阅讨论项。

表 15 宣、降、润、收四剂使用情况统计表

剂名	宣	降	润	收	宣润	宣降	润收	收降	润降	宣收	停药	共计
第 1 周例数	1	1	5	13	1	1	2	1	–	–	4	29
第 2 周例数	3	1	2	15	2	1	2	1	–	–	2	29
第 3 周例数	4	1	–	17	2	1	2	1	–	1	–	29
第 4 周例数	3	1	–	15	2	2	2	2	–	2	–	29
第 5 周例数	5	1	–	12	2	2	3	2	–	2	–	29
第 6 周例数	4	1	–	15	2	1	2	1	1	2	–	29
第 7 周例数	5	–	–	17	–	1	1	–	–	5	–	29
第 8 周例数	2	1	–	25	–	–	–	1	–	–	–	29

6. 肺活量、体重、生化、进气时间、胸围差、X 线胸片

这几项因受时间及条件的限制（有的需送到城内去做，有的做的时间与我们统计的时间不一致……），仅选择其中与我们要求的日期相近者统计于下以资参考。

（1）肺活量：共做了25例，自4月上旬至7月中旬两次对比，从总评价来看，增加者10例，无变化者14例。见表16。

表16　肺活量变化统计表（4月上旬至7月中旬）

	肺活量（第一秒用力呼气量）									总评价		
治后变化情况	增加	无变	减少	增加	无变	减少	增加	无变	减少	增加	无变	减少
例　数	9	14	2	12	9	4	15	7	3	10	14	1
总例数	25			25			25			25		

（2）体重：29例中，自5月1日至7月14日体重减轻者17例，增加者11例，无变化者1例。参阅表17及讨论。

表17　体重变化统计表（5月1日至7月14日）

体重变化	增加1~5斤	增加6~10斤	无变化	减轻1~5斤	减轻6~10斤	共计
例　数	10	1	1	12	5	29

（3）进气时间与胸围差：29例中，3例间隔时日太久，一例未做好，还有25例，进气时间增加者24例，减少者1例。进气时间增加者24例，其中增加10秒以上者14例。胸围差增加者12例，减少者8例，无变化者5例。见表18及讨论。

表18　进气时间与胸围差变化统计表

	进气时间				胸围差			
变化情况	增加	减少	无变	共计	增加	减少	无变	共计
例　数	24	1	–	25	12	8	5	25

注：其中进气时间增加10秒以上者14例。

（4）X线胸片：服药时间尚短，从X线胸片来看尚未见变化，此项须待继续观察。

六、讨论

（1）根据中医学理论，矽肺多属于肺燥，治疗时应多用“润”剂。所以我们在刚开始治疗时，有21例投予“润”剂（包括润收、润泽、宣润），但服后多出现恶心、呕吐、晚间堵闷、食欲减退之现象，随即改服他剂。第1

周只剩8例服用，以后逐渐减少。单用“润”剂者第3周就完全停用。这好像与理论有些不符，我们考虑其原因可能有以下几点：①治疗本病尚在初步摸索阶段，既无把握又无经验，我们可能偏重了“燥”这一病因，而在认证时有的不够准确而施治不当。②“润”剂原方是以山药打糊为丸的，但因其制作较繁只做了1斤，其余都采用了水丸法。根据观察，服糊丸者无不良反应，把糊丸吃完改服水丸后才出现了不适之反应。一开始服水丸者，于第2日即停服。③糊丸山药粉是经过煮熟的，水丸则是把山药粉掺在其他药粉内一起打丸的。山药有致中满的不良反应，再兼炮制不得法，可能更易引起胃部堵闷、食欲减退诸症。

（2）本组使用“收”剂最多，其中的苓贝梨膏、百合等都有润肺作用，根据实际疗效看，以润肺清敛法效果为佳。

（3）咳嗽痰喘较重的患者，常加服二母宁嗽丸、橘红丸、定喘金丹，这对促进疗效方面，也可能起到了一定的作用。

（4）从5月1日至7月14日，患者的体重减轻可能与天气炎热有关；再者，本组患者在使用中药治疗前单做气功阶段，有体重显著增加现象（最多增加十余千克，体重增到一定程度会停止增加）。由于这两种因素，所以本次统计出现了体重减轻现象，此解释是否牵强，还请批评指正。

（5）从25例的胸围差来看，与进气时间的结果统计不相一致。进气时间试验只有1例减少，其余都增加；但胸围差却有8例减少。这一现象，须待继续观察。

七、结语

（1）本文初步探讨了中医对矽肺的认识和“宣”“降”“润”“收”治法。

（2）对29例矽肺患者进行了2个月的临床疗效初步观察。29例中有19例自觉症状减轻，4例症状消失，6例无变化，无1例恶化。

（3）对舌质、舌苔、脉象也做了初步统计，认为与自觉症状的变化是相一致的。

（4）从用药方面来看，“收”剂使用最多。从治法方面来看，以润肺清敛法效果为佳。

（5）自觉症状的减轻，于服药后16~26天出现者最多。

（6）25例进气时间试验，有24例增加，只1例减少。

（7）X线胸片未见变化，服药时日尚短，须继续观察。

（8）从这短短的两个月的观察中，可以看到中医治疗矽肺有一定疗效，更有效的疗法等待着我们进一步发掘。

验案分析

胁痛（慢性胆囊炎、胆囊壁赘生物）

一、病案举例

戴某某，女，30 岁，外籍人员，初诊日期 1985 年 11 月 28 日。

主诉：右胁阵发性绞痛 20 余年，加重 1 个月。

病史与现症：患者从七八岁开始，经常发生右上腹及胁部绞痛，进食油腻后加重，伴恶心呕吐，疼痛向肩背部放射，大便正常。在本国时约 3 个月发作一次，来中国后约 1 个月发作一次，每次发作持续两天左右可自行缓解。曾在本国做胆囊造影及消化道造影，诊为“胆囊炎”。

既往史：在新生儿时期，曾患溶血性贫血。

吸烟史：有 13 年吸烟史。

理化检查：B 超示胆囊大小为 5.1cm × 10.3cm，胆总管 0.6cm，胆囊壁上有多个形态不规则的强光团，最大约 0.7cm × 0.6cm，后无声影，不随体位移动。肝、脾、胰正常。提示胆囊大，胆囊赘生物，胆囊炎并胆囊炎性渗出物可能性大。总胆红素 56.43μmol/L，HBsAg 阴性，谷丙转氨酶及麝香草酚浊度正常。血红蛋白 144g/L，红细胞 6.01×10^{12}/L，白细胞 9.2×10^{9}/L（中性粒细胞 58%，淋巴细胞 40%，单核细胞 1%，嗜酸性粒细胞 1%）。

辨证：肝经气血郁滞，枢机不利，疏泄失职，木郁犯土，土木失和。

治法：调肝疏郁，行气和中，佐以活血。

处方：燮枢汤加减。

柴胡 10g	黄芩 10g	半夏 10g	炒川楝子 12g
红花 10g	皂角刺 6g	泽泻 15g	白蒺藜 10g
香附 10g	焦四仙各 10g	丹参 30g	檀香（后下）6g
砂仁 5g			

7 剂，水煎服。

患者服药 40 余剂，疼痛不再发作。1986 年 4 月 3 日复查：无不适症状，脉沉细而缓，舌苔微黄。复查 B 超：胆囊前后径 4.7cm，囊壁光滑，胆总管内径 0.6cm，胆囊疾病已经痊愈。再予下方 7 剂，巩固疗效。

处方：

柴胡 10g	黄芩 10g	半夏 12g	化橘红 12g
茯苓 25g	炒川楝子 10g	红花 10g	皂角刺 5g
白蒺藜 10g	香附 10g	丹参 30g	檀香（后下）6g
砂仁 6g			

7 剂，水煎服。

二、理论分析

该患者表现为阵发性右胁绞痛，两胁为足厥阴肝经所过之域，肝藏血主谋虑，与足少阳胆相表里，胆主决断，为人体气血升降之枢机。枢机不利；则气机郁结而生胁痛，气滞血瘀，久致胆壁菀茔赘生。治疗要从肝胆入手，"肝和则生气，发育万物，为诸脏之生化；若衰与亢，则能为诸脏之残贼"（清代沈金鳌）。治法当以调肝舒郁、行气和中为主，佐以活化瘀血。方用燮枢汤化裁。取柴胡入肝胆、升清阳而条达疏发，黄芩入肝胆、降浊阴而清泄肝胆郁热作为主药。以半夏和胃，白蒺藜宣气行血，川楝子行肝气、治胁痛，红花活血通经，四药为辅。用皂角刺开结行滞，焦四仙调中和胃，砂仁理气开胃，香附解郁，檀香理气宽胸膈，丹参行血、活瘀、散滞，共为佐药。以泽泻入肝肾，使肾精上泽，肝邪下泻，升降气机为使药。通过整体治疗，疏达气机，调理中焦，行血活瘀，使机体阴阳气血恢复动态平衡，经络通顺，血脉流畅，则临床症状及胆囊赘生物均消失，而达到痊愈。

胁痛（肝内结石）

一、病案举例

让某某，男，60 岁，某国驻华大使，初诊日期 1985 年 10 月 10 日。

主诉：右胁下隐痛 15 年。

病史与现症：15 年来经常右胁下隐痛不适，失眠有噩梦，无恶心呕吐，饮食及二便正常。皮肤黏膜及白睛未见黄染，舌苔白，根部微黄，舌质正常。腹部平软，未扪及积块，右脉沉弦滑有力，左脉沉滑。

既往史：4 年前曾在法国 B 超检查诊为“肝内结石”，40 年前曾患“黄疸性肝炎”已治愈。

理化检查：B 超提示肝左叶 4.8×6.5cm，右叶厚 12.3cm，肝右叶内可见 1 个 0.5cm 的强光团，后部有声影。胆囊前后径 2.7cm，胆管 0.6cm，B 超诊断肝内小结石，余未见明显异常。

辨证：肝经湿热蕴结，久滞不散而成石。

治法：疏肝散结，清利湿热，佐以化石。

处方：燮枢汤加减。

柴胡 12g	黄芩 10g	炒川楝子 12g
茯苓 30g	猪苓 20g	泽泻 20g
土茯苓 30g	鸡内金 12g	海金沙（包煎）15g
金钱草 30g	郁金 10g	生明矾 2g
皂角刺 6g	珍珠母（先煎）30g	车前子（包煎）12g

7 剂，水煎服。

二诊（10 月 17 日）：右胁隐痛减轻，舌苔尚白，根部已不黄，脉象沉滑略弦。前方内去生明矾，加王不留行 10g，泽泻改为 25g。14 剂。

三至八诊（1985 年 10 月 31 日至 1986 年 4 月 17 日）：服上药 20 剂后，胁部隐痛即消失。饮食、大便均正常，睡眠好，小便有时混浊。即主要以上方去珍珠母，加焦四仙、红花、白蒺藜，改金钱草为 40g，海金沙为 25g 进行治疗。下肢酸痛时曾加过威灵仙、牛膝。

九诊（1986 年 4 月 24 日）：自觉良好，舌苔薄白，脉象和缓。1986 年 4 月 18 日 B 超复查：肝内回声均匀，未见明显强回声。肝胆未见异常，肝内结石已消失。为巩固疗效，处方如下，隔日服 1 剂，服完即停药。

处方：

柴胡 12g	黄芩 10g	炒川楝子 12g	茯苓 30g

炒鸡内金 12g	泽泻 20g	半夏 10g	厚朴 9g
远志 10g	枳实 10g	金钱草 30g	藿香 10g
红花 10g	焦四仙各 10g	土茯苓 30g	

14 剂。

1986 年 12 月又在法国做 B 超检查，肝内结石已不见。

二、理论分析

《灵枢·经脉》篇云肝之脉“布胁肋”，胆之脉“循胁里”“过季胁”。患者右胁肋隐痛达 15 年之久，知病在肝胆，但因病久而以肝为主。肝久郁而病入络，血络不通，而致右胁隐痛，固定不移。肝郁化热，肝火燎心故睡眠不好而且多梦。左脉见滑象，弦象见于右手，知兼有湿邪不化。湿热蕴结，久滞不散，灼湿成痰，渐结为石。湿热、结石滞留脏内是为实邪，故脉象按之滑而有力。所以治法是在疏利肝胆的同时，又加清热利湿、消痰化石之品。药方选用燮枢汤的大部分药物（柴胡、黄芩、炒川楝子、片姜黄、泽泻、皂角刺，后来又加上了原方中的白蒺藜、红花、焦四仙）疏调肝气、活瘀散结，又加白金丸（郁金、白矾）消痰燥湿、除积滞，以茯苓、猪苓、车前子配柴、芩而清利肝胆湿热，更以鸡内金、海金沙、金钱草利湿涤石。其中尤其是鸡内金能化铁、铜、瓷、石等异物，善于消石化积，又能增强中焦消化功能。我常用此药加入应证汤药中使用以治疗肝胆结石，每收良效，堪称治肝胆结石的良药。再藉皂角刺、片姜黄消瘀消癥之力，金钱草、海金沙利湿化石使湿热之邪下利之势，结石自可随之消化下行而被消除。加珍珠母则使之育心潜神以安眠，兼顾其兼症。至于土茯苓则是从解毒利湿能治梅毒角度考虑的，如无梅毒可疑者，则可不用。从整个治疗方药来看，虽然以治肝为主，但也同时治心、治胃、治脾、治胆，甚至还与肾、膀胱有一定联系。总之，并不是专治肝，更不是专化结石，而是运用辨证论治的指导思想组方选药，从而取得了理想的效果。

肌痹、昏狂、出血（皮肌炎用激素后并发症）

一、病案举例

周某某，女，45岁。

主诉：皮疹及肌肉疼痛6个月。狂躁神乱、幻听幻视1个月。

病史与现症：1984年5月下旬，患者无明显诱因面部及两臂出现对称性红斑，伴肢体肿胀，周身不适，体温升高，红斑处压之疼痛。6月上旬全身肌肉疼痛，剧烈难忍，行走不便，头不能抬起，两臂不能上举，下肢不能站立。曾在河北某医院经肌电图、肌活检等检查诊为“皮肌炎”。6月中旬始服泼尼松治疗，初用30mg/d，后增到160mg/d。7月份感到二便困难，需按压腹部才能排便，并出现口腔疼痛，上腭及舌面白斑融合成片状。因在当地治疗无效，于8月7日转到北京某医院治疗。住院后经会诊确诊为“皮肌炎”，继续用激素治疗，口服泼尼松每日120mg，并用氢化可的松静脉滴注400mg/d。10月中旬，患者出现呕血、便血，血压波动于150~170/100~110mmHg之间，患者呈狂躁状态，难以入睡，并有幻听、幻视、谵语等精神症状。血糖16.8mmol/L，经抢救后呕血止住，但仍有黑便，余症仍有增无减。有脱发，面呈赤红色，足趾及手指甲呈现灰白色。病情险恶，于1984年11月22日下午3时邀余会诊。

患者周身疲累，卧床不起，神情恍惚，腰酸腿软，不能坐立，面部赤红，颈胸部也发红。口渴思冷饮，五心烦热，狂躁不安，入睡困难，时有幻听，并与幻听对讲，夜间谵语神昏，躁动不安，彻夜不眠。大便色黑，小便频数而不通利，偶有尿急失禁，足部略发凉。手指甲及足趾甲干燥发白，脸呈满月状，头发脱落而稀疏，腹部可见紫纹。舌质暗，脉象右手滑略数，寸脉大而有力，左手滑且较小于右手（正在输液）。

辨证：据此脉症知肝肾不足，水不胜火，火热炎上，阴血耗伤，阴虚生内热，热邪迫血，发为呕血、便血，头面发红；火热蒙心，则谵语狂乱；阴血被涸，冲任失养，故月经闭止。四诊合参，知为肝肾不足、阴虚血热、迫血妄行之证。

治法：壮水制火，滋阴凉血，养肝通经，佐以安神。

处方：

生地黄 40g	玄参 30g	天麦冬各 10g
生石膏（先煎）35g	怀牛膝 12g	知母 10g
丹皮炭 10g	赤芍 12g	生赭石（先煎）35g
珍珠母（先煎）35g	远志 10g	炒酸枣仁（先煎）20g
桑寄生 30g	茯苓 15g	覆盆子 10g
白及 10g	犀角粉（分 2 次冲服）1.8g	

16 剂，水煎服，每日 1 剂。

二诊（12 月 8 日）：服药 16 剂后狂躁、口渴均减轻，已能睡 3~4 小时，幻听现象明显减轻，虽偶尔还有但已不对讲，二便亦正常。头面部仍发红，但发边及耳际已稍见减轻。现患者感到腿软无力，易饿。月经仍未来潮。舌质略暗，舌苔薄白满布，中部微黄，脉象右手滑数而大，左手牢，趺阳、太谿、太冲脉均滑数比手略细。据以上脉症知上方与证合拍，目前肝肾尚不足，水不胜火之情仍存，但均较前缓和。仍拟滋肾养肝，凉血降火，活络通经。上方去白及、覆盆子，加川断 15g、葛根 12g，生石膏改为 40g，丹皮炭改丹皮，犀角粉改为 1.5g，另加通经甘露丸 1/3 袋，日 2 次。

三诊（1985 年 1 月 15 日）：上方服 28 剂。来人代诉：现双手活动较前灵活，可以织毛衣，可以自己吃饭，能在走廊中行走 100~200 米，手扶栏杆可自行上、下楼梯 7~8 阶，小腹稍有不适。舌质略暗，苔薄白，脉数。仍守前法稍事出入，改天冬、麦冬为各 9g，改茯苓为 20g，改川断为 20g，去犀角粉而加广角粉（分冲）6g，加泽泻 15g。

四诊（3 月 12 日）：近日来精神好转，病情稳定。1 个月来可以自己到楼下散步，体温正常，食睡尚可，幻听幻觉均已完全消失，大便每日 1 次，时有口干。月经一直未行。双足趾甲均呈灰白色，手指甲灰黄色仅剩少许，新生的指甲光泽红润。上楼时仍感四肢关节不利，下肢微有浮肿。现每日口服泼尼松 25~30mg。实验室检查血沉、肝功能、尿素氮等均正常，血糖 4.9mmol/L。舌苔薄白，脉沉而右手略细左手略滑。上方去知母、泽泻，加地骨皮 10g，生龙牡各（先煎）30g。改生熟地各 15g，玄参 20g，丹皮 10g，生赭石（先煎）30g，麦冬 10g，生石膏（先煎）25g，葛根 15g，川断 12g，茯苓 15g，天冬 6g。去通经甘露丸，加大黄䗪虫丸 1 丸，日 2 次。

五诊（4 月 9 日）、六诊（5 月 3 日）：患者于 3 月 30 日月经来潮，量较多，有血块，色较暗紫，头发已渐生，能覆盖头皮，手指甲仅右手大拇指呈灰白色，余已恢复正常，激素量已减至每次 20~25mg，隔日交替。曾出现周身大小关节疼痛，即在原方中去石膏、赤芍、丹皮、珍珠母、玄参等，随证加入羌活、独活、忍冬藤、络石藤、穿山龙、海桐皮等治疗。

七诊（6 月 18 日）：病情明显好转，面部肤色已接近常人，体力大增，已能上街行走，能织毛衣，形同常人。仅在阴天及劳累后足跟疼痛及周身关节痛。尚有时烘热、汗出，下肢无力。现激素已减少为每次服泼尼松 15mg，隔日 1 次。舌苔白，舌质略暗，脉沉滑。邪热已退，肝肾渐复，心清神明，病情已经稳定，继续服下药以巩固疗效，力争向愈。生地 30g，熟地 20g，山茱萸 10g，茯苓 20g，丹皮 10g，泽泻 15g，桑枝 30g，川断 20g，桑寄生 30g，羌独活各 10g，白鲜皮 30g，苦参 30g，防风 10g，荆芥 10g，生牡蛎（先煎）30g，络石藤 25g，牛膝 10g，连翘 15g，红花 10g。

比较治疗前后症情变化如下表（表 19）。

表 19　治疗前后症情变化比较表

项　目	治疗前	治疗后
皮疹	面部、胸、颈皮肤发红，腹部可见紫色条纹	接近正常
指（趾）甲	灰白色、粗糙	正常
头发	脱落、稀疏	新发已长出，覆盖头皮
精神状态	狂躁不安、幻听、谵语	正常
关节、肌肉	疼痛，肌肉萎缩	微有疼痛，肌肉萎缩恢复
便血、呕血	有	无
月经	停经 10 个月	月经来潮

续 表

项 目	治疗前	治疗后
功能活动	生活不能自理，不能站立及行走	生活能自理，可以自由步行上街，能织毛衣
血压	150~170/100~110mmHg	120/70mmHg
血糖	16.8mmol/L	4.1mmol/L
胆固醇	12.5mmol/L	6.6mmol/L
β－脂蛋白	2718mg/dl	940mg/dl
中性脂肪	2400mg/dl	500mg/dl
血沉	25mm/h	4mm/h
激素用量	泼尼松 120mg/d，口服；氢化可的松 400mg/d，静脉滴注	泼尼松 15mg，隔日口服 1 次

二、理论分析

本病例西医诊断为“皮肌炎”，经大量激素治疗后出现消化道出血、高血压、精神症状、血糖增高等严重不良反应，使患者生命处于垂危阶段，酿成疑难重症。中医学认为肾为作强之官，主下元，司二便，其华在发。患者周身乏力，腰酸腿软，尿频数失禁，大便困难，发稀脱落，且有月经闭止，知为肾虚。肾主水，水虚不能制火，水虚火胜，少阴不足，阳明有余，热邪迫血，则血热妄行而致呕血、便血；火热蒙心，则神昏谵狂；热邪涸血，则冲任失养而月经不潮。肝肾同源，精血互生，肝主筋，其华在爪。肝血不足，爪甲失荣，故见指（趾）甲苍白干燥。方用玉女煎滋肾壮水以制火热，犀角地黄汤凉血解毒，化斑汤以除面胸赤红发斑之势，更佐以清心安神之品合而取效。方中以生地黄甘寒滋阴、清热益肝肾为主药；玄参、麦冬、天冬、知母养阴、解毒、清热，生石膏气血双清，丹皮、赤芍凉血行血，犀角咸寒而凉血解毒、定惊安神，共为辅药；生赭石重镇降逆并有凉血之功，珍珠母益心安神，炒酸枣仁养肝宁心，远志交通心肾并开心窍，茯苓宁心安神，白及止血，桑寄生、覆盆子益肾缩小便，共为佐药；牛膝益肝肾、入血分、引热下行为使药。以后根据病情随症加减：血止后则去止血药，邪退后又加强补肾养肝之品，关节疼痛又添祛风湿通络药，等等。整个治疗过程充分体现了中医辨证论治的优越性，不仅很注重局部的治疗，而且主要着眼于全身的调整，燮理阴阳，从而达到彻底治疗的目的。病情稳定后，则以济生肾气丸方为主进行加减，滋益肝肾，祛风活络，化湿强肌，壮作强，复罢极，作为治本之法，力促早日痊愈。

外伤昏迷兼黄疸（创伤性休克）

一、病案举例

傅某某，男，45 岁，病案号 206197。

主诉：车祸外伤昏迷 10 天。

病史与现证：患者于 1985 年 1 月 26 日被汽车撞伤，肢体多发性骨折，出血性休克，昏迷，5 天后出现黄疸。2 月 5 日由当地医院转至我院住院治疗。入院后行 X 光摄片示左股骨、肱骨骨折，左第 2 前肋骨骨折。CT 检查示：右额区硬膜下积液。实验室检查：谷丙转氨酶 133U/L，胆红素 106.02μmol/L，白细胞 29.8×10^9/L，中性粒细胞 88%。尿常规：蛋白（+），红细胞 5~10/HP，白细胞 7~10/HP。经内外科及冠心病监护病房医生共同会诊后诊断为：①创伤性休克。②感染中毒性脑病。③左侧肢体多发性骨折。④硬膜下血肿。⑤外伤性黄疸。⑥左桡神经、正中神经、尺神经损伤。⑦败血症。

中医会诊（1985 年 2 月 6 日 8 时 30 分）：患者处于昏迷状态，瞳孔等大，对光反射存在，膝腱反射可引出，巴宾斯基征阳性。结膜发黄，左侧上下肢均有绷带包扎，大便已数天未解。舌苔黄而少津，脉象数略滑。

据此脉症结合病史诊为惊恐伤肾，心神失守，血瘀化热，发为黄疸。

治法：活血清热，佐以醒脑安神。

处方：复元活血汤加减。

柴胡 10g	当归尾 10g	炙山甲 6g	红花 10g
赤芍 15g	桃仁 10g	酒大黄（另包）5g	刘寄奴 12g
骨碎补 12g	荆芥穗 6g	远志 10g	石菖蒲 10g

茵陈 15g　　　　　茯苓 12g

3 剂，水煎服。

另：十香返生丹 1 丸，局方至宝丹 1 丸，日 2 次，随汤药服。

二诊（2 月 8 日 8 时 30 分）：患者神志渐清，已能点头示意，偶有应答，有时骂人。大便昨日 2 次，今日 1 次，为绛色软便。微有烦躁，有轻度违拗现象，膝腱反射亢进，巴宾斯基征阳性。白睛、皮肤发黄较前次为轻。舌苔中部略白，脉象数略弦，较前次和缓。据此脉症知病情有所好转。再守前法，加强清热安神。上方去炙山甲、石菖蒲、荆芥穗，加连翘 12g、天花粉 12g、黄芩 10g、栀子 5g、生赭石（先煎）30g，改酒大黄（另包）为 3g、骨碎补 15g、远志 12g。3 剂。去十香返生丹和局方至宝丹。加牛黄清心丸 1 丸，日 2 次，随汤药服。

三诊（2 月 13 日 8 时 30 分）：患者虽已清醒，但尚对事物反应迟钝，只能答应二三个字，较上次安静。已能自己饮食，目黄已退。舌苔已化为薄白，舌润泽。现大便日 2 次，软便，腹部发胀。脉象略数而细，稍有弦意，趺阳脉略滑，整个脉象已现缓和之意。据此脉症知瘀血渐行，热邪渐清，但惊气入心之症尚存。治在前法中加重清心开窍、镇惊醒神之品，并增转舌散药味以治之。药方用：柴胡 10g，当归尾 9g，红花 9g，赤芍 12g，天花粉 12g，桃仁 9g，炙山甲 6g，酒大黄（先煎）3g，骨碎补 12g，全蝎 6g，羌活 6g，珍珠母（先煎）30g，远志 6g，九节菖蒲 12g，郁李仁（黄酒浸 2~3 小时）6g，蜈蚣 3 条，半夏 10g，茵陈 15g，茯苓 15g，木香 10g。5 剂，水煎服。

另：十香返生丹 1 丸，日 2 次。

四诊、五诊黄疸已退，大便已通。神志尚模糊、朦胧。宜加强活血开窍、化痰醒神。改用通窍活血汤合白金丸方加减治疗。并配用清开灵静脉滴注，苏合香丸口服。又服用十余剂而清醒识人，能读《人民日报》社论。此后即转入骨科继续治疗，经过中西医结合治疗，患者于 1985 年 6 月 15 日痊愈出院，未留任何后遗症。

二、理论分析

本例系外伤所致，中医认为外伤则会产生瘀血，故选用专治外伤瘀血的复元活血汤为主方，随症加减。肝为藏血之脏，其经行于两胁，原方意认为无论何经之外伤瘀血，皆不离乎肝经。故此，今之处方以柴胡入肝而行郁结，当归活血养肝，为主药。红花、桃仁、穿山甲、赤芍、刘寄奴活血消肿、行瘀止痛，大黄荡涤败血、推陈致新，为辅药。茵陈、茯苓清热利湿兼能退黄，远志、石菖蒲开窍醒神，骨碎补益肾、活血、续伤，为佐药。荆芥穗引药上行至头部以活血醒脑为使药。共奏活血祛瘀、开窍醒神、清热利湿而兼退黄之功效。同时更配用十香返生丹、局方至宝丹、白金丸等，化痰开窍醒神。又根据肝藏血、肾主骨的理论，加用川续断等强壮筋骨、补益肝肾之品，则不但能治已病，还有治未病的意思，肝肾同治，以促进骨髓、骨质的恢复和筋腱舒壮，最大限度地减少或不留后遗症，为以后治疗骨折打好基础。故本病例骨折治愈后，未遗留任何后遗症，痊愈出院。

胃脘痛、蛔厥（胆道蛔虫症）

一、病案举例

刘某某，女，31 岁。

主诉：突然上腹剧痛 1 天半，昏厥 6 次。

病史与现症：上腹阵发性绞痛 1 天半，恶心呕吐，呕吐物为胃内容物。剧痛发作后随即昏倒，手足发凉，不省人事，经按压人中穴后可醒，已如此反复发作 6 次。先后在首都医院、和平里医院就诊，诊为“胆道蛔虫症”，经注射哌替啶、山莨菪碱及口服溴丙胺太林等药症状不缓解。于 1984 年 11 月 29 日来我院急诊，收住观察室。

患者于 1969 年在下乡知青点劳动时曾有腹痛发作，并有排蛔史。1984 年初又有类似发作。

入院后实验室检查：白细胞 12.4×10^9/L，中性粒细胞 73%，淋巴细胞 26%，单核细胞 1%。辅助检查：B 超（12 月 1 日）示肝胆总管内可见双条状强回声，胆总管 0.8cm，胆囊前后径 2.6cm。诊断为“胆道蛔虫症”。

经反复肌内注射哌替啶、布桂嗪、地西泮、阿托品、异丙嗪、维生素 K，静脉滴注红霉素、庆大霉素等抗生素，并行针灸治疗，症状不见缓解，疼痛剧烈难忍。因多次用哌替啶、异丙嗪、地西泮等镇痛、镇静药，患者昏昏欲睡，但因疼痛又睡不着，痛苦不已。于 1984 年 12 月 1 日请中医会诊。

询其症状，谓上腹疼痛有上撞之感，呕吐物为绿色稀水，口干不欲多饮，便意频频而大便不利，喜热饮食。观其舌苔白，切其右手脉沉细弦，左手正在输液，趺阳脉弦细，太溪脉滑，太冲脉弱。据其痛多发生于夜间，痛时波及两肩，气上撞心，太冲脉弱，寸口脉弦，知为肝经气滞，肝气犯胃，胃失和降；再据 B 超检查发现胆道蛔虫，知为胃寒虫动，随胃气上逆，发为胃脘疼痛。

治法：调肝和胃，温中安蛔，佐以驱虫。

处方：

柴胡 10g　高良姜 10g　香附 10g　白芍 18g
乌梅 6g　干姜 6g　川椒 5g　使君子 12g
鹤虱 10g　细辛 3g　黄连 9g　川楝子 10g
生大黄 6g　焦槟榔 12g　生赭石（先煎）30g
玄明粉（分两次冲服）10g

2 剂。

二诊（12 月 4 日）：药后腹痛小发作一次，未大发作。腹痛部位已往下移至脐周，今日有饥饿感，食欲增加，大便隔日一次。舌苔微黄（刚刚吃过橘子），脉象沉滑，已现缓和之意。症情渐稳，再拟调胃降逆、杀虫通导之剂。药用：乌梅 9g，干姜 6g，川椒 6g，细辛 3g，使君子 12g，黄连 9g，川楝子 12g，高良姜 10g，香附 10g，白芍 15g，当归 10g，吴茱萸 9g，焦槟榔 12g，生大黄（后下）9g，玄明粉（分冲）12g。

服上药两剂后，疼痛未再发作，患者无明显不适。B 超胆总管蛔虫已无，直径为 0.5cm。后服驱虫药排出蛔虫 1 条，痊愈出院。

二、理论分析

本例右上腹剧痛，并波及胁部，时发时止，恶心呕吐，疼痛发作重时昏厥不省人事，四肢发凉，以往有蛔虫病史，知为胃脘痛兼蛔厥之证。再观其喜热饮食，舌苔白，脉沉弦，知属胃寒。肝经循两胁，再结合太冲脉弱知为肝经气滞，肝郁克脾，胃失和降，胃气上逆，而发疼痛。故治法也从调肝和胃、温中安蛔入手。本例的处方，并无专门止痛之品，而是取大柴胡汤的一部分调肝和胃而降逆，良附丸温胃理气以安中，乌梅丸的一部分辛酸入肝、苦降顺逆而安蛔，加使君子、鹤虱等加强杀虫，发挥了中医“治病必求于本”的特长。辨证为胃寒虫动，法当温中安蛔，故方中高良姜、干姜、川椒同用。患者有气上撞心之感，知中焦气逆，故以川楝子、黄连、生赭石、焦槟榔等苦降中气之上逆。既治此病之本，又结合蛔虫见寒则动、得温则安、见酸则软、见辛则伏、见苦则下的特性，药方中辛酸苦温俱全，使蛔虫随药力的温酸辛苦而下，胃脘自然不痛。二诊又在治未病的学术思想指导下，结合化虫丸的精神，安和中焦，增强运化，使虫不得化生，以减少生虫之机，而防止其病再发。

头痛（高血压病）

一、病案举例

敷某某，女，30岁，护士，于1982年6月15日初诊。

主诉：头痛、头晕1年余。

病史与现症：高血压病史十余年，近1年头痛加重，伴头晕心悸，失眠多梦，记忆力减退，尿少黄赤，口苦便干。血压150/110mmHg，舌质略暗，苔薄黄，脉弦滑略数。

辨证：阴虚肝旺，心神不宁。

治法：滋阴潜阳，养心安神。

处方：挹神汤（自拟）加减。

生石决明（先煎）30g	生赭石（先煎）30g	生地12g	生白芍12g
白蒺藜12g	地骨皮12g	泽泻15g	蔓荆子10g
白芷9g	夏枯草12g	黄芩10g	香附10g
远志10g	珍珠母（先煎）30g		

6剂后头痛减轻，血压130/92mmHg，再进6剂诸症悉除，病愈，血压正常。

二、理论分析

本例与下例均以揾神汤随症加减。故与下例一同分析。并介绍揾神汤。

周身挛痛（肠梗阻术后）

一、病案举例

田某某，女，40 岁，工人，初诊日期 1980 年 9 月 23 日。

主诉：发作性胃肠抽痛 9 年。

病史与现症：1971 年肠梗阻手术后，全身痉挛，四肢抽搐，胃肠抽痛，上下走窜不定，内脏空堕感，腹中觉凉，牙关有时发紧，手抖动，每遇凉遇热或生气着急则发作。多年反复发作不愈，腰痛头晕，午后身热，月经先期。舌尖微红，苔薄白，脉沉细略数。

辨证：阴虚肝旺，虚风内动。

治法：滋阴潜阳，养血息风。

处方：揾神汤加减。

生石决明（先煎）30g	生牡蛎（先煎）30g	炒黄芩 10g	当归 9g
白芍 12g	桂枝 6g	白蒺藜 12g	钩藤 15g
茯苓 12g	肉豆蔻 10g	炮姜 6g	炒薏苡仁 30g

14 剂后，全身痉挛、四肢抽搐未作，胃肠抽痛明显减轻。共进药 60 剂，挛痛均消失而愈。

二、理论分析

《内经》云："诸风掉眩，皆属于肝""风者善行而数变"。上一案的眩晕头痛，乃由肝肾不足，水不涵木，阴虚肝旺，肝阳上扰而致。本案例为手术后阴伤气耗，肝失濡润，筋脉失养，血虚风动之证。我根据多年的临床实践，自拟了一张经验方，名叫揾神汤，可用于多种疾病而出现阴虚肝旺之证者，疗效甚好。今将该方的组成、方义、主治、加减法，简介如下：

挹神汤组成：

生石决明（先煎）21~45g　生牡蛎（先煎）12~30g　生地黄 9~15g
生白芍 9~15g　白蒺藜 9~12g　首乌藤 9~15g
合欢花 6~12g　酸枣仁 9~18g　朱远志 6~9g
黄芩 6~9g　香附 3~6g

方义分析：生石决明性凉，养肝阴又能清热，兼潜肝阳；生牡蛎性寒，潜阳，收敛浮越之正气，使阳入于阴中。二者共为主药。生地滋阴补肾、凉血生血，生白芍滋阴养肝、柔肝和脾，作为辅药。香附理气解郁，兼入血分；黄芩泻肝胆之火而退阳救阴，气有余便是火，已生之火由黄芩清，未生之火由香附息；远志交通心肾；酸枣仁益肝助阴，宁心安神敛汗；白蒺藜散肝肺气郁、息肝风。五味共为佐药。首乌藤滋养肝肾、交合阴阳，合欢花安神解郁，共为使药。全方共奏养阴柔肝、镇肝潜阳、解郁安神之功。

适应证：凡由阴虚肝阳旺而致的头痛、眩晕、失眠、抑郁、烦躁、汗多、易怒、心悸、胁痛等均可用此方治疗。

方药加减：肝血虚目昏、面色萎黄者重用白芍，加当归、何首乌、阿胶。肝阳上扰而致头晕目眩者重用生牡蛎，加生赭石、明天麻。肝风内动而致筋惕肉瞤者加菊花、钩藤、僵蚕。肝火上炎而致头痛目赤者加龙胆草、芦荟、青黛。肾阴不足见腰膝酸软、五心烦热者重用生地，加山茱萸、天冬、女贞子、龟甲胶、当归。兼见肾阳不足者去白蒺藜、远志，加紫肉桂、附片、肉苁蓉，同时要注意阴中求阳，配熟地、龟甲、桑椹、枸杞子。心血不足者加丹参、麦冬、柏子仁、茯神。心火旺而心悸不寐者加磁石、远志，或加磁朱丸或交泰丸布包煎。肝气横逆悔土而致腹胀者去合欢花、夜交藤、远志、酸枣仁，加青皮、枳壳、香附、香橼。肝气郁结胁痛者去合欢花、酸枣仁，加柴胡、川楝子、片姜黄、玫瑰花、厚朴花。失眠多梦者加龙齿、珍珠母。头痛加蔓荆子、白芷、藁本。视物不清者加草决明、谷精草、夜明沙。汗多者去生石决明、酸枣仁，加浮小麦、煅牡蛎。泄泻者加炒扁豆、诃子皮、山药、肉豆蔻。便秘者加麻子仁、全瓜蒌。

上一案以头痛为主诉，故加用了蔓荆子、白芷、夏枯草。本案则兼有虚风内动，故加用当归配白芍以养血并治腹中挛痛，用钩藤以息风，桂枝配白芍（桂枝的用量一定要明显小于白芍）又寓桂枝加芍药汤之意而用以安脾和里治腹中痛。

胃脘痛（胃溃疡）

一、病案举例

张某某，女，49 岁，初诊日期 1985 年 10 月 18 日。

主诉：胃脘痛日渐加重。

病史与现症：经常胃痛五六年，近半年来疼痛加重。胃痛喜暖喜按，得热痛减，脘部发堵，腹部发胀，精神不振，身体渐消瘦。乏力纳差，二便尚调。于 10 月 4 日曾在某医院行胃镜检查，确诊为“胃溃疡”。患者面色晦暗，舌苔根部白且略厚，左手脉沉细，右手脉细弦。

辨证：中焦虚寒，久病入血，气滞血瘀。

治法：温胃调肝，行气活瘀。

处方：四合汤（自拟）加减。

高良姜 10g	香附 10g	百合 30g	乌药 10g
丹参 30g	檀香（后下）6g	砂仁 5g	吴茱萸 6g
生蒲黄 9g	五灵脂 9g	茯苓 15g	木香 6g

14 剂。

二诊（11 月 5 日）：进上药后，胃已不痛，精神好转，仍感胃部发堵，但已不发胀。再守上方，稍事变动。上方乌药改为 12g，檀香改为 8g，砂仁改为 6g，五灵脂改为 10g，加桂枝 9g、苏梗 10g。14 剂。

三诊（11 月 20 日）：近日因生气又有胃痛，但较以前轻。改檀香为 9g，桂枝改为 6g，加白芍 12g。7 剂。

11 月 28 日住入某医院，自觉症状已消失，停中药。

12 月 5 日行胃镜检查，10 月 4 日所见之溃疡已经愈合，不必再治疗，于

12月7日出院。半年后和1年后两次追访，一直健康体壮，正常工作。

二、理论分析

本例没有根据西医病名“胃溃疡”而着眼于治“溃疡”，而是通过辨证论治认为其证候属于中焦虚寒，久病入血，气滞血瘀，采用了温胃调肝、行气活瘀的治法，方用四合汤加减而取效。不但症状全部消除，而且“胃溃疡”也得愈。可见从整体观出发的辨证论治这一独特“医疗艺术”，是非常值得我们很好继承、发扬的。四合汤即四个古方相合：①良附丸（高良姜、香附）。②百合汤（百合、乌药）。③丹参饮（丹参、檀香、砂仁）。④失笑散（五灵脂、蒲黄）。本例根据辨证立法，进行了加味。

脚气病（下肢静脉回流受阻）

一、病案举例

党某某，男，55岁，工人，初诊日期1980年5月23日。

主诉：两足浮肿，不能穿鞋。

病史与现症：1966年始，左下肢浮肿，以后渐至双足及下肢，均浮肿胀痛，麻木筋挛，步履艰难，至夏双足浮肿而不能穿鞋。近4年来加重，每到夏季即复发，逢雨天更加重。西医诊断为“下肢静脉回流受阻”。曾服多种中、西药物均不效，西医建议手术治疗。今又发作如上述，且有头晕，舌苔薄白，六脉皆弦。约其每年夏季来治，连治3年。

辨证：湿邪下注，络脉郁阻，气机不畅而致足胫肿痛。

治法：降浊利湿行气，佐以益肾。

处方：足胫消肿汤（自拟）加减。

焦槟榔12g　木瓜10g　茯苓20g　生薏苡仁30g
防己10g　吴茱萸6g　苍术6g　炒黄柏10g
桑寄生20g

6月3日二诊，足胫浮肿沉重感均减轻，舌苔薄白，脉沉细弦。上方茯苓改为30g，苍术改为9g，继服6剂。

6月17日三诊，头晕及下肢浮肿均明显减轻，足胫仍感发胀，上方改焦槟榔15g，加红花6g，服12剂。

1980年夏共服上述中药68剂，症状消失。1981年、1982年夏天均服上述中药预防。追访3年未见复发。

1984年5月8日，患者来信说："我每年夏天左脚浮肿已10多年（后来右脚也肿），经五六家医院医治一直没有治好。1980~1982年连续3年经您治疗，一年比一年好。1983年夏天我试着停服药，也没有肿。自1966年以来所患苦恼17年的病根，在您的诊治下终于解除了。"

二、理论分析

本病系风寒湿之邪流注于小腿、足踝而致两足及胫踝浮肿胀痛、沉重、麻木、筋脉挛急，行走障碍等。"足胫消肿汤"据《证治准绳》鸡鸣散加减而成。方中以槟榔辛温降气，质重达下，破滞行水为主药；辅茯苓散寒辟秽祛湿；佐以生薏苡仁、木瓜理脾行湿、舒筋活络，苍术、黄柏、防己、桑寄生益肾、祛水。病久入络，后加红花以活血通络。全方共奏降气行水、祛湿消肿、舒筋活络、散寒温经之功效，故使17年的病苦得以消除。

尪痹（类风湿关节炎）

一、病案举例

赵某某，女，28岁，教师。

主诉：四肢关节肿痛，卧床不能行动。

病史与现症：1980年1月份因居处潮湿，自觉手指发凉，皮色苍白，麻木疼痛。半年以后，渐及腕、膝、踝关节及足趾关节，均对称性痛。1982年5月产后延及全身大小关节疼痛变形。近3个月来不能起床，不能自己翻身，关节剧痛，不敢用手碰。在宁夏当地医院诊断为"类风湿关节炎"，曾先后口服吲哚美辛、水杨酸钠、泼尼松、布洛芬、昆明山海棠等，症状不减，卧床不起，几成废人。于 1982 年 10 月 5 日抬来我院住院治疗。目前四肢大小关节均肿大变形，关节局部怕热、酸胀，有烧灼感，但又不能久放被外，夜间痛重，怕风，有时呈游走性疼痛。四肢末端发凉，言语无力，说话时嘴不能张大，气短倦怠，眩晕耳鸣，咽干口燥，尿黄，月经 50 天一行，量少色黑。舌质正常，舌苔薄白。脉沉细数，尺脉弱，趺阳、太冲、太溪脉均沉细弱。极度消瘦，身高 1.60m，体重仅有 30.5kg，面色㿠白，皮肤脱屑，双臂不能向外伸展抬高，右臂抬高 95°，左臂只抬 70°，双肘仅能伸展 125°，双膝只能屈曲 90°。双颌下及颈部可摸到数个肿物，小者如豆粒，大者如枣核，有压痛。

实验室检查：血沉 142mm/h，类风湿因子阳性，血红蛋白 63g/L。

X 线摄片：骨质稀疏明显，掌指、指间关节及腕关节间隙明显狭窄，双侧小指间关节半脱位畸形，双骶髂关节间隙狭窄融合，符合类风湿关节炎改变。

辨证：风寒湿三气杂至合而为痹。肾虚寒盛，经络受阻，筋骨失养发为尪痹。

治法：补肾祛寒，辅以化湿祛风，佐以苦坚退热、活瘀通络。

处方：补肾祛寒治尪汤（自拟）加减。

制附片 9g	骨碎补 12g	生熟地各 15g	陈皮 12g
砂仁 3g	当归 10g	赤白芍各 10g	桂枝 12g
知母 12g	络石藤 30g	羌独活各 10g	威灵仙 12g
片姜黄 10g	葛根 15g	寻骨风 20g	酒炒黄柏 10g

另：十全大补丸 1 丸，日 2 次。

治疗 1 个月后，已无眩晕咽干，面色红润。血红蛋白 81g/L，血沉 110mm/h。已能柱拐杖走路，关节痛减，局部已无烧灼感而觉发凉喜暖，说明肾虚寒盛为其本。上方将附片加至 12g，当归加至 12g，改生熟地为各 20g。治疗 84 天，体重增加 7kg，可以去拐杖走三四步，面色红润，无形寒肢冷自汗症状。以前手不能握物，双手握力为 0，现握力均为 1kg。两臂可上举过头，右肘现可伸展 140°，左肘 160°，右膝弯曲接近正常。生活渐能自理，全身情况好转出院回原籍，嘱其配制药粉，长期服用，以再提高疗效。

处方：

生熟地各 30g	骨碎补 40g	川续断 30g	赤白芍各 24g
知母 30g	制附片 30g	伸筋草 40g	透骨草 40g
威灵仙 30g	羌独活各 30g	怀牛膝 30g	片姜黄 30g
草红花 25g	苍耳子 25g	五灵脂 25g	炙山甲 20g
炙虎骨 30g	防风 25g		

上药共为细末，每次 3g，每日 2 次，温开水或兑入一些黄酒送服。

于 1982 年 12 月 28 日出院。1983 年 1 月来信："已完全扔掉拐杖能独立行动了，还能织毛衣，比刚回来时又胖了许多，全家人都很高兴。"

二、理论分析

"尪痹"是我在 1981 年提出的新病名，指有肢体变形和骨质改变的痹证，轻则关节肿大疼痛而运动障碍；重则关节僵硬畸形，使劳动能力丧失，甚则影响到全身，气血俱耗，阴阳双竭而致死亡。我经过多年的临床摸索体验，认为"风寒湿三气杂至合而为痹"只是尪痹总的病因病机，更重要的是它又具有"素体肾虚，寒邪入骨""复感三邪，内舍于肾"的特点，临床证候可概括为"虚、寒、痛、瘀、久、变"六字，以自拟补肾祛寒治尪汤随症加减治疗，疗效比较满意。结合本病例，风寒湿三气杂至合而为痹，冬季感受寒湿最易伤肾，寒邪久留，内舍于肾，寒邪深侵入骨，致骨质疏松变形，肢体不能屈伸，活动障碍。产后血亏，气随血耗，使气血双损，阴阳俱虚，寒湿乘虚深侵又加重了病情。肾阳虚衰，温煦失职，而见形寒肢冷，昼轻夜重，面色皖白。产后失血，血虚阴伤，故口干舌燥，午后低热，月经量少、后错。肝肾精血不足，筋骨失养，故肢麻筋挛，皮肤干燥脱屑，极度消瘦。兼有风邪，故关节游走性疼痛、怕风。肾肝脾俱虚，故趺阳、太冲、太溪、尺脉均沉细弱。方中以骨碎补益肝肾而强壮筋骨，制附片补肾阳而祛寒邪，地黄填精补血而滋养肝肾，共为主药；以桂枝、羌活、独活、威灵仙搜散筋骨风寒湿邪，白芍养血缓急舒筋，共为辅药；片姜黄、寻骨风、络石藤祛风湿、利关节，当归、赤芍养血化瘀通经，知母、黄柏滋肾清热，葛根、陈皮健脾升阳益胃，共为佐药；砂仁理气以防药物碍胃为使药。另用十全大补丸气血阴阳俱补，以扶正祛邪。

附注：“尪痹”另有专篇论述，请参阅。

头痛（三叉神经痛）

一、病案举例

时某，男，57岁，工程师，初诊日期1978年3月28日。

主诉：偏头痛近10年。

病史与现症：1969年始，左眼眶及眼球抽动，时作时休。从1972年病势渐加重，发作前头晕闷胀，继则左眼眶及眼球抽痛，窜向左太阳穴及额部与耳郭上方，鼻堵塞，恶心不吐。半小时至1小时后可自动缓解，每日发作数次，连续2~3个月，间歇期无任何症状。初期服止痛药可缓解，以后渐无效。疼痛发作时喜暖怕凉，大便干则头痛加重，舌质暗，舌苔厚腻微黄，脉弦缓细。

辨证：肝阳上亢，兼有胃热。

治法：平肝清胃，潜阳息风。

处方：

生石决明（先煎）30g	生赭石（先煎）35g	炒黄芩12g
蔓荆子9g	草红花9g	熟大黄9g
瓜蒌30g	苏木15g	白附子9g
炙山甲9g	生荆芥穗9g	吴茱萸9g

6剂。偏头痛及眉骨痛减轻，原来每日痛3次，现每日只发作一次，程度减轻，时间缩短。舌苔仍黄，前部渐退，脉象略弦细。上方改大黄为1g半，继服15剂。症状缓解后，再用下方炼蜜为丸以巩固疗效：

夏枯草40g	白芷36g	白僵蚕30g	白附子20g
全蝎28g	防风30g	苏木40g	皂角刺20g
白蒺藜36g	蔓荆子36g	黄芩36g	荆芥穗35g
生大黄15g	葛根30g	川芎36g	人工麝香2g

生石决明 40g

上药共为细末，炼蜜为丸，每丸 5g，每次服 1~2 丸，日 2 次。

二、理论分析

诸风掉眩，皆属于肝，肝失条达，肝阳偏亢，循经上扰清窍，故头痛。根据肝经循行部位，偏头痛多从肝治。肝风内动，故疼痛可时发时止，一日数次发作，来去突然。患者太阳穴及前额疼痛，知病邪也波及阳明经。便干，舌苔黄，知阳明有热。故治疗时少阳阳明同治，方可收效。方中生石决明、生赭石平肝潜阳为主药。黄芩苦寒清肝热，吴茱萸入肝经疏肝郁，大黄、瓜蒌通便泄阳明经热，共为辅药。附子祛风解痉，红花、苏木、山甲活血通络，蔓荆子散头部风热治头痛，共为佐药。荆芥穗引药上行入头部为使药。从整体观出发，抓住从肝论治这一重点，同时兼顾阳明，佐以活血通络息风，既全面考虑，又抓住重点，才能提高疗效。

偏头痛（三叉神经痛）

一、病案举例

王某某，女，40 岁，初诊日期 1984 年 8 月 15 日。

主诉：偏头痛半年。

病史与现症：右侧偏头痛半年。疼痛多发生在月经期，伴右侧面部抽搐，不能说话。月经提前，经血量多。曾行针灸治疗，头痛不减。在北京某医院诊为三叉神经痛，欲手术治疗，但因局麻药物过敏，无法手术。舌苔微黄不厚，左右脉象均沉细，尺脉略弱。

辨证：肝肾不足，虚风上扰。

治法：养肝肾，调月经，活血祛风。

处方：四物汤合牵正散加减。

生地 15g	当归 9g	白芍 12g	荆芥穗 10g
白芷 10g	夏枯草 12g	防风 10g	桑寄生 30g

羌活 10g　　苏木 15g　　白僵蚕 9g　　白附子 6g
全蝎 9g　　炙山甲 6g　　川断炭 15g

水煎服，6 剂。

服上药后 3 天月经来潮，本次月经期面部疼痛比过去减轻，夜间未发作，阳明经所过处抽痛减少。据此脉症知阳明风邪已减少，少阳经尚有风邪阻络，治疗在前方内加重祛少阳风邪之品，佐以活络。前方去当归、白芍，加杭菊花 10g，蔓荆子 10g，生石决明（先煎）30g，红苏木改为 18g。又服药 30 余剂，疼痛不再发作，月经基本正常。

二、理论分析

肝藏血，肾藏精，肝肾同源，精血互化。患者头痛多发生在月经期，经期前提，经血量多，诊其脉象尺脉弱，知肝肾不足，冲任失调。虚风上扰清窍，循肝经上行，而致偏头痛，面部抽动。治疗时从滋养肝肾、补益精血、调理冲任为主，兼以活血祛风之剂。方中生地黄甘寒滋肾生精为主药，辅以当归、白芍养血调经而有“四物汤”之意，桑寄生、川续断炭补肾止血、调理冲任同为辅药；夏枯草平肝阳、散郁结、治肝经头痛，白芷、防风、羌活散风止痛，白僵蚕、全蝎、白附子祛风解痉，苏木、炙山甲活血通络，共为佐药；荆芥穗引药上行入头部为使药。肝经虽为少阳之本，但有时少阳邪盛，也须标本同治，本例就曾加入杭菊花、蔓荆子等疏散少阳风邪之品。总之，既要认证准确，又要灵活掌握。

积聚（慢性肝炎）

一、病案举例

沈某某，男，45 岁，初诊日期 1980 年 9 月 23 日。

主诉：左下腹有痞块 1 个月。

病史与现症：慢性肝炎病史十余年，近 1 个月来腹胀，自觉平脐左侧腹部有块，如鸭蛋大小，无疼痛，下午明显，生气及劳累时加重，时大时小，饮食尚可。

查体：肝右肋下 1.5cm 处可扪及，脾肋下未及。面色晦暗，苔灰白腻，脉沉弦滑。

辨证：肝气郁滞，瘀血阻络发为积聚。

治法：调肝和中，理气活血。

处方：燮枢汤（自拟）加减。

柴胡 10g	黄芩 10g	炒川楝子 12g	白蒺藜 12g
皂角刺 5g	红花 10g	片姜黄 10g	炒莱菔子 10g
泽泻 12g	茜草 10g	香附 10g	焦三仙各 10g

6 剂。

服上方后觉痞块减小，大便每日 2 次。舌质红，苔黄微腻，脉弦滑。于上方加重理气药以散之，去片姜黄、茜草，香附改为 12g，加厚朴 10g，苏梗 10g。又继服 6 剂，诸症均明显减轻，尚有夜寐不实，大便稀，每日 2 次，腹胀消失，纳食正常。舌尖微红，苔薄白，脉略细弦。上方加木香 9g、茯苓 12g。共服药 30 余剂，症状消失，块状物未再出现。

二、理论分析

肝藏血而主谋虑，胆主决断，二者相表里，一身上下，其气无所不乘。清代沈金鳌云："肝和则生气发育万物，为诸脏之生化，若衰与亢则能为诸脏之残贼。"其性条达而不可郁，其气偏于急而易怒，其病多为气郁而逆。肝主疏泄，情志不遂，致肝气郁结，以致腹中气聚，攻窜腹胀。气机不畅，脉络受伤，肝血瘀阻，气滞血瘀，日积月累，发为积聚。治当调达枢机，理气活血为主。本方以柴胡、黄芩为主药，调转燮理阴阳升降之枢机，解心腹肠胃间结气，推陈致新。白蒺藜苦辛而温疏肝之郁、下气行血，川楝子苦寒入肝清肝热行肝气，红花活血调经，三药共为辅药。香附辛平，疏肝解郁，其性宣畅，能通行十二经、八脉的气分；片姜黄行血中气滞，治心腹结积，痞满胀痛；皂角刺辛温，开结行滞，化痰消瘀，破坚除积；茜草行血活血，消瘀散肿。炒莱菔子辛甘性平，理气消胀，配焦四仙（焦神曲、焦麦芽、焦山楂、焦槟榔）共助消化而除胀满迟消，运中焦而健脾胃，此两药合用，寓有"见肝之病，当先实脾”之意，上述六药共为佐药。以泽泻入肝肾，能降泄肝肾之邪而助阴阳升降之机，用为使药。全方着重于疏达肝气，调转枢机，同时又从肝主藏血和病久入血出发，即苦泄肝气之郁，使全身气机调畅舒达，又理血中气滞，使血循其经，消积除痞，而使积聚包块消散，收到了较好的疗效。

腹痛（胆道蛔虫症）

一、病案举例

苑某某，男，26岁，初诊日期1981年9月8日。

主诉：上腹部剧痛两天。

病史与现症：1981年9月7日早饭后即感胃中不适，午饭后感到中上腹部持续性剧烈钝痛，阵发性加重，不向他处放射，伴发烧，恶心呕吐，呕吐物为胃内容物及黄水，味苦。曾在本单位卫生室服颠茄片不效。9月9日来我院急诊室查白细胞总数为15.5×10^9/L，中性粒细胞74%，淋巴细胞7%；胸腹透视未见异常。经静脉滴注庆大霉素、肌内注射阿托品、针灸治疗等，腹痛仍不止。西医诊为“胆道蛔虫症”，于1981年9月15日请我会诊。询问患者近来情绪不佳，食后腹痛加重，喜温喜按。检查腹部软而微胀，舌质淡，舌苔薄白，脉弦。

辨证：肝郁脾虚，胃中有积。

治法：降气调肝，温中和胃。

处方：旋覆代赭石汤合良附丸加减。

生赭石（先煎）40g	旋覆花（包煎）10g	半夏12g	党参10g
高良姜10g	香附12g	焦槟榔12g	生大黄3g
生甘草3g	苏子、苏梗各10g	炒白芍15g	
桂枝8g	玄明粉（分冲）5g		

2剂。

服上药后，疼痛缓解，每日进食100~150g，大便每日2~3行，稀便，继服3剂，诸症全消而痊愈。

二、理论分析

此为素有中焦虚寒，而见腹部喜温喜按之症。近日情志不舒，肝气郁滞，枢机不畅，横逆犯胃，胃失和降，上逆发为呕吐，正如《圣济总录·呕吐篇》云："呕吐者，胃气上而不下也。"气滞不畅，不通则痛，发为腹痛。方中以生赭石重镇降逆平肝，旋覆花降气止血，共为主药；半夏降逆消痞散结，党参补气益胃以治其虚，高良姜、香附合用，名为良附丸，温中行气和胃治胃痛，以上四药均为辅药；苏子、苏梗温中降气，生大黄配生甘草有止吐之功，白芍柔肝缓急止痛，焦槟榔降气消积杀虫，玄明粉通下排虫，共为佐药；桂枝辛温散寒为使药。本方既注意了"急则治其标"，又注意了调肝、温胃以治其本，从而使腹痛缓解，症状消失，未再复发。

鼻鼽（过敏性鼻炎）

一、病案举例

陈某某，女，51 岁，初诊日期 1982 年 7 月 16 日。

主诉：鼻流清涕 4 年多。

病史与现症:4 年来经常鼻痒流清涕，打嚏涕，易出汗，汗出后症状加重，乏力，头部不适，眼部发痒，欲热饮，饮凉则胃胀痛，二便正常。舌质略暗，苔薄白，脉沉滑。西医诊断为慢性过敏性鼻炎，曾服用激素、氯苯那敏、维生素 B_1 等不效。

辨证：风寒束肺，鼻窍不宣。

治法：散风祛寒，宣肺通窍。

处方：

荆芥 10g	防风 6g	川芎 10g	菊花 10g
辛荑 10g	苍耳子 10g	生牡蛎（先煎）30g	白芷 10g
鹅不食草 3g	红花 10g	细辛 3g	桔梗 5g

水煎服，6 剂。

服上述中药后，西药均停服。6剂服后，鼻流清涕症状减轻，头痛症减，已无鼻堵塞，舌苔白，舌质略暗，脉沉滑。上方加苍术5g，又服6剂，病即痊愈。

二、理论分析

《证治汇补·伤风》篇："有平昔元气虚弱，表疏腠松，略有不谨，即显风症者，此表里两因之虚证也。"如素体阳虚，则易受风寒。患者平素易汗出，卫阳不固，风寒外袭，肺气失宣，鼻窍不利，故见鼻痒流清涕之症，眼部发痒为风邪所致，苔白、欲热饮均为寒邪之症。病久入络，血脉瘀阻，故见舌质暗。方中以荆芥、防风散风祛寒，辛夷祛风通窍散寒，共为主药。川芎行血中气滞，上行头目搜风开郁治头痛；菊花清利头目，且可散风；细辛、苍耳子辛温通肺窍、散风寒，以上四物共为辅药。白芷散风寒治头痛，辛香走窜，有芳香开窍的作用，生牡蛎重镇潜阳散结，鹅不食草通鼻窍，红花活瘀通络，以上共为佐药。桔梗开宣肺气，有引药上浮入肺的作用，引经而为使药。本方可作为治疗风寒外束而引起的过敏性鼻炎的有效方剂，供临床广泛应用。

水气病（胶原病）

一、病案举例

宋某某，女，41岁，初诊日期1986年8月29日。

主诉：浮肿5年多。

病史与现症：患者于1981年5月份出现颜面部浮肿，渐发展至颈部，眼睑皮肤发红。双膝关节疼痛，四肢皮肤发凉，汗少。于1982年初浮肿加重，纳差、头晕、乏力，在当地医院诊断为"胶原病"，给予泼尼松治疗4个月，好转后出院。入院前两个月，上述症状加重，并出现腹胀、腹水，于1986年8月29日以"水气病、胶原病"收入病房。现腹胀纳差，头晕乏力，口干欲饮，下肢浮肿，月经闭止，手足发凉，少腹发冷。泼尼松每日口服40mg。

查体可见：腹部膨隆，移动性浊音阳性，双下肢水肿阳性，目睑浮肿，皮肤微红。舌质暗，舌苔白薄腻，脉沉细，双尺脉弱。

实验室检查：血常规：血红蛋白 151g/L，白细胞 9.5×10^9/L，中性粒细胞 76%，淋巴细胞 16%，单核细胞 8%。尿常规：蛋白（±），白细胞 0~1/HP。血沉 45mm/h，血钾 2.5mmol/L，血钠 124mmol/L，血氯 84.2mmol/L。类风湿因子阴性，抗核抗体 1∶40（免疫荧光法）。狼疮细胞阴性。

B 超：腹腔积液（大量），肝大，右叶厚 14.6cm，表面光滑，胆胰脾未见异常。

同位素肾扫描示：左侧肾小管分泌及排泄功能未受损，右侧肾小管分泌功能轻度受损，排泄功能尚可。

辨证：肺脾肾失调，水液代谢失职，发为水气病。

治法：宣肺行水，温阳化气。

处方：越婢加术汤合五皮饮加减

生麻黄 9g	生石膏（先煎）30g	苍术 6g
桑白皮 15g	冬瓜皮 40g	大腹皮 15g
泽泻 25g	乌药 10g	桂枝 6g
吴茱萸 6g	沉香粉（分冲）1.2g	车前子（包煎）12g

水煎服，16 剂。

服上药后，全身由不出汗变为有汗，腹胀减轻，食欲增加，觉肠间辘辘有声，双下肢仍有浮肿，内侧为重，舌质暗，苔白腻。又开方如下：

生麻黄 12g	生石膏（先煎）35g	苍术 9g	桂枝 15g
茯苓 30g	猪苓 30g	泽泻 20g	冬瓜皮 40g
抽葫芦 40g	桑白皮 12g	大腹皮 15g	紫肉桂 2g
黄柏 6g	车前子（包煎）15g		

又服药 14 剂，月经已潮，下肢浮肿已经消退，眼睑仍浮肿，手足发凉，饮食、二便正常。舌苔白厚，脉沉细。又处方如下：生麻黄 12g，生石膏（先煎）25g，苍术 10g，桂枝 18g，茯苓 35g，猪苓 30g，泽泻 20g，大腹皮 15g，细辛 3g，附子 6g，熟地 18g，白芥子 5g，车前子（包煎）15g。

进上药 14 剂后，经 B 超证实腹腔、盆腔内腹水消失，仍觉手足不温，腰酸，双目干涩，舌苔薄白腻，脉沉细。效不更方。又服药 30 剂，水肿消失，四肢发凉较入院时明显好转，饮食二便正常。泼尼松每日减量至 10mg。实验室检查血沉、血钾、血钠、血氯、肾功能均正常。出院后仍守前方以巩固疗效。随访半年，病情稳定，未出现浮肿。

二、理论分析

病初之时，风邪外袭，肺失宣肃，不能通调水道以下输膀胱，风遏水阻，流溢肌肤，发为颜面目睑浮肿、肢节酸重。风水相搏，推波助澜，迅即遍及肢体、全身。肺为水之上源，肾主水，肺经受邪传入肾经，肾虚水邪无治，冲任失养而致月经不潮，肾阳不足故见手足、少腹不温。双尺脉弱为肾虚之证候。肾为先天之本，脾为后天之本，肾阳不足，不能温养脾土，而见腹胀纳差乏力之症。肺脾肾三脏失调，发为水邪泛滥周身。正如《景岳全书·肿胀》篇所云："凡水肿等证，乃肺脾肾三脏相干之病。盖水为至阴，故其本在肾；水化于气，故其标在肺；水唯畏土，故其制在脾。"以肾为本，以肺为标，而以脾为制水之脏，这是治疗水肿的关键。初诊时以生麻黄散风宣肺利水，生石膏清肺泄热，苍术健脾利湿，取越婢加术汤之意使肺气宣通，水湿下行，主治上半身水肿；桑白皮、冬瓜皮、大腹皮、泽泻、桂枝通阳利水、健脾化湿，含五皮饮之功效；乌药、吴茱萸、沉香温肾，暖下焦，助阳气，降气行水；车前子利小便祛水邪，使水邪有出路。服上药初见疗效后，渐加细辛、附子、熟地温肾助阳，以求其本。另麻黄、熟地、白芥子相配，采阳和汤之法以温阳通络，改肉桂为桂枝温阳通利肢体关节。本病的治疗方法既有《内经》中"开鬼门，洁净府"之意，又宗《金匮要略》中"诸有水者，腰以下肿当利小便，腰以上肿当发汗乃愈"的治疗原则，融宣肺发汗、通阳利水、健脾温肾之法为一方之中，标本兼顾，攻补兼施，数法合用，所以取得了良好疗效。

泄泻（慢性结肠炎）

一、病案举例

王某，男，39岁，技术员，初诊日期1979年11月20日。

主诉：大便泄泻十余年。

病史与现症：10年前因饮食不调致大便泄泻，日3~4行，伴里急后重，但无脓血便。经钡剂灌肠、乙状结肠镜等检查，诊断为“慢性结肠炎”。10年来，经中西药物口服、药物灌肠等治疗均未能治愈。现大便每日两次，排便不爽，里急后重，大便质溏，少腹发胀，偶有腹痛，微有头晕。面色少华。舌苔薄白，脉象弦略滑。

辨证：脾肾虚，兼气滞。

治法：温补脾肾，理气和中。

处方：黄芪建中汤合痛泻要方加减。

炙黄芪 12g　上炒白芍 20g　桂枝 10g　炙甘草 5g
生姜 3 片　大枣 4 枚　防风 9g　陈皮 9g
木香 12g　槟榔 9g　饴糖（分冲）40g

分冲。

二诊（12月21日）：上药服12剂，自感前1周有效，后1周大便仍不成形，每日 2~3 次，大便不畅，便前腹胀。上方加桔梗 9g，人参芦 0.7g。

三诊（1980 年 3 月 7 日）：服上药后，大便仍有后坠感，排便不痛快，去参芦后稍有好转。继用 12 月 21 日方加白术 6g，增木香为 15g，槟榔为 12g，服 6 剂症状变化不明显，但体力较前转佳，体重增加 2kg，舌苔白中微黄，脉象略沉。改用小建中汤合痛泻要方加减：

桂枝 10g　白芍 20g　炙甘草 6g　生姜 3 片
大枣 4 枚　木香 14g　防风 6g　陈皮 9g
槟榔 12g　郁李仁 10g　饴糖（分冲）30g。

四诊（10 月 3 日）：上药服 6 剂，症状改变不明显，大便日两行，便后有坠感，因工作忙而未及时来诊。脉沉弦，舌苔薄白，舌质微红。小建中汤合四神丸方加减：

桂枝 6g　白芍 12g　炙甘草 5g　防风 5g
补骨脂 10g　吴茱萸 6g　肉豆蔻 12g　五味子 9g
生姜 3 片　大枣 3 枚　木香 10g　槟榔 10g
厚朴 10g

五诊（11 月 18 日）：上药服 6 剂，变化不明显，原方加入肉苁蓉 30g，饴糖（分冲）30g，服 10 剂后觉大便通畅，诸症均减轻，以此方改制为丸药，长期服用，以巩固疗效。1~3 年内几次追访，体健，正常工作。

二、理论分析

本例为慢性结肠炎，经中西药物治疗十多年不效，当为难治证之属。张景岳曰："泄泻之本，无不由于脾胃。盖胃为水谷之海，而脾主运行，脾健胃和，则水谷熟腐而化气化血，以行营卫。若饮食失节，起居不时，以致脾胃受伤，则水反为湿，谷反为滞，精华之气，不能输化，致合污下降而泄利作矣。"此患者有饮食不调史，症见便溏、腹胀，可知脾虚是其主因，但久泄易损肾阳，肾阳不足，则脾失温煦，更加重脾阳衰微，遂成泄泻之因。故《景岳全书》云："肾为胃之关，开窍于二阴，所以二便之开合，皆肾脏主之，今肾中阳气不足，则命门火衰，而阴寒极盛之时，则令人洞泄不止也。"可知本患者病久，脾肾之气皆虚是其本。但初诊见六脉仍现弦象，知虚中挟实是其标。此时如但补其虚，必若闭门揖寇，致实实之祸，使病更迁延不愈。因有里急后重、腹胀腹痛等症，可知为气滞不行，此乃由脾虚肝乘所致。前人云"气滞则后坠难已"，并指出"调气则后重自除"。故初诊立法于健脾调气，先治其脾虚气滞。服药后体重增加，脉象转沉，知脾运稍健而邪有退路，继以温肾治之而收全功。初之诊，用黄芪建中汤合痛泻要方者，即是用黄芪建中汤温胃健脾以扶脾运，用痛泻要方理气化湿以消气滞。其中芍药酸敛逆气，缓中止痛。防风辛能散肝，香能舒脾，风能胜湿，为理脾引经要药。故李东垣曰："若补脾胃非此引用不能行。"陈皮辛能利气，加木香同用尤能燥湿醒脾，使气行则痛止，数诊之后加用四神丸，是因"肾者胃之关也，前阴利水，后阴利谷，肾属水，水旺于子。肾之阳虚不能健闭……则泻也。脾泻者，脾之清阳下陷不能运阑门，故元气不足不能分别水谷，不痛而泻也。两证皆由肾命火衰不能上生脾土故也。"用四神丸使肾命之气交通，水谷自然克化，方中补骨脂辛苦大温能补相火以通君火，火旺乃能生土，故以为君。肉豆蔻辛温能行气，消食暖胃固肠。五味子咸能补肾，酸能涩精。吴茱萸辛热除湿燥脾，能入少阴厥阴气分而补火。生姜暖胃、大枣补土所以防水，盖久泻皆由肾命火衰，不能专责脾胃，故大补下焦元阳，使火旺土强则能制水而不复妄行。值得注意的是，本例后期加用了肉苁蓉，是因久泄致精血阴液俱伤而致大便不畅。本品甘酸咸温，滋肾壮阳滑肠，加于四神丸中，温而能润，故能使长期泄泻而兼见里急后重、大便不畅之沉疴消于一旦。此通因通用之理，也是治疗慢性结肠炎之一得。

头痛且自觉眼中冒火
（服大量人参、鹿茸后）

一、病案举例

杨某某，男，54岁，干部，黑龙江人，初诊日期1997年6月17日。

主诉：头两侧及巅顶疼痛，自感两目冒火，能射出二三尺远，成了“火眼金睛”，时轻时重，已有30年。

病史与现症：25岁时在井下工作，患风湿性关节炎，全身关节痛、头痛，两腿无力。经治疗后，关节痛好转，但有腹泻、胃部不适，最突出的是两腿虚弱无力，不能站起，即调到养鹿场工作。由于条件方便，即自用鹿茸、野山参、真虎骨泡酒（浓度较高）饮用，每3小时喝药酒1杯（3钱的酒杯），就能站起工作，当时很高兴。饮服药酒8个月后，自觉七窍冒火，两眼冒火最重，自感能冒出数尺的火，竟成了“火眼金睛”，鼻子也出血，头也痛。遂自购服牛黄上清丸、牛黄解毒丸、清眩丸等，因而又出现了腹泻，一日4~10次。服土霉素治疗，用量加大到一次10~20片，方能止泻。1986年来北京某医院诊治，诊断为迁延性肝炎，胃肠未发现异常，经治疗至1989年，肝病基本稳定。在这段时间眼虽不适，但以治肝炎为主，未加特别治眼。1996年头两侧及头顶痛加重，后背发热，自感两目冒火，干涩疼痛，不能睁眼。特到某医院检查眼睛，但结果未见异常。为此又辗转多省市多家医院，均未能改善症状。于1997年6月17日来我院中医内科就诊。舌苔基本正常，两目外观无异常。脉沉弦，左大于右。二便正常。

辨证：肝火上亢，水不涵木。

治法：平肝潜阳，益肾泻火。

处方：抑神汤加减。

生石决明（先煎）30g	生龙牡各（先煎）30g	生地 18g
生白芍 15g	桑寄生 30g	生赭石（先煎）30g
灵磁石（先煎）25g	吴茱萸 9g	泽泻 35g
白术 9g	旋覆花（布包）10g	焦槟榔 12g
生石膏（先煎）35g	知母 12g	羌活 10g

水煎服，7 剂。

二诊（7 月 4 日）：服上药后，头痛减轻，仍自觉两眼冒火，后背尚有着火之感。舌苔正常，脉仍沉弦，左手脉大于右手脉。患者认为此药有一定效果，愿多带些，回家服用。据此证情，仍应以治肝为主，加重祛风散郁之品。处方如下：

生赭石明（先煎）30g	生龙牡各（先煎）30g	生地 20g
生白芍 15g	桑叶 12g	菊花 12g
荆芥 10g	薄荷（后下）5g	蔓荆子 12g
夏枯草 18g	炒黄芩 12g	川黄连 9g
金银花 15g	谷精草 15g	密蒙花 10g
生石膏（先煎）35g	知母 12g	吴茱萸 9g
藁本 6g		

水煎服，20 剂。带回家服用。

三诊（7 月 29 日）：服药共 27 剂，药后头痛消失，自觉七窍冒火与后背着火之症全都消除，将近 30 年的"火眼金睛"不再出现，仅两目略有发涩，近感足跟略痛，舌苔白略厚，脉象左手尚有些弦意，右手已不弦。我又据其脉症投上方加石斛 10g，20 剂，嘱其前 10 剂每日 1 剂，后 10 剂隔日 1 剂，以巩固疗效，预防再发。患者非常高兴，精神健旺，特赠我锦旗一面，上绣有七言诗一首，以表谢意。其中有"卅年怪病一月除"之句。

二、理论分析

（一）关于辨证的分析

中医理论认为，头之巅顶属肝经，头之两侧属少阳，与肝经相表里，"肝开窍于目”“肝主目”。本患者来诊时主要症状是两侧头部及头顶痛，自觉两目冒火。结合其脉象沉弦，左手脉大于右手脉（左关为肝胆脉位，弦脉主肝经病），故知其病主要在肝经。肝为肾之子（水生木），中医称之为“肝肾同源”。其病起于饮鹿茸、虎骨、野山参药酒太过。鹿茸性温，暖肾助阳，用酒泡饮，其热如火；虎骨泡酒，也属温热，入肝肾，壮筋骨；野山参大补元气，气有余便生火。所以此酒初饮时，可对筋骨受风寒湿之证有一定治疗作用，但久服、过服此酒则致肝肾生热，形成肝火上亢之证。中医理论认为肝为阳脏，其性刚燥，内寄相火，与少阳相表里，极易生热。肾为水火之宅，阳盛则火旺。久服鹿茸酒，大补肾阳，命火浮动，更助肝火，况鹿茸入督脉，易上头部。正如清代叶天士所云：“肝为风木之脏，因有相火内寄，体阴用阳，其性刚，主动主升。”“得真水以涵濡，真气以制伏，木火遂生生之机。”今肾火浮动，肾水不能制火，肝阳本来易动主升，很难平静，今得命火鼓动，肝火亢旺上燎，故出现了上述头目诸症。所以诊为肝火上亢、水不涵木之证。

（二）关于治法与方药的分析

为了治疗肝火上亢、水不涵木之证，故采用平肝潜阳、益肾泻火之法。以平肝法抑制上亢之肝火，同时以潜阳法使躁动上升之肝阳潜敛下降；益肾泻火法兼壮肾水以制肝肾相火，既以祛邪为主，又兼能扶正。处方以生石决明养肝阴、潜肝阳，生地滋肾阴，生白芍养肝阴，共为主药。生赭石性寒除血热，重镇平肝火，生龙牡入心肝肾，收敛浮越之气而潜阳，泽泻泻肾经火邪，磁石重镇，能引上焦之气下行入肾，补肾明目，石膏、知母清热泻火，共为辅药。以桑寄生坚肾益血，白术健脾调中，吴茱萸治厥阴头痛并引肝热下行，旋覆花、槟榔降气，气降则火降，共为佐药。羌活入督脉，善治头痛，为使药。服本药 7 剂，头痛减轻，患者说感到有一定效果，要求带药回家多服。但是我认为患者自觉眼中冒火之症未见明显改善，说明疗效还不够理想，在治法、用药方面还须深入思考。窃思本患者患病已 30 年，多处治疗未愈，可谓久郁之症。正如明代名医傅仁宇在《审视瑶函》中云：“夫目属肝，肝主怒，怒则火动痰生，痰火阻隔肝胆脉道，则通光之窍遂蔽，……目一昏花，愈生郁闷。故云久病生郁，久郁生病。”此患者自觉目中冒火，不敢睁眼，自会生郁，气郁生火。故而又想到《内经》有“火郁发之”的治疗法则。“发之”

之意是用疏散解郁的方法和药物去治疗，“火郁”即可解除。故在第二药方中，加重了轻清祛风、疏散解郁的药品。但平肝潜阳、益肾泻火的大法未变，只是祛火的具体药物有了变化。药方中以生赭石重镇平肝、凉血祛火，生龙牡敛降潜阳，生地滋肾壮水以制邪火，生白芍养肝阴以助潜阳降火，共为主药。以桑叶凉血祛风、散热明目，菊花平肝火、祛风热、养目血，荆芥芳香疏散入肝经气分而兼行血分，与薄荷同用则消散风热之郁而清利头目，夏枯草散厥阴之郁火而善治目珠痛，共为辅药。黄芩、黄连苦寒泻火，石膏、知母、金银花辛凉清热，蔓荆子体轻而散且善治头痛目疾，谷精草散风明目，密蒙花润肝燥、治羞明，共为佐药。吴茱萸善治厥阴头痛并引肝热下行，藁本能入督脉达巅顶，治头顶痛，与吴茱萸同用，二药一升一降，均能治巅顶痛，共为使药。本方服用 20 剂，诸症皆愈。从其作诗又做旗，专程来京致谢之情景来看，其欣喜之情，昭然可见，我们也为他高兴。在善后药中，又加石斛养肝肾、益脾胃以巩固疗效，预防再发。

便血（直肠息肉）

一、病案举例

胡某，女，19 岁，学生，河北省石家庄人，初诊日期 1995 年 5 月 12 日。

主诉：大便下血，贫血 1 年多。

病史与现症：患者于 1994 年 3 月间，因大便次数略多，腹部轻度隐痛，大便色发黑，面色皖白，而赴北京某区医院就诊，经检查诊断为非特异性结肠直肠炎，大便潜血（+~++），贫血，给予铁剂等西药治疗，未效。身体日渐衰弱，面色发黄，腹泻、腹痛、便黑，两腿乏力，食纳减少。于 4 月住入北京某医院，经检查血红蛋白 50g/L，做肠镜检查，诊断为直肠息肉（整个直肠都有息肉而出血），建议手术把直肠全部切除。因不愿意手术治疗而于 5 月 12 日来我院中医内科门诊求治。现症：面色发白，唇无血色，贫血。据其父云：每月需少量输血 1~2 次，身体倦怠无力，在家中卧床不起，仅能走二十多步上厕所。就诊时其父背进门来，腹部隐痛，大便每日 4~6 次，伴有里急后重，大便带血，色黑红，饮食少进，精神不振，两目少神，言语声低，月经近年未潮。舌质淡，无苔。脉象弱。

辨证：脾肾两虚，气血双亏之便血。

治法：健脾补肾，益气养血，佐以消积导滞。

处方：

党参 15g	白术 12g	茯苓 15g	炙甘草 3g
当归（土炒）12g	白芍 12g	熟地黄 18g	川芎 3g
紫肉桂 3g	炙黄芪 18g	补骨脂 12g	肉豆蔻 12g
五味子 5g	吴茱萸 6g	陈皮 10g	莲子肉 12g
诃子 12g	砂仁 5g	莪术 5g	伏龙肝 90g

煎汤代水，20 剂，每日 1 剂。

二诊（10 月 25 日）：上次方药服完 20 剂，大便每日 2~3 次，便血已止，精神转佳，即又按原方服 20 剂，服后气力亦增加，腹痛、里急后重也基本消失，可以下床活动，诸症均减轻，又按原方服 40 剂，便血完全消失，大便潜血阴性，腹部症状均消失，虽面色尚黄白，但已不输血，又服上方 60 剂，自觉病已愈大半，特来复诊。望其精神、面色如常，行走起坐自如，与前判若两人，诊其脉细滑，舌上已现微白薄苔，舌质略淡，近来查血红蛋白，均在 80g/L 左右，自觉症状不多，唯大便尚每日 2~3 次，溏稀不成形，有时腹部隐痛。服西药铁剂后，感到胃部不适，影响食欲，嘱其停服西药。再处方如下：

党参 20g	白术 12g	茯苓 20g
炙甘草 3g	当归（土炒）12g	白芍（与当归同炒）18g
熟地（与砂仁 5g 同捣）20g	紫肉桂 5g	远志 10g
五味子 6g	补骨脂 12g	肉豆蔻 15g
吴茱萸 6g	诃子 15g	禹余粮（先煎）30g
赤石脂（先煎）30g	金樱子 12g	川黄连 10g
广木香 12g	三棱 3g	莪术 3g
伏龙肝 150g		

煎汤代水，20 剂，每日服 1 剂。

上方连服4个多月。大便次数渐渐正常，精神已近常人，行走、骑自行车均近于正常，血红蛋白亦上升达100g/L。于1996年4月10日又来京就诊，因我出访美国未归，即仍按原方服用，至后半年即改为每日服半剂。

三诊（1997年1月21日）：患者身体又长高，精神健旺，行动正常，已恢复学习，成绩也佳，言语清朗，面色已现出青春少女之容，大便、饮食均正常，月经也曾来潮两次，经色鲜红，量尚较少，血红蛋白110g/L多。其父特向我院门诊部赠锦旗一面以表示感谢，并说他家这个女孩如果把直肠全切除，做一个人造肛门，将来实为一大愁闷问题，今服用中药，竟然不必手术而获愈，全家大喜，特来致谢。诊其脉滑而有力，舌质基本正常，舌苔薄白，榍此情况拟再投补益气血、调理月经之药以强壮身体，处方如下：

党参10g	白术10g	茯苓18g	炙甘草3g
熟地15g	当归10g	白芍12g	川芎3g
红花6g	香附10g	陈皮6g	益母草12g
肉豆蔻10g	莪术3g	广木香5g	

14剂，嘱其服完可停药。父女持方欣然而归。

1997年9月4日追访：在学校读书，身体很好，血红蛋白120g/L。

二、理论分析

据其腹痛、便血已有年余，面无血色，唇舌色淡，少气无力，知证属血亏气虚。中医理论认为，脾为气血生化之源，肾司二便之开合。脾运不健，气血生化乏源，致气血双亏。肾失封藏摄固之能，致大便久泄而带血。因知气血双亏之根本是脾肾两虚。询其还有腹痛、里急后重、大便血色发黑，再参考西医检查直肠内有息肉，又知阳明之腑尚有气血积滞，故此，在大补脾肾、益气养血的治法中又佐以消积导滞之品。据法处方，选用十全大补汤健脾益气以生化气血，用四神丸加莲肉、诃子补肾收涩以摄固下元，以陈皮、砂仁调中理气，以防大队补益药而生气滞，少加莪术以活瘀消积，用伏龙肝煎汤代水而温脾燥湿，以助止泄。二诊时诸症均减轻，唯大便仍溏泄且一日数行，说明脾肾久虚。方中虽有健脾补肾之药，但摄固下元之力尚显得不够，故又在药方中结合了仲景先师赤石脂禹余粮汤和黄土汤，以加强摄固下元。因考虑肠中息肉乃其气血积滞不散而成，故佐用三棱、莪术消积散瘀，香连丸行气导滞。共组成健脾补肾、益气养血、摄固下元、补中寓消之剂而获优良效果。

三、点滴体会

（1）中医学有“见血勿治血”的理论，本例并未采用大量止血药去治疗便血，而便血得愈。说明前人的理论和经验是值得我们好好学习的。

（2）本例的处方，采用了“复方”，疗效非常满意。进一步体会到，“复方”较之单方确有许多优越之处，应深入研究“复方”的原理。

（3）本例是在“整体观”和“治病必求其本”的中医理论指导下，进行辨证论治，从而取得了理想效果。今后我们应该虚心地深入学习与钻研中医理论和辨证论治，努力继承和发扬中医药学的特长，更好地为人民服务。

（4）本例在第二诊时，曾与病家商议病愈后再做肠镜检查，以观察息肉变化情况，都说同意。但第三次来诊时，患者已痊愈，正在学校学习，精神体力均如常人，家人及患者均不愿再去做肠镜检查，我也不好勉强，只好作为本例中的一点遗憾。

偏头痛（颈椎病、头痛待查）

一、病案举例

郑某某，男，66 岁，北京中医学院东直门医院（现北京中医药大学东直门医院）职工家属，初诊日期 1980 年 4 月 15 日。

主诉：左侧偏头痛七八天。

病史与现症：上周先感到颈部发僵，继之左侧头部跳痛，即去住所附近某医院诊治，经 X 线摄片诊断为颈椎病，经药物注射治疗后回家，夜间疼痛渐加剧，又到该医院急诊，又注射了止痛针剂但疼痛仍不见减轻，遂来东直门医院诊治。

现主要是左侧偏头痛严重，因疼痛而不能入睡，头晕，颈部发僵，扭头困难。食纳尚可，大便已两日未行。舌质暗，舌苔黄，舌上有瘀斑。脉象弦。

辨证：风邪束闭，肝胆经脉失畅而发偏头痛（参看“理论分析”）。

治法：疏风调肝，活血通经，佐以通腑清化。

处方：

荆芥 10g　川芎 12g　防风 10g　蔓荆子 10g
菊花 10g　白蒺藜 10g　当归 10g　夏枯草 12g
丹参 20g　草红花 20g　全瓜蒌 30g　酒大黄 4g
羌活 10g

水煎服，5 剂。

嘱咐病家前两天服 3 剂药，每日服 1 剂半，以后每日服 1 剂。

二诊（4 月 18 日）：药后头痛、头晕、颈僵均明显减轻，大便已通，睡眠尚差，下肢发软已半个月。舌质暗，有瘀斑，舌苔已化。脉象沉弦。前方再加减。

处方：

生荆芥穗 10g　川芎 12g　防风 10g　白蒺藜 12g
丹参 25g　夏枯草 12g　全瓜蒌 30g　胆南星 10g
红花 10g　桑寄生 30g　川续断 15g　葛根 12g
羌活 10g

水煎服，6 剂。

三诊（4 月 25 日）：偏头痛已止，一夜可睡 4~5 小时，醒后颈部还感到有些发僵。近两天感觉胸、胃、足心发凉气。舌质尚暗，尚有瘀斑，舌苔正常，大便亦正常。脉象略弦，寸脉略滑。病已近愈，前方再加减治之。

处方：

生荆芥穗 10g　川芎 12g　红花 10g　夏枯草 12g
桑寄生 20g　川续断 15g　怀牛膝 12g　当归 10g
蔓荆子 10g　防风 10g　胆南星 10g　桂枝 9g
葛根 15g　羌活 10g

水煎服，6 剂。

四诊（5 月 4 日）：进上药二三剂后，头痛已愈，一直未再作。前天理发时洗头水太凉，理完发感到左侧头部有些不适，但未痛，现颈部活动亦自如，睡眠亦正常，两腿尚有些发软。一因用偏凉的水洗了头，二因旧疾阴囊湿疹又有欲作之势，故今日前来就诊。舌质已不暗，左边尚有一小瘀斑，舌苔薄白而中部微黄，脉象略弦滑，左手脉大于右手脉。为巩固疗效，兼顾旧疾，防其复发，处方如下：

生荆芥穗 10g	川芎 6g	防风 10g	蔓荆子 10g
夏枯草 10g	红花 10g	桂枝 9g	葛根 15g
桑寄生 30g	川续断 15g	苍术 9g	炒黄柏 10g
怀牛膝 12g	羌活 10g		

水煎服，6 剂。

1980 年 6 月中旬、8 月下旬、12 月上旬 3 次追访：服药痊愈以来，未再发生过头痛病，身体健康，旧疾也未发作。

二、理论分析

中医学认为，头为诸阳之会，太阳经脉行于后，阳明经脉行于前，少阳经脉行于头之两侧。本患者主诉左侧偏头痛，知与少阳经有关，少阳与厥阴相表里，肝为风木之脏。《素问・玉机真脏论》篇云：“风为百病之长也。”同书《风论》篇又云：“风者善行而数变。”风为阳邪，乃六淫之首，最易伤人。颈部为风池穴、风府穴所在之处，风邪最易由此入侵。本患者先感颈部发僵，继之则左侧偏头痛，且发病很快，阵阵跳痛，兼见头晕、脉弦，知为风邪入侵，波及肝胆二经，经脉失畅，清气不运，邪阻经隧，不通则痛。病已七八天，多次治疗未效，而致木郁土壅，故大便两日不行，舌苔发黄。风阻血瘀故舌暗有瘀斑。四诊合参诊为风邪束闭，肝胆经脉失畅，发为偏头痛之证，故采用疏风调肝，活血通络，佐以通腑的治法。依法处方，方中荆芥辛苦入肝经、散风邪、治头痛乃治风的要药；川芎味辛性浮，主入少阳经，搜风开郁，善治头风、头痛，二药共为君药。防风味辛，搜散风邪，善治头痛项强（僵）；蔓荆子苦辛微凉，散头风，利九窍，善治两侧头痛；白蒺藜散肝风，破血结；菊花甘苦微寒，平肝祛风，清利头目；当归和血益肝，活血舒筋，使气血各有所归，以上共为臣药。红花辛苦入肝经，活血通经络。丹参行血散瘀，在本方中还寓有“治风先治血，血行风自灭”之意；夏枯草散肝经郁热，治肝郁头痛；全瓜蒌清上焦火热，降气化痰，润肠通便；大黄清血热，泻胃火，用酒制后则可引上部之热邪下行从大肠泻出，以上共为佐药。羌活性上升而散风邪，善治头痛颈僵，兼能泻肝气、搜肝风而为使药。诸药和合，共奏疏风调肝、活血通络、通腑清化之效。

二诊时，头痛、头晕、颈僵均减轻，大便已通畅，但感到下肢发软，此为邪退正虚之象，故在方中去酒大黄、菊花、当归，加桑寄生、川续断补肾气、壮筋骨、利关节。加葛根配羌活、防风以除颈僵。改荆芥穗以加重祛风治头痛之药力。寸脉见滑象，故又加胆南星入肝胆祛风散血除痰，此亦加深一层治头痛之意义。三诊时，头痛已止，睡眠亦转佳，但胸、胃、足心有发凉之感，故去掉瓜蒌、丹参、白蒺藜等凉性药，更加入桂枝辛温助阳，加当归辛温养血，并配加怀牛膝引温阳药下行至膝足。四诊时，因洗头水凉引起头部左侧有些不适，一因怕引起头痛，二因旧病有欲作之势，故再来治。据此知头痛已愈，怕旧病复发而来，故在原方中减川芎用量，去胆南星、当归，加苍术、黄柏，合方中之怀牛膝，具有三妙丸之方意，祛下焦湿热以防阴囊湿疹复发而收功。值得一提的是，本方从始至终未专门治失眠，而是抓住主证“偏头痛”进行治疗，主证痊愈次证也随之而解。这也是辨证论治与对症治疗根本不同之处。